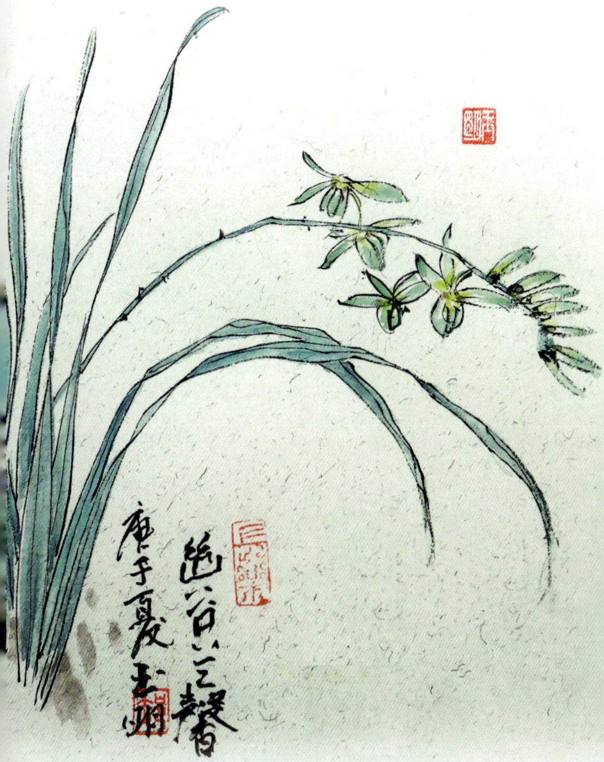

信赖与关怀

本书由中国神经外科重症管理协作组支持出版

神经外科医生随笔

——我和 100 位慢性硬膜下血肿患者的故事

主编　江荣才

主审　张建宁

世界图书出版公司

上海·西安·北京·广州

图书在版编目（CIP）数据

神经外科医生随笔：我和100位慢性硬膜下血肿患者的故事 / 江荣才主编．— 上海：上海世界图书出版公司，2021.6
ISBN 978-7-5192-8465-7

Ⅰ．①神… Ⅱ．①江… Ⅲ．①神经外科学－诊疗 Ⅳ．① R651

中国版本图书馆 CIP 数据核字 (2021) 第 053442 号

书　　名　神经外科医生随笔——我和100位慢性硬膜下血肿患者的故事
Shenjing Waike Yisheng Suibi——Wo he 100 Wei Manxing Yingmoxia Xuezhong Huanzhe de Gushi
主　　编　江荣才
主　　审　张建宁
责任编辑　马　坤
装帧设计　江苏凤凰制版有限公司
出版发行　上海世界图书出版公司
地　　址　上海市广中路88号9-10楼
邮　　编　200083
网　　址　http://www.wpcsh.com
经　　销　新华书店
印　　刷　江苏凤凰数码印务有限公司
开　　本　787mm×1092mm　1/16
印　　张　18.25
字　　数　350千字
版　　次　2021年6月第1版　2021年6月第1次印刷
书　　号　ISBN 978-7-5192-8465-7/R・588
定　　价　200.00元

编者名单

主　编　江荣才

主　审　张建宁

副主编　王　东

编　者（按姓氏拼音排序）

安　硕　董京飞　范一兵　高　闯　葛歆瞳
黄金浩　江荣才　姜维卫　刘轩慧　骆宏亮
聂　孟　权　伟　孙　健　田　野　王　东
王汉华　魏盈胜　项唐镗　袁江源　尉辉杰
张建宁　朱锡德

秘　书　高　闯　葛歆瞳

序一

江荣才医生工作于天津医科大学总医院神经外科，长期致力于脑创伤和神经外科重症患者的临床诊疗和医学科研工作。2010年以来，他在张建宁教授的指导下，依据张建宁教授首先提出的“阿托伐他汀钙可能通过促血管生成和抑制炎症促进慢性硬膜下血肿吸收”的假说，大胆创新和实践，在成功完成动物实验、临床小样本观察试验的基础上，协助张建宁教授设计实施了一项由我国25家神经外科机构参加的多中心临床随机对照研究，首次证实阿托伐他汀钙可以安全有效地促进慢性硬膜下血肿吸收，为中国神经外科创造了一项世界级的原创研究成果。

此后，他在张建宁教授的指导下，提出并初步验证了阿托伐他汀钙联合小剂量、短疗程糖皮质激素治疗慢性硬膜下血肿的优化疗法，并努力推广该创新诊疗方法，先后在线上线下独立诊疗来自全国的慢性硬膜下血肿患者400多例，其中以阿托伐他汀钙单药治疗或者阿托伐他汀钙联合地塞米松治愈的患者超过84%，帮他们或规避了手术风险，或做了手术后复发的补救，节省了大量经费，赢得了许多患者和家属的称赞。这项工作无论从数量和质量上都值得称赞。如今，为了更好地传播这个先进的治疗理念，让更多患者和同道受益，他在张建宁教授的鼓励下，将多年来精心治疗且资料齐整的 100 多例患者的诊疗心路总结出来分享给大家，以叙事医学方式讲述每一位患者真实而独特的诊疗故事，带着深深的人文关怀和对当前医患关系的思考，文风朴实、诚恳；书中附有患者的真实神经影像学材料，记录了作者诊疗的艰难和取得成功后的喜悦，它不仅是一本独具特色的讲述神经外科专病的著作，还是我国神经外科领域难得的一本叙事式医疗写实著作。

我乐意将此书推荐给大家。

中国科学院院士
国家神经系统疾病临床医学研究中心主任
首都医科大学神经外科学院院长
首都医科大学附属北京天坛医院神经外科教授
2020 年 6 月 5 日

序二

——科研与科普

慢性硬膜下血肿（CSH）是神经外科常见病，多见于老年人。随着全球和中国人口老龄化发展，CSH 的发生率在逐年增长。据估计，到 2030 年 CSH 的发生率将成倍增长。CSH 的死亡率也不容乐观。在诊断 CSH 后，其附加死亡率逐年增加：从第 1 年的 9% 到第 20 年的 48%，这些附加因素包括年龄、CSH 复发、嗜酒和痴呆等（Rauhala M 2020）。可见，在神经外科疾病谱中，CSH 不算大病，但是它的危害性却相当大。

CSH 的治疗方法有外科手术和非外科治疗。前者是主要疗法，适合重症患者，后者适合无症状或轻症及不能耐受外科手术者。非手术治疗的方法很多，有类固醇激素、甘露醇、他汀类、依替唑仑（etizolam）、氨甲酰胺酸、血管紧张素转换酶抑制剂（ACEI）培哚普利、活血化瘀的中药以及单纯随访观察等。由于轻症或无症状 CSH 有自行吸收可能，加上上述各药物治疗研究多为回顾性病例报告，样本量小，且无对照，更无高水平循证医学证据。因此，难以判断它们的疗效。

鉴于此，天津医科大学总医院神经外科江荣才教授在张建宁教授的指导下，精心设计和开展了一项临床多中心、前瞻、随机、双盲研究，在国际 Clinical Trials 上注册，结果在国际著名的 *JAMA Neurol* 上发表。他们首创采用循证医学Ⅰ级证据的方法研究阿托伐他汀治疗CSH，结果证实该药安全、有效，近半数患者（45.9%）比对照组显著临床改善、血肿缩小。虽然治疗组和对照组各有11.2%和23.5%因血肿增大需手术治疗，但是前者比例比后者小。据我所知，这是迄今唯一用随机对照研究（RCT）药物治疗CSH的报告。正如作者在研究报告中指出仍存在不足，希望能继续开展国际多中心、大样本的临床Ⅲ期RCT，不仅扩大中国在国际的影响，而且可造福广大的患者。

江荣才教授是张建宁教授的高徒，是一位年轻有为、具有开拓精神的神经外科医生。他不仅致力于神经科学的研究，而且开展科普工作，把专业知识以浅显易懂的方式向广大非专业医务人员和广大患者及其家属宣教。临床医学具有社会性、群众性和持续性，利用科学传媒，宣传神经外科新知识、新理论、新技术、新方法，使其渗透到社会活动中，以提高国民的素质和医学科学知识，这是我们每个医务人员应尽的责任和义务。

科研能使知识一直保持在科学发展的前沿状态，科普能使民众享受知识的好处和乐趣。两者并行不悖，何乐不为？

周良辅

中国工程院院士

复旦大学神经外科研究所所长

复旦大学附属华山医院神经外科主任

上海神经外科临床医学中心主任

2020年6月2日

序三

天津医科大学总医院神经外科江荣才教授十余年来一直专注于神经创伤和神经重症工作，并积累了丰富的经验。作为张建宁教授主持开发的阿托伐他汀钙治疗慢性硬膜下血肿新疗法重大项目的临床研究负责人，他先后协助张教授主持完成了阿托伐他汀钙治疗慢性硬膜下血肿的多中心随机对照临床试验，深入探讨了慢性硬膜下血肿的发病机制，为我国神经外科创造了该病历史上第一个有Ⅰ级循证医学证据支持的药物疗法，并对其国内外推广做出了重要贡献。他独立治疗逾400例来自全国各地的慢性硬膜下血肿病例，总结出其中100多例诊疗过程曲折、发病原因奇特的病例，并都有完整的临床和影像学资料。他以叙事医学的风格讲述出来，融入他对疾病诊疗、老龄化带来的家庭社会问题、患者就医中遇到的各色困难的深刻思考，在娓娓道来的看病故事中，使该病的特点进入读者的内心。

这本书一方面可以指导年轻神经外科医生正确应用新理念治疗慢性硬膜下血肿，让患者和医生都受益；一方面还有利于传播正确的行医世界观，促进医患的相互理解和改善医患关系。这是一本独具特色的神经外科医疗纪实著作。虽然作者是以个人视角描写，却体现了天津医科大学总医院神经外科人长期养成的求实、创新、思辨风格。

我乐为此书作序并把它推荐给大家。

天津医科大学总医院终身专家

天津医科大学总医院神经外科原主任

天津市神经病学研究所原所长

天津市医学会神经外科学分会第一、第二届主任委员

第十二届欧亚神经外科学会主席

2020 年 6 月 15 日

序 四

天津医科大学总医院神经外科江荣才教授曾是我的博士后。他的学习和工作经历颇为丰富，先后涉及神经肿瘤、神经创伤和神经重症领域，是一个刻苦努力、博闻强记、勤于思考的神经外科医生。让我欣慰的是，近 10 年来，他除了在神经创伤和神经重症领域耕耘，获得较好的成绩外，还在张建宁教授的指导和帮助下，与张建宁教授共同开发了阿托伐他汀钙治疗慢性硬膜下血肿非手术新疗法，取得循证医学 Ⅰ 级证据，为世界神经外科奉献了中国医生独创的老药新用成果。目前已经有多例老年患者甚至幼儿患者受益。在张建宁教授花费大量精力在医院管理工作时，他能主动承担起慢性硬膜下血肿的临床诊疗工作、新的治疗推广和方案优化工作，体现了同志间良好的协作关系。短短几年，单个神经外科医生独立诊疗慢性硬膜下血肿超过 400 例在国内外并不多见，而且其中超过 80% 都能以非手术方法治愈则更属少见。荟萃于本书的 100 多例精选病例，不仅融入了他在探索性治疗中的多角度推敲思考，还结合他扎实的神经外科基础，对临床诊疗进行了患者利益最大化的思辨，对该病的一些少见临床特点进行了不同角度、独特见解的总结。他对患者的关怀、对老年人面临困境的理解和医生诊疗中面临社会问题的无奈思索，令人动容。这是一本有医学专业、更有人文关怀的独特风格的医学纪事专著。江荣才医生的独特探索，体现了天津医科大学总医院神经外科人勤于探索、踏实工作的风格。

我由衷地为江荣才教授的著作出版感到高兴和欣慰。特作此序，期望后来者学习参考。

天津医科大学总医院终身专家
天津医科大学总医院神经外科原副主任
天津市神经病学研究所脑肿瘤研究室原主任

序五

天津医科大学总医院神经外科江荣才教授是我的硕士生，后又读了我和朱诚教授联合培养的博士生，他在北京海军总医院（现中国人民解放军总医院第六医学中心）和上海二军大（现海军军医大学）长征医院接受了较为系统的临床基础培训。博士毕业后，他先后在天津医科大学总医院神经外科和美国MD Anderson肿瘤中心接受过博士后科研训练，有比较宽阔的专业视野。我非常高兴他能在叙事医学刚兴起的今天，就将自己充满艰辛的临床医学独特探索以类似叙事医学的方式描述出来，并融入了许多个人的独特思考，从而形成了这本风格独特的著作。众所周知，神经外科是难度和风险都很高的专业，在神经外科从事临床研究更是充满艰难。他在天津医科大学总医院党委书记张建宁教授的支持和指导下，共同开发了他汀治疗慢性硬膜下血肿的世界性成果，并以临床医生的视角和科研工作者究本溯源的认真态度，将慢性硬膜下血肿这一临床常见却少有人系统研究和总结的疾病进行了个性化梳理，并且该著作的格式跳出了教科书的呆板，加入了更多个人体验。除了总结他和张建宁书记在共同发明他汀治疗慢性硬膜下血肿新疗法的过程，还特别注意总结该新疗法的应用特点、血肿变化规律以及相关影响因素。他重视老年化和其他社会因素对患者就医造成的不利影响，强调患者与医生之间的互信，医患的真情互动，正视医生决策所面临的挑战，并对上述种种现象做了思辨，使本书的可读性倍增。我相信不仅本专业医生、医学生和有志于从事临床医学的研究生可以从本书中获益，就是患者和家属也喜闻乐见这样一本融入了医生真性情的著作。

这是江荣才教授的第一本医学著作，也是刻印着他个人特质的神经外科叙事医学著作。我非常高兴为他作序。

刘宗惠

中华医学会神经外科学分会原常委

海军总医院神经外科（现中国人民解放军总医院第六医学中心）原主任

全军神经外科中心原主任

全军功能神经外科研究所原所长

前言

我学医纯属偶然。以至于整个大学期间，一直纠结是否应该弃医去从事其他行业。突然笃志学医，源于在骨科实习的第一次夜班。当晚有一两岁小儿因肘关节脱臼就诊，带教老师鼓励我为他做复位治疗，并且首次出手即告成功。当我看到患儿从复位前痛哭不敢微动到复位后向我含笑致意，并受到家属的千恩万谢时，那种为人解困的极大满足感充溢着我，那一刻，我发现自己爱上了临床医学。而选择神经外科为业，则源于本科阶段陈宜张院士等生理老师对神经生理的精彩演绎，以及他老人家破例吸纳尚是大二学生的我进入神经生理实验室参与研究生实验……

如愿从事神经外科专业后，我又辗转求学，先后拜在我国知名神经外科专家刘宗惠、朱诚、浦佩玉和 MD Anderson 肿瘤中心的张微教授门下承沐师恩。转眼经年，有幸被张建宁教授收入门中，在他指导下做天津医科大学总医院神经外科的一名临床医生，并从事脑创伤的临床诊疗与应用基础研究工作。孟德的“对酒当歌！人生几何？”传唱千古，而我回顾半百年华，竟始终没有离开恩师们的护佑。对酒当歌！吾何幸甚。正是在张建宁教授的指导下，我与他成功研制了阿托伐他汀钙治

目录

第一章　探索

第二章　我理解患者的艰难

第三章　患者永远是我的老师

第四章　创新需要同行的支持

附录一

附录二

后记

第一章 01

探索

医学创新很难，难在医学机制研究不够深入，而临床试验还隐藏着巨大的风险。因此，医学创新必须经历初始创意的形成、新创意机制的深入探索、基于动物的实验验证、时机恰当的临床初试以及合格规范的临床研究。新医改条件下行医和做临床医学研究的医生，要做创新且能成功的几个条件应该是：有充分可调动的医疗资源，有深厚的相关医学知识的沉淀，有敏锐的洞察力和良好的逻辑思维，有可信赖的患者。张建宁教授是“文革”后国内正规院校培养的第一代医生，从医近 40 年，从事神经外科专业逾 30 年，期间还在美国接受了 1 年规范的博士后科研培训，先后做医学管理超过 20 年，有深厚的知识积累，却又永不停歇地思考着神经外科创新；再加上他心中装着患者以及他对疾病的深刻思索，这才使他能像猎鹰一样捕捉住患者的每一个细微变化和医学科学的最新进展，并能融会贯通，熟练应用。正是他在医学科研和实践中的深刻思考和敏锐观察，扇动起了蝴蝶的翅膀；而恰巧我又得益于包括张建宁教授在内的多位神经外科名师们的教导，学到了医学精髓的皮毛，且幸运地遇到了善良温厚的患者，终从天津开始，演绎出这场已开始飞向世界的慢性硬膜下血肿的治疗革新。

第一节　说者有心，听者有意——教授段子的蝴蝶效应

“说者无心，听者有意”是刑侦、探险或斗争类小说里常用的一句话，但对于两位经常沉迷在医学探索里的教授而言，则常常是“说者有心，听者有意”。读《围城》，经常为文科男充满“杀”机的对话而晕倒，医科男的对话远没有这么“杀气腾腾”，但却经常充满“玄”机。实际上，对话对于志同道合的探索者而言，经常是激发创意的源泉，是引起风暴的蝴蝶扇动的翅膀。

2008 年秋天，两位医学教授在对话：一位是因痛感脑外伤五十余年无可用新药而矢志于创造发明，刚刚在内皮祖细胞与脑外伤相关关系上有了重大发现，心情格外高兴的张建宁教授；一位是刚刚从胶质瘤研究领域转行做脑外伤，满脑子细胞基因，正愁不知如何对接脑外伤领域的我。张教授兴冲冲地跟我聊起了一个他认为有“神迹”的段子：一位超高龄（国际上习惯将≥ 90 岁以上的老年人称为超高龄老人）领导干部因心血管疾病住院，在住院期间偶然被发现有外伤相关的慢性硬膜下血肿。因血肿还没有危及患者生命，又因其心血管疾病导致的冠脉狭窄需要他汀类药物作为辅助治疗，因此做事认真细致的张建宁教授经过检索自己的研究成果和查新文献后突发奇想：多数慢性硬膜下血肿患者血中所含内皮祖细胞偏低，而阿托伐他汀钙是目前公认的内皮祖细胞激活剂，两者是否有联系？为了给这位老干部治疗冠心病，他为患者开具了阿托伐他汀钙，同时将注意力集中至慢性硬膜下血肿上。结果 2 周后复查头颅 CT，发现这位患者的血肿已消失殆尽。

说者有心，听者亦有意。我对严肃医学科研工作者的发现向来是宁信其有、不信其无。这个神奇段子立即吸引了我，并被我深深地印记在了心里。2009 年 12 月 7 日，我收治了一位脑外伤老年患者 MCW。MCW 先生 75 岁，因给自家换灯泡不慎踩空凳子摔伤，导致右侧额叶脑挫裂伤，出现轻度意识障碍。老先生不爱说话，因伤痛更是经常沉默不语。头颅 CT 显示 MCW 先生的外伤已经导致脑实质内血肿，占位效应明显（图 1-1a），介于可手术和不手术之间。但老先生坚拒手术。他的夫人是退休护士，容易沟通，也因此我才了解到 MCW 先生家系失独家庭，唯一的儿子因脑胶质母细胞瘤在我科手术后不久即因肿瘤复发故去。在深感悲痛之余，MCW 先生从

此“惧恨”脑外科手术，虽然他也知道是这种肿瘤极易复发才导致他儿子病情危重以致死亡，但是潜意识里总认为儿子的死跟脑外科手术有关。因此，老先生这次无论如何不肯接受脑外科手术，甚至表达了“若手术、宁愿死”的意愿，无论妻子、医生如何解释均不接受手术治疗。好在其血肿尚在非手术治疗的范围内，经过一个疗程的治疗，老先生康复出院了，皆大欢喜。

3个月之后的一个上午，我正在办公室内准备出差所需文件，MCW的夫人匆匆忙忙找到我，说MCW老先生突然走路不稳、头晕，新的CT检查显示有硬膜下血肿(图1-1b)，在门诊看过我科的几位专家，都说要手术治疗，MCW先生一听就崩溃了，他甚至连医院都不肯来了。因为我是他曾经的主管医生，又曾以非手术方案治好他的脑实质内血肿，MCW的夫人情急之下就赶来向我求救，希望我能“救救”她先生。印记在我心中的张建宁教授的“神奇”段子立即显现出来，或许这就是“有准备的头脑”？我根据MCW先生头颅CT显示的血肿大小和他夫人的描述，判断他近期内不会有危险，立即嘱咐MCW的夫人去买阿托伐他汀钙口服。因为当时要出差，我就告诉MCW的夫人，2周后陪MCW先生来医院复查CT，再找我看；并留了电话，如果患者病情有变化，随时联系我。

再见MCW的夫人已是1个月后，她在30米开外见到我就挥舞着手里的CT影像大声报喜：“我们家先生可以不手术了，刚才在张建宁教授门诊请他看过片子，张教授说不用手术，观察就行了。您的治疗真了不起，救了我们一家……”果然，MCW先生的血肿只剩原来的1/3，而且原来的症状已经完全消失（图1-1c）。过2个月再次复查头颅MRI，MCW先生的慢性硬膜下血肿已经完全消失（图1-1d）。我在为MCW夫妇庆贺的同时，脑海中已经开始规划如何将张建宁教授首先发现并提出的“阿托伐他汀钙治疗慢性硬膜下血肿”变成创新成果。在张建宁教授的指导下，经过近10年的努力，这个想法终于成为现实，从此脑外伤界增加了一个由我们中国人创新的新疗法。

回想当初，至今我仍感谢MCW先生及其夫人。没有他们的信任，我这样一种试验性治疗完全不可行和不能行。因为这是一个没有先例的治疗，也是没有把握的治疗。慢性硬膜下血肿的发病机制迄今尚不明确，手术治疗也并非总能达到理想效果，对于症状体征不重的患者，国内外都允许在对症治疗的基础上实施非手术观察，因此在MCW夫妇充分知情的前提下实施试验性治疗并不违反医学伦理，这是建立在医患充分信任基础上的。正是MCW夫妇对我的信任给予我机会去完成这个试验性治疗。

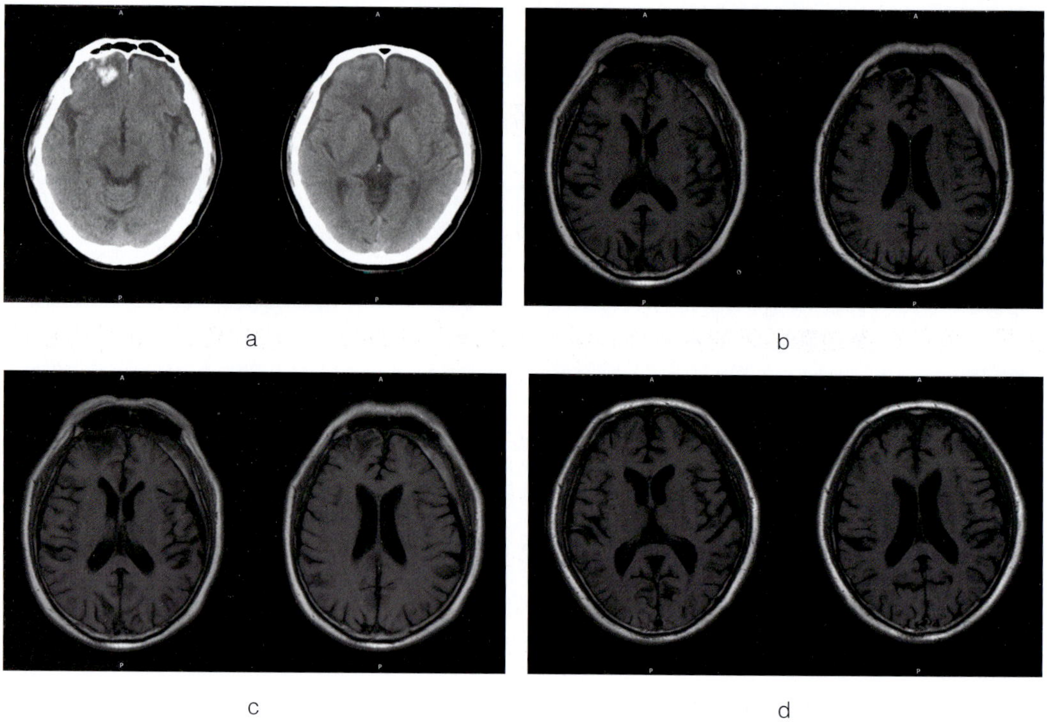

图 1-1　a. 刚入院时的头颅 CT，右额内有实质内血肿，左侧蛛网膜下隙间隙增宽；b. 3 个月后的头颅 MRI，右额血肿已吸收，左额形成均匀的 T1 高信号的硬膜下血肿；c. 阿托伐他汀钙单药治疗 1 个月后的头颅 MRI，大部分血肿已经吸收；d. 单药治疗 3 个月后的头颅 MRI，血肿已经完全消失。

并且由于这次试验性治疗的成功，才使得张建宁教授和我进一步确信了当初还不太肯定的临床“神奇”结果，确定了该治疗效果的真实有效性，为后续开展系列临床和基础研究奠定了心理和物质基础。毫不夸张地说，MCW 先生与那位超高龄患者“无心插柳”的他汀治疗成功史共同构成了我们俩关于“阿托伐他汀钙治疗慢性硬膜下血肿”这一发明创造的基石。

从此，在张建宁教授的领导和指导下，我率领团队一边谨慎选择临床患者进行阿托伐他汀钙的试验性治疗，一边建立慢性硬膜下血肿动物模型以验证阿托伐他汀钙在体内外的抗炎症和促血管生成作用，并开始设计多中心随机对照临床试验（RCT），于 2016 年完成了这项由全国 25 家知名神经外科机构参加的 RCT 试验，获得了史上第一个由药物治疗慢性硬膜下血肿且安全有效的循证医学 I 级证据。阿托伐他汀钙治疗慢性硬膜下血肿的开创性治疗研究从此揭开序幕。

第二节 患者的信赖激励医者创新

在发明了阿托伐他汀钙治疗慢性硬膜下血肿的方法并获得国家专利后，有些平时就推崇我们严谨创新学风的神经外科同行开始应用我们的方法治疗患者，多数也取得了很好的疗效。但是，也有同行直言不讳地反映，说对有的患者无效。我自己在实践中也发现，部分患者经过 2 周甚至 1 个月的治疗后，疗效并不明显，有的患者需要将疗程延长到半年以上。这对新疗法而言，并非好消息。因此我开始寻思改良方案。文献检索提示，最早被用来治疗该病的是地塞米松，甚至英国、加拿大、荷兰等国至今仍在用它治疗慢性硬膜下血肿或者预防慢性硬膜下血肿的术后复发。该疗法之所以在我国应用很少且在世界范围内也没有被广泛推广，与其没能经过严格的多中心随机对照临床试验（RCT）验证有关。而之所以几乎历经 70 年迄今没有通过 RCT 验证，则可能与其使用剂量太大、实施 RCT 风险太高有关。文献检索表明，一项 2013 年注册的地塞米松治疗慢性硬膜下血肿的国际多中心 RCT，因为医患都惧怕激素应用的相关不良反应，迄今入组患者还仅仅是个位数，几近夭折了。但是，在阿托伐他汀钙已被证实有效的基础上，加小剂量、短时程的地塞米松是否能够优化他汀治疗的疗效呢？为此，我选择了一些他汀治疗数周仍然无效的患者，并在患者充分知情后，让他们作为志愿者接受了常规阿托伐他汀钙治疗加小剂量、短时程地塞米松治疗。结果显示，这些单用他汀治疗效果不明显的患者，采用新疗法后神经症状改善明显、血肿也逐渐被吸收，也没有明显的糖皮质激素相关不良反应。这给了我莫大的鼓舞。但是，激励我扩展试验、变成一个新疗法的是老师张建宁教授和患者 SCG 先生。

患者 SCG 先生，66 岁。2014 年 2 月 11 日，因多次磕碰头部导致左侧硬膜下血肿，血肿量巨大，来院就诊。他行走进入医院时，已经出现右侧肢体乏力，右脚欠灵活。头颅磁共振（MRI）显示他有左侧硬膜下血肿，且表现为高低信号不均的月牙形，压迫左侧脑室，向右侧移位明显（图 1-2a），已经具有手术指征。但因为他长期口服阿司匹林和瑞舒伐他汀，且神志清醒，神经症状和体征轻微，按神经外科的诊疗常规，这种因口服阿司匹林导致凝血机制障碍的患者，需要观察 10~14 天才适合手术治疗，因此跟家属沟通、充分知情我们的发明后，暂时选择非手术治疗。张建宁教授和我在选择非手术治疗时也曾经有过担心和犹豫，但患者家属非常坚决地表态支持我们应用这一全新的阿托伐他汀钙联合地塞米松治疗方案，坚定了我们的决心。张建宁教授根据其丰富的临床经验，先后请国内顶尖水平的两位神经外科专家参与诊疗方案设计，并做了三套备用方案，以确保万无一失。

治疗的第 1 周就像坐过山车。前 3 天，SCG 先生症状明显缓解，右脚变得灵便，但是头颅 MRI 显示血肿总量并没有减少。张建宁教授以他丰富的阅片经验观察到血肿从颅底的层面和颅顶的层面开始回缩的细微征象（图 1–2b），这激励了我们。大

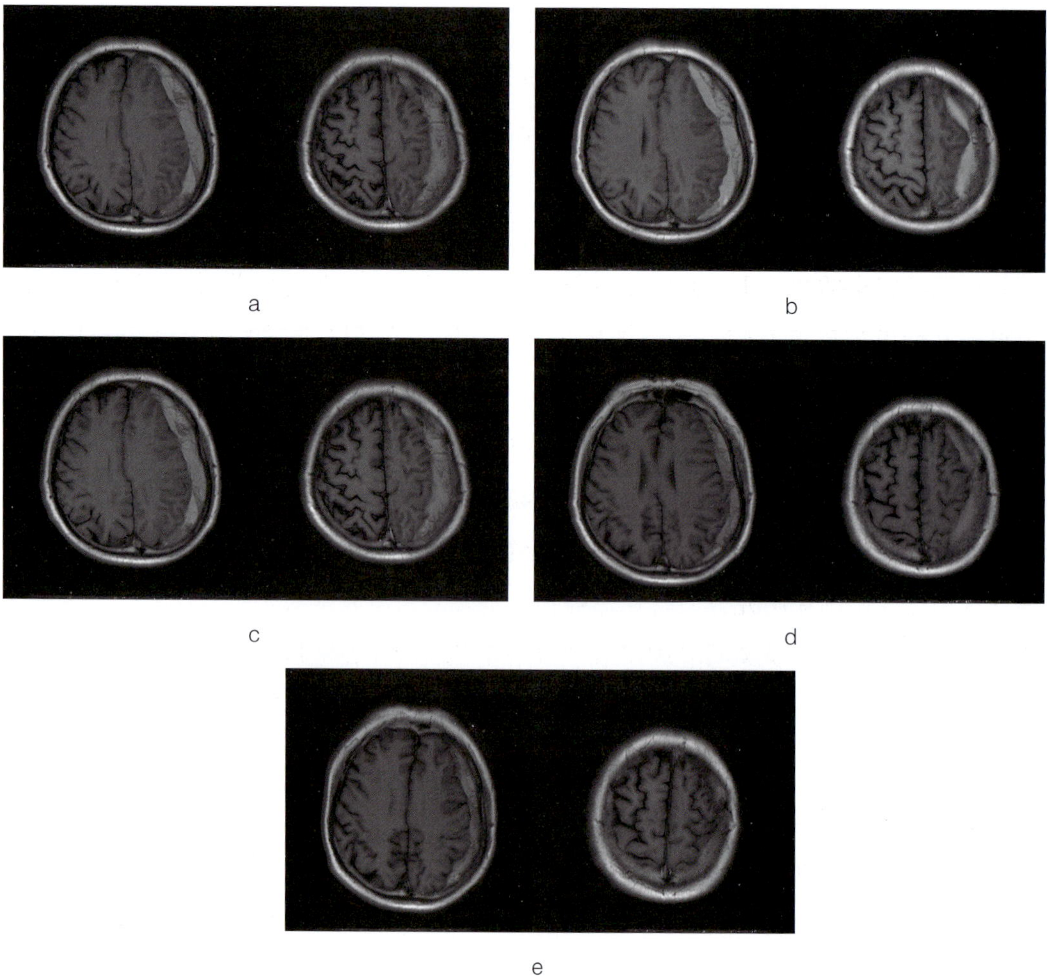

图 1–2　a. 刚入院时的头颅 MRI，显示左侧硬膜下高低信号不均的月牙形影，压迫左侧脑室且向右侧移位明显；b. 他汀联合激素治疗仅 3 天的头颅 MRI，可以见到血肿从颅底的层面和颅顶的层面开始回缩的细微变化；c. 联合治疗第 4 天的头颅 MRI，血肿较前一天似乎增多了；d. 治疗第 7 天的头颅 MRI，血肿较前再次减少；e. 治疗第 14 天的头颅 MRI，显示血肿进一步减少。

家都非常兴奋。可是第 4 天，在没有再次受伤、没有外力作用下，SCG 先生的右脚再次出现穿鞋欠灵便现象，急查头颅 MRI，见到血肿范围较前略有增大，血肿信号也从高低不一开始变得均匀，中线移位也略有增加（图 1–2c）。这一现象提示手术迫在眉睫，但此时距离停用阿司匹林才刚刚 4 天，手术无疑会增加风险。尽管我此前已经尝试过为几个慢性硬膜下血肿患者进行阿托伐他汀钙 + 地塞米松的联合治疗且取得了明显效果，但那些患者都是在单纯阿托伐他汀钙治疗疗效不佳的情况下才选择这一补救措施。而这位患者却是张建宁教授亲自指导我尝试以新疗法作为首选治疗的第一个巨大慢性硬膜下血肿患者，我十分紧张。那一晚我和张建宁教授守护在医院，跟血库沟通准备好血小板，做好了为 SCG 先生做急诊手术的准备，我的心情低落到极点。但张建宁教授却仍保有足够信心，他根据血肿信号的变化提出了独到的解释：根据 MRI 上的血肿信号变化，应该是血肿在药物作用下开始液化而导致了体积变化；并预测如果能度过这个血肿高峰期，血肿应该会开始缩小，可以继续以非手术治疗成功。关键时刻，SCG 先生和他的家属没有丝毫犹豫地再次表达了对我们的信赖，同意我们在保障安全的情况下，继续采用既定非手术治疗的方案。结果熬过第 4 天，第 5 天早上我们发现患者右脚不灵便的症状明显减轻。到第 7 天，头颅 MRI 复查显示血肿较前一次开始缩小（图 1–2d）。到第 14 天，头颅 MRI 检查再次确证血肿明显缩小（图 1–2e），患者带药出院休养。6 个月后，SCG 先生因工作原因到国内某顶级医院体检，头颅 MRI 检查居然报告头部完全正常，一点颅内异常的蛛丝马迹都没有。这相当于第三方权威机构宣告 SCG 先生的治疗获得圆满成功，且没有出现任何并发症。这次成功是我们创新研究有力的强心剂，也是我们这个优化创新疗法的基石，我深深感谢 SCG 本人及其家人对我们的信任，这种信任实际上是对医者最好的激励。

人与人之间的矛盾，绝大多数是在相互猜疑、不信任基础上产生的，在医患之间表现尤甚，也因此才会有这么多的医疗纠纷和矛盾。而只有医患信任，才可能保证新疗法的实施，最终患者利益才能最大化。正是 SCG 先生及其家人对我们医生的绝对信任，从来只是倾听，疑惑时带着真诚的询问，而不是自己查询一些似是而非的信息，对医生的方案横加质疑和干涉，他们把医疗的事放心地交给医生办，鼓励我们大胆实践，才推动了我们这项创新。而张建宁教授则在关键时刻，主动站出来与我共负医疗责任，指导和支持我面对临床初试的挑战，在家属充分知情、最大限度保障患者利益、维护医学伦理的条件下，小心求证这一有前期经验支持的新疗法，终于获得了初步成功。也是通过对 SCG 先生治疗全程的详尽观察，让我们收获了药物治疗慢性硬膜下血肿过程中可能会出现血肿体积突然变大、症状加重，但在保证安全的前提下坚持，或者可能逆转病程加重的宝贵经验。我们后续治疗的许多患者都因此宝贵经验获益。我对此充满感激。在此基础上，我们又实施了阿托伐他汀钙联合地塞米松与单用阿托伐他汀钙治疗慢性硬膜下血肿的概念验证比较研究，初步证实与单用阿托伐他汀钙治疗慢性硬膜下血肿相比，联合治疗方案缩短了病程、加速了血肿吸收，且不良反应轻微，获得了该优化方案更有效的循证医学证据。现在该联合治疗方案和单用阿托伐他汀钙治疗方案双双被写入了专家共识，成为正式向全世界推广的慢性硬膜下血肿新疗法。

第二章

02

我理解患者的艰难

二十多年来，由于我国经济发展整体布局的需要以及人民对医疗需求的期望值远高于我国经济水平实际能够荷载的能力，国家不得不让公立医院自身负担经营成本，因而在实际诊疗中，经济因素经常成为医患矛盾的焦点，医患矛盾时时有，甚至有时还很激烈。患者经常疑虑医生是否从治病中谋利，医生经常因为患者不依从医生的指导而疑虑患者或其家属是否有医疗之外的考量。为了规避医疗纠纷、减少医疗风险，医生的抉择经常需要考虑多种因素。而“看病难、看病贵”就成了许多患者对医疗的另类解读。在这种环境下，患者遇到的艰难有时并非医生所能想象。宽容、理解，是我们一直呼吁社会和患者对医生应该有的态度，其实也应该成为我们医生对待患者的基本准则。

在疾病的诊疗中，医生和患者其实是难兄难弟。医生艰难，是因为其肩负守护生命、匡扶健康的责任，但是多数疾病又是隐身的、无形的，生命科学还没有总结出数学、物理学科那样的定理公理，在治病过程中，不仅需要医生的手技，更需要医生的执医经验、知识积累、缜密思维和决断能力。医生之难，难在没有规律可循，有时甚至没有对错之分。但疾病的主体是患者，医生无论决策对错，治疗中承受痛苦和危险的都是患者。因此，患者的艰难是感性的，是永远存在的。多数患者既承接家人和社会的爱佑，也承受家庭社会难题的各种缠绕……这种情境下的医生与患者，本应该同舟共济、相互扶持和理解。但目前因种种原因，没有能回到正轨。

我总觉得，不可能人人都是医生，但人人都可能成为患者。我自为医者，幼时多病，受过医生的庇护。因此，我特别强调医者要重视患者的艰难，患者也应正视医生的艰难。

第一节　患者坚决不做手术的隐情

1. 老先生的劫后余生

2016 年 12 月 14 日，天津远郊的患者 CJW 先生入院时已经意识不清，是由女儿推进病房的。当时病房里一片嘈杂。我看了一眼，他至少有三个女儿。三个女儿都是城市女性，衣着体面。住院医生汇报：CJW 先生，76 岁，有明确外伤史，意识不清，头颅磁共振（MRI）显示左侧巨大硬膜下血肿，中线移位超过 1 cm（图 2-1a），恐有脑疝风险，需要急诊行钻孔引流术。我检查患者，双瞳孔没有散大，但是呼唤不睁眼，需要刺痛才勉强睁眼，属于中度昏迷，情况不容乐观。立即嘱咐住院医生准备手术，跟家属谈话、签字。并嘱咐先给患者滴注小剂量甘露醇。5 分钟后，住院医生匆匆汇报，患者家属拒绝手术。我脑子“嗡”一下大了：难道患者要因为这个良性病死亡？我亲自去跟家属交涉。这才知道，CJW 先生本人是军人出身，退役后被安置在天津，共有三个女儿，而三个女儿的意见各不相同，主要分成两派，分别主张手术和不手术。眼看半瓶甘露醇进去，老先生能够自动睁眼了，这主张不手术者就更强硬了，认为这么大年纪，做了不死也残，现在还可以，就这样非手术治疗到什么程度算什么程度。无论我们医生怎么劝说，就是不让做手术。三个女儿自己先打起来了，其中一个气得直哭。俗话说“三个女人一台戏”，我们外人根本插不进嘴。甚至在我强调老先生必须手术、不手术就是对老先生生命不负责时，其中一个被叫作大姐的女儿当场斥责我为什么一直劝导他们手术，是不是要靠手术赚她们的钱？把我气得够呛，训斥她胡说八道。那位主张积极手术的女儿则赶忙过来劝慰我，让我别生气。但是，按照规定，如果患者的法定代理人在场，患者又没有到濒死程度，我们医生是不能替患者做主的。眼看已经到了下班时间，CJW 先生的女儿们还是不签字手术，只好给老先生对症治疗并用上阿托伐他汀钙及地塞米松。这样坚持到了第三天，我每天还是劝她们赶紧签字给父亲做手术，但显然保守派占了上风。渐渐地，CJW 老先生的情况好像好转了一些，可以喝水了，但是复查头颅 CT 却见到血肿好像比入院时还增大了一些，至少是没有减少（图 2-1b）。在我再次力劝手术时，彻底惹恼了保守派，终于在治疗约 15 天老人精神状态略有好转后，就办了自动出院。还是小女儿跑来向我要了非手术治疗的方法，然后一脸遗憾地出院回家了……这个患者成了我的心病，一直放在我心里。他让我觉得，人老了真没有用。虽然 CJW 曾经是部队统领过上千人的军官，但是年纪大了、不省人事了，自己的生死都无法自己做主。

日子就这样一天天过去了，我逐渐淡忘了 CJW 先生。2017 年 6 月中旬的一天，我在门诊，一个女人拿着号进来，手里拿着 CT 片说她父亲年纪大了没有来，想请我看看她父亲的 CT 片。我抬头看时，觉得此女有点面熟（俺天生有过目不忘记人面孔的能力），但又想不起在哪儿见过她。她自己倒先笑了起来，说江医生您忘了，我是 CJW 的女儿啊。我一下想起了她就是当初坚决反对我给 CJW 先生做手术，还嘲讽我们劝她给她爸做手术是为了赚钱的大女儿。但我顾不上批评她了，我诧异 CJW 老先生怎么还能健在？看了 CT 片我更吃惊了，老人家的头颅 CT 已经完全正常，巨大的血肿不见了（图 2-1c）。原来老先生回去后，儿女并不是不管他，而是确实不愿意他接受手术治疗，但规规矩矩按我的方法给他吃药，现在已经完全好了，每天都能下楼去公园里遛弯，来找我是想看看能否停吃他汀了。

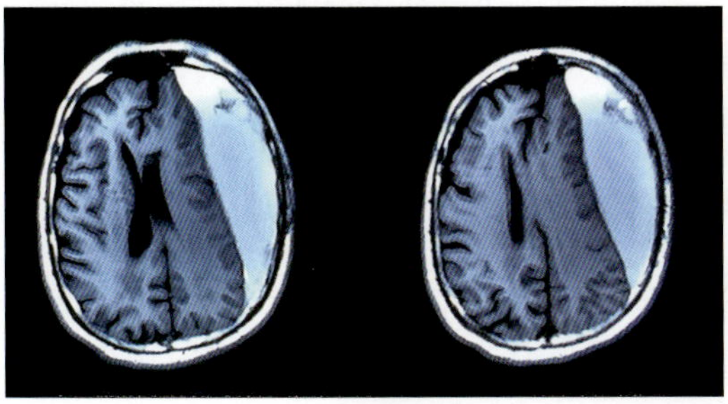

a

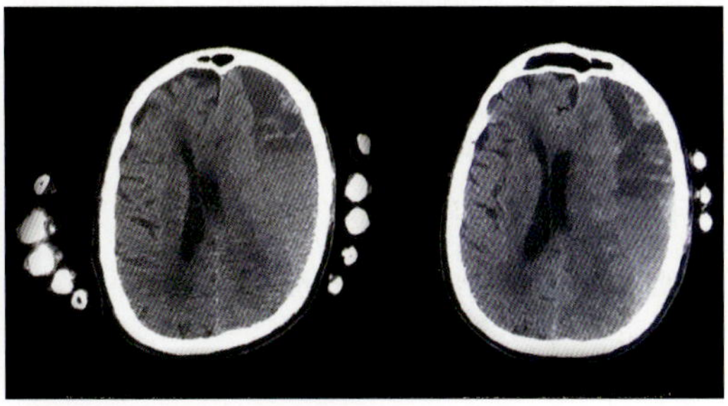

b

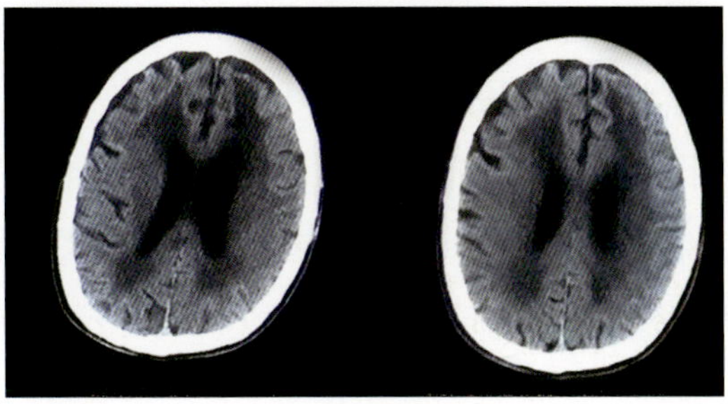

c

图 2-1　a. 刚入院时的头颅 MRI，显示左侧硬膜下高低信号不均的月牙形影，压迫左侧脑室且向右侧移位明显超过 1 cm；b. 阿托伐他汀钙及地塞米松治疗 3 天后的头颅 CT，血肿好像比入院时略有增大；c. 6 个月后的头颅 CT，未见颅内血肿。

我一方面惊讶于阿托伐他汀钙的神奇能力，一方面为 CJW 先生劫后余生感到高兴。同时，我也反思自己：每个人的家庭背景、教育背景、立场不同，缘由不同，总归有成百上千个理由跟我们有不同思想。但并非人人都是坏人、都有坏心眼。不给老爸做手术，可能是他们有自己的苦衷却又无法向外人道而已。

患者的平安，是我们医生最深切的关注。现在 CJW 先生已经安然无恙，我对他家人包括这位大女儿已没有任何怨言，只是由衷为他们感到高兴。世界上还没有人对慢性硬膜下血肿的大小进行分级评估，但我相信，无论采用什么分级法，这都算得上是巨大型硬膜下血肿了。CJW 先生也是我专业治疗慢性硬膜下血肿以来遇到的硬膜下血肿巨大却神奇康复的第一位幸运患者。

2. 远程治疗也能造就神奇转折

远在西北甘肃的 QXZ 老先生儿女满堂，都对他十分孝顺。他本人年纪不算大，仅 73 岁，但十几年前出现股骨头坏死，既查不出原因，也没有去置换股骨头，平时靠轮椅或拐杖代步。因腰椎间盘突出，在当地做了一个腰椎麻醉下的椎间盘切除手术。手术成功，却不幸发生麻醉后反应，术后出现精神异常、烦躁。加上老人家已经行走不利，就在床上躺卧了好几个月，偶尔出行也是多人保护、轮椅伺候。春节前老人家精神状态刚好一些，又不小心磕碰了脑袋，现在整个右侧肢体不能活动、右手也不能持筷吃饭，渐渐地连人也不认识了，臀部还出现了压疮。2020 年 4 月 15 日，他家人从好大夫在线找到我，将资料上传。他的头颅 CT 显示血肿巨大，位于左侧，压迫左侧脑室并向右侧移位（图 2-2a）。因是疫情期间，又在家耽误了一段时间，为了缓解头痛，就天天在家输注甘露醇，再到当地最好的神经外科治疗时，头颅 CT 检查血肿似乎有所减少（图 2-2b）。当地医生的意见同我一致：尽快做手术。但是，由于患者认知障碍、不能配合，有压疮，精神状态差，把当地医生也难住了。他们想出的方案是做一个全麻下的钻孔引流术。家属很孝顺，使出浑身解数处处咨询，高度担心全麻会导致他父亲再次精神异常，且担心他父亲体弱不能耐受手术。患者复查 CT，显示血肿在进一步增大（图 2-2c）。我几次在咨询中发火，劝患者必须做手术，否则太危险。但患者最终还是没有做手术而是办了自动出院。我几度不想理他们了。但是由于有了 CJW 先生的经验，我不再妄自揣测家属不给父亲做手术的原因，而是努力去理解家属对手术风险及并发症的担忧，毕竟我没有亲自看诊患者，我也不是患者家属。但我还是不放心我的患者，还是不断为其家属提供免费咨询机会。我以为

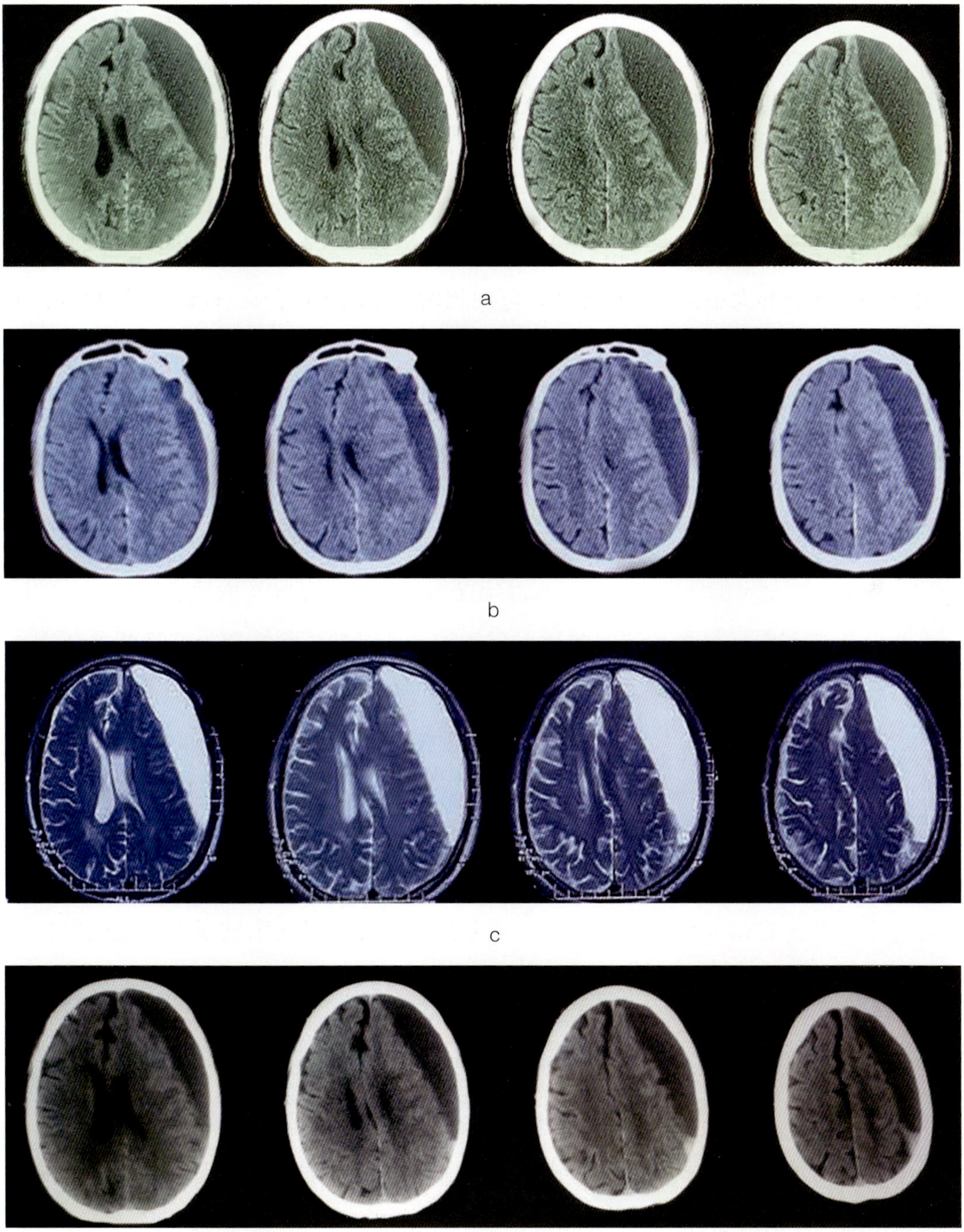

图 2-2　a.（2020 年 4 月 2 日）在当地初次咨询我时的头颅 CT，显示左侧血肿巨大，中线向右侧移位明显；b.（2020 年 4 月 15 日）第二次复查头颅 CT，血肿好像略有减少，但还是巨大；c.（2020 年 4 月 21 日）住院期间复查头颅 MRI，显示血肿进一步增大；d.（2020 年 5 月 10 日）自服阿托伐他汀钙联合地塞米松治疗约 1 周后复查头颅 CT，血肿较前减少。

QXZ 先生家人也不会再理会我了。但过了一个礼拜，他家人又联系我说，他父亲用我推荐的阿托伐他汀钙联合地塞米松治疗方法仅 3 天，原来不能张开的右手张开了，且基本可以持筷吃饭了，问我这是不是意味着他父亲好转了。我心中一阵欣喜。进一步了解到 QXZ 先生的用药情况：原来在住院期间，他除了用少量脱水药之外，既没有用他汀，也没有用激素。是自动出院后自己家人给患者用上了他汀加激素。我直觉我的治疗又在创造“神奇”。但我不太想老先生这么频繁地做放射检查，让他按照我的方法继续服药到 14 天再做检查。结果，他家人着急，才等了 7 天，就去复查了 CT。我看了复查 CT 影像大吃一惊，原来其血肿已经明显较上一次减少（图 2-2d），老人家不能活动的右侧肢体也已经可以活动了。

当我兴奋地把几次截图在 PhotoShop 软件上做了比较发给他家人时，家人却有点颓丧地说，去取复查的 CT 报告时请当地医生看看检查结果，当地医生告诉他没有变化，而且可能有新出血。我再次给他详细解释，他父亲的症状缓解与血肿减少是相符的，让他多去几家医院咨询以进一步确认血肿减少，家属才转为高兴起来。我可以想象，如果我是主管 QXZ 的医生，当血肿巨大、面临危险，只有手术是最佳选择，而家属却替患者做主不做手术，我也一定会生气。估计那位医生对 QXZ 先生在医院住了好多天却不接受手术已经生气了，因此没有耐心认真查看他的 CT 片吧？

但我很高兴 QXZ 老先生有了神奇转折。才 7 天呐！真棒。我也再次理解为什么家人不愿给患者做手术，他们是以别的方式表示他们的孝心罢了。

第二节　病情太重，医生为难

“有病者尽得医”应该是公立医院的一个主要原则。因此，现如今患者被公立医院拒绝收住的现象已经很少见了。但是因慢性硬膜下血肿患者多为高龄，经常出现影像学显示血肿巨大而患者症状比较轻微的不对等情况。医生见到如此巨大的血肿，多数会战战兢兢，而患者及家属可能浑然不知其危险性，从而又产生了医患认知不同的情况。因此，面对手术治疗与非手术治疗的抉择，医患沟通艰难，有的医生会被患者巨大的血肿吓到不敢接收、不敢治疗甚至不愿治疗。而此时，我们这个以阿托伐他汀钙为基础的治疗方案往往能帮助到这些茫然无助的患者和无从着手的医生。虽然现况是患者更感激我们，而许多医生同道对我帮助他们解除了患者术后复发的风险却浑然不知……

1. 超出医生预期的老先生

LCT 先生 80 岁了，河南信阳人，因为轻微外伤后右侧偏瘫，不能行走，逐步发展到意识不清，遂到当地中心医院求诊。头颅 CT 显示左侧硬膜下血肿巨大，且分隔，中线移位超过 1 cm（图 2-3a）。但由于老先生消瘦、双肺感染、恶病质状态（血红蛋白仅 80 g/L，白蛋白和球蛋白均低于正常），当地医院神经外科婉拒收治，住到了神经内科。2017 年 6 月 5 日，他家人从好大夫在线找到我。我希望他能第一时间住到神经外科并尽快手术治疗，但家人甚是犹豫。我其实很理解当地神经外科婉拒收治的原因：这么大的血肿如果不手术，就像定时炸弹，随时可能在住院期间爆发，医疗纠纷风险巨大；而基础条件如此差，手术风险高，患者很可能熬不过围术期，徒增死亡率，也容易导致医患纠纷，医生和患者都很难。因神经外科不收治，他甚至一度准备在神经内科做钻孔引流术，被我果断否决，因为这时候可不是单纯给患者头部钻个孔引流那么简单，多种并发症在身，太危险了。无奈之下我只能抱着试试看的态

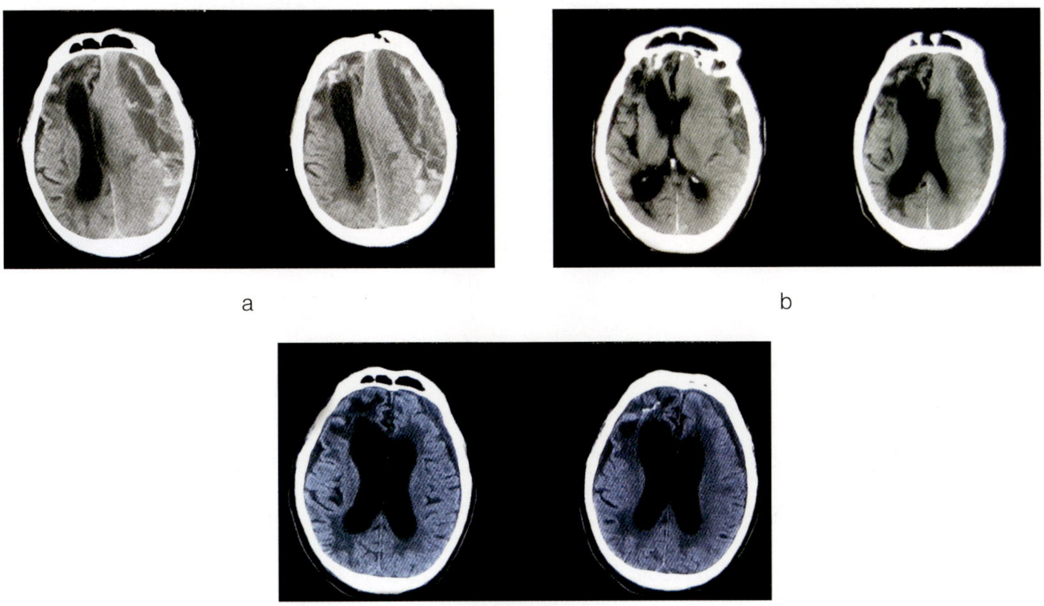

a b

c

图 2-3 a. 在河南当地就诊时的头颅 CT，显示左侧硬膜下血肿巨大且分隔，中线移位超过 1 cm；b. 患者接受我的建议，自服阿托伐他汀钙联合地塞米松治疗，血肿略有减少，但因再次受伤，疑似再出血；c. 联合用药治疗结束后 11 个月（从开始治疗起算满 1 年），复查头颅 CT，血肿已经消失。

度，答应给他实施我们的阿托伐他汀钙联合地塞米松治疗新方案。经过近 1 个月的网络指导治疗，包括抗生素应用、营养补充、血浆输注和免疫球蛋白补充，患者血肿逐步吸收，老爷子的状态也在持续变好，肺炎逐步得到控制。尽管其中发生过很多意外事件，如严重的抗生素过敏反应、头部再次摔伤致眉骨撕裂并导致血肿腔内疑似再度出血（图 2-3b），但是老人家还是熬过了所有苦难，最终康复了。1 年后复查 CT，已经没有血肿，仅见一些小的残余（图 2-3c）。患者基本恢复独立生活了，我和他家人都非常高兴。

老人家的治疗经历帮我积累了经验：原来基础条件这样差的慢性硬膜下血肿患者也是可以在非手术治疗中受益的。而且这个基础条件差，可能是慢性硬膜下血肿导致的果，由于家属的锲而不舍加之正确的治疗策略，终于医生的努力没有白费。

2. 我有幸治好了苏州的 GBL 先生

苏州是人杰地灵、物华天宝、吴语酥浓的美妙地方，是许多士大夫安居之处，更是中国许多知识分子的心灵归宿，我很喜欢这个城市。今天的主角 GBL 先生就是苏州人，他世居苏州小镇，已届 85 岁但身体很好，爱骑一辆电动车在小镇优哉游哉，却不料与汽车相撞。不知是汽车及时刹车还是只是被汽车剐蹭了一下，幸运的是老先生虎口脱险，除了胸口疼痛、肌肉擦伤外，竟没有大碍，自己又骑着电动车回家了。但 2 个月后发现行走不利，头颅 CT 确诊右侧慢性硬膜下血肿（图 2-4a）。当地医院劝他住院手术，而老爷子则以平素身体很好为由直接拒绝了，并要求非手术治疗。当地的神经外科医生见他血肿这么大还不手术，很是担心他。恰好当时我们的他汀疗法已经开始深入人心，当地医生就跟他家人商量，让他口服立普妥（辉瑞公司生产的阿托伐他汀钙商品名）回家休养看看。但是，2 周后复查 CT，血肿没有变小，反而略有增大，甚至怀疑血肿腔内存在二次出血。2017 年 8 月 29 日，GBL 的家人从网上找到了我，向我寻求帮助。我再次应用阿托伐他汀钙联合地塞米松治疗方案通过网络指导治疗，经过来回 120 多次的网上解答、讲解，家属从将信将疑到最后完全信任我。经过半年左右的治疗，老先生的血肿已完全吸收（图 2-4b）。为此，家属感激不尽，给我寄来了迄今我还珍藏着的锦旗和感谢信，为我的治疗经验再添财富。其实，我不想患者为我做锦旗，因为这需要额外支出，多了又无处可挂，会造成物质浪费。从此以后，凡是有患者向我表达谢意的，我都劝他们写信寄来或从网络发来即可。

事情过去大约一年了，2018 年冬天的某一天我突然收到一床来自江苏的棉被，是当地产的很暖和又很轻便的棉被。我纳闷江苏哪位好友会给我寄来一床棉被，就开始挨个问我认识的江苏好友，但得到的答案都是否定的。我突然想起是否是 GBL 先生的家人，但从好大夫在线发过去的询问信没有回音。我从被我扔掉的快件单中查到寄件人电话，但打过去后，接电话的只是快递公司办事员，人家说早忘记是谁寄的了，但我直觉一定是 GBL 先生的儿子。问他，他却从来不承认。我只能默默地承了他和 GBL 老人的这份深情。但我知道，更珍贵的是 GBL 家人对我护佑生命的真诚的信任。

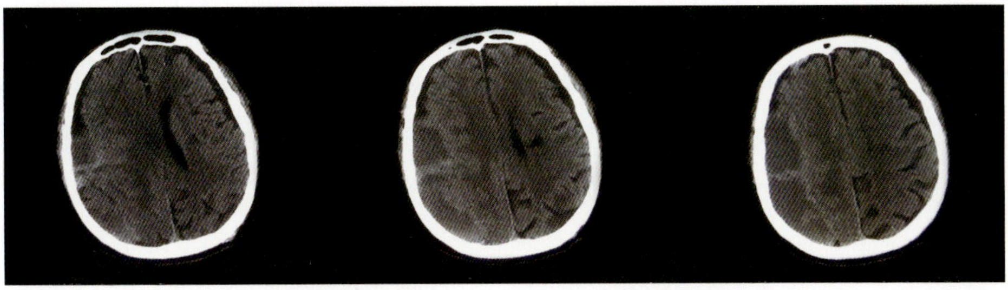

a

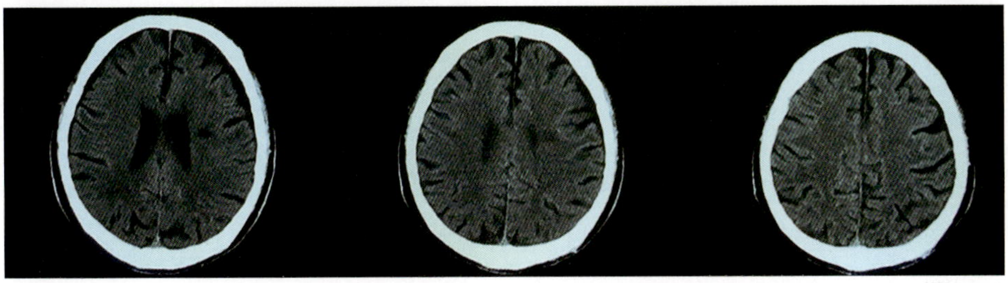

b

图 2-4　a. 在苏州当地查头颅 CT 确诊为右侧慢性硬膜下血肿，夹杂高低密度影，右侧脑室受压消失；b. 头颅 CT 复查，血肿完全消失。

第三节　术后反复复发带来巨大压力

由于慢性硬膜下血肿通常发病于外伤后 3 个月内，且进展缓慢、症状体征潜隐，其严重程度很容易被患者及家属甚至部分缺少经验的医护人员误判。有时神经内科、中医科也收治此类患者。但由于多数患者的血肿会在病程中增大，甚至快速增大，可能导致患者发生脑疝，将此类患者收到非神经外科还是容易出危险的。因此，我一直主张慢性硬膜下血肿只应该收到可以做急诊手术的神经外科。长期以来，多数神经外科医生都以钻孔引流术来治疗该病，手术后，多数患者的脑疝风险可被迅速解除并顺利恢复，但是其术后复发率仍达 10%~30%，甚至部分患者需反复手术才能治愈，给患者造成较大困扰。

2017 年，我开始在微信圈里推广我们的治疗方法，在我向大家说明这个方法不仅可以作为非巨大慢性硬膜下血肿患者的首选治疗，还可以减少大血肿的术后复发率时，有一位同行却提出不同意见，认为他做了很多慢性硬膜下血肿手术、从来没有复发。我没有跟他争辩，但是我心里是不信的。他之所以产生这种错觉，我相信要么是他治疗的慢性硬膜下血肿患者还不够多，要么是他从不随访他治疗的患者。我见过许多慢性硬膜下血肿术后复发的患者并帮助了他们。我深深同情术后反复复发的患者，他们的痛苦只有他们自己知道，而我因为总帮这些以为把患者完全治好的医生收拾残局，更能切身感受到这些患者的痛苦。

1. 坚强而乐观的 LWH 先生

2017 年 7 月 15 日，我初见 LWH 先生。他戴着鸭舌帽冲我微笑，62 岁了，但不显老。他自己叙述病情，展示头颅 CT，举手投足都是那么从容和平静。而了解他的病程后，我却大吃一惊，原来这已经是他第 4 次手术后复发慢性硬膜下血肿了，仅头颅 CT 和 MRI 影像就是一大摞。但他心态挺好，没有怨天尤人。原来 LWH 先生在 2017 年年初发生了外伤，然后于五一假期时感到头晕头痛，在当地医院查头颅 MRI 检查时发现右侧巨大血肿。2 天后症状加重，复查血肿进一步增大，于是接受了钻孔引流术（图 2-5a,b）。术后仅 4 天，他的血肿就恢复到了术前水平，因此再次接受手术。半个月后因头晕不适再查，血肿再次恢复到原水平，不得不接受了第 3 次手术（图 2-5c）。结果 1 个月后再次头晕不适，显示血肿再次增加，做了第 4 次钻孔引流手术（图 2-5d）。所幸这些手术范围基本都是建立在同一个手术通道上，没有扩大手术切口，所在医院术中消毒严格、术后管理严谨，没有发生颅内感染。而且从患者第 4 次手术后，当地医院已经开始给 LWH 先生使用我们的阿托伐他汀钙治疗方法了，他来我门诊时距离第 4 次手术已经 2 周。新展示的头颅 CT 与以前的资料相比已有所好转。但由于患者开始不相信原来的医院了，非得让我再看看，我遂在阿托伐他汀钙治疗的基础上增加了地塞米松治疗，结果他接受我的治疗方案 2 个月，血肿就完全消失了（图 2-5e）。当 LWH 先生走着来向我致谢时，我心里也在暗暗致谢他，因

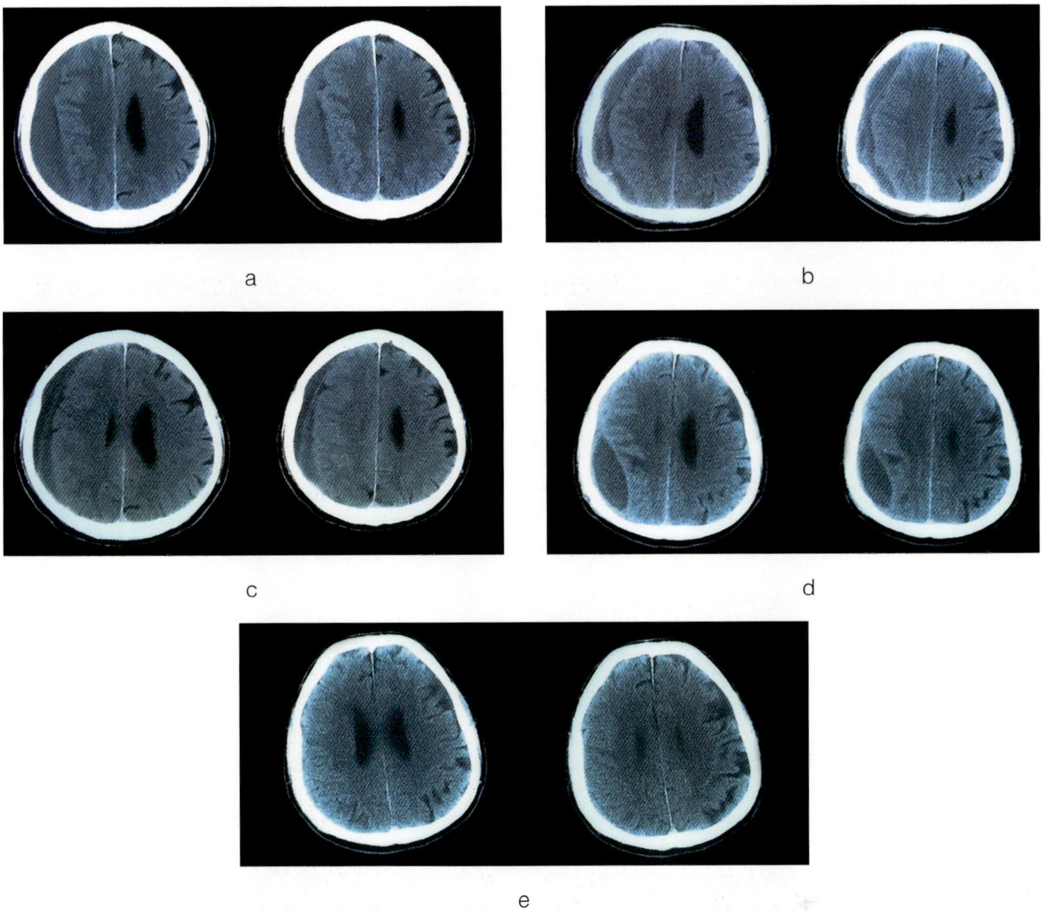

图 2-5　a. 在确诊右侧巨大硬膜下血肿的第 2 天复查头颅 CT，见血肿进一步增大；b. 接受第 1 次手术后的头颅 CT，见血肿略微减少；c. 接受第 3 次手术后的头颅 CT，血肿与第 1 次术后差不多大；d. 接受第 4 次手术后的头颅 CT，显示血肿开始局限；e. 接受他汀联合激素复方治疗后 2 个月，血肿已经消失。

为 4 次手术都没有让 LWH 先生崩溃，他的坚强真心让我十分敬佩；而且是 LWH 先生的信赖让我发现：原来将单纯他汀治疗改为他汀加激素治疗真能缩短病程、提高疗效。

神经外科的一位老院士经常说，患者是我们的老师。他应该是指我们医生可以从患者身上学到一些特异的临床表现、临床体征。实际上，我从 LWH 先生身上学到的，还有他处变不惊的镇定，以及他所采用的不同治疗方法的疗效比较。但我谨记张建宁教授的指导，一切临床初试，都得在患者自愿且保证安全的基础上才可实践。

2. 他的忧郁让我觉得没有晴天

XPL 先生是一位忧郁的人。他因为头部外伤导致双侧硬膜下血肿，已经在天津一家医院的神经外科做了两次钻孔引流术。每一次医生都告诉他，这个手术简单，恢复很快。但是，当第二次手术后血肿又复发时，他几近崩溃。这是一位 63 岁的退休工人，平时就靠一点退休工资生活。两次手术的痛苦是让他崩溃的原因之一，而且两次手术均花费不菲，身体和经济的双重压力压得他透不过气来。2017 年 6 月 16 日，他找到我时，喃喃地问，我还能好吗？还有希望吗？一般而言，女人难过时的痛哭，会引起闻者的共鸣和同情，此时安慰往往会发挥作用；而男人尤其是老年男人以沉默不语和欲语还休的忧郁来表达难过，则经常会彻入骨髓地影响到见证者的心情，因为你会怀疑语言的安慰是否还有效力。而且如果你表达了深切同情的话，可能还会让这种悲伤更甚。我能感觉到他治疗的不易和担心再次治疗无效的深切忧郁。但我当时治疗的病例还不如今天这样多，只有七八成的把握可以治好他，因此，我只能字斟句酌地宽慰他，让他不要紧张，不要着急，告诉他这个病虽然是有危险的，但是手术赢得了时间，允许我试试我的方案，我们一起努力，按照我以前的经验，应该问题不大。他的血肿位于左额，相比于初发病时，应该是已经开始局限，但是血肿量还是巨大，有明显挤压中线的表现（图 2-6a）。临走时，我感觉他心情似乎好一些了。那天明明是艳阳天，我却觉得内心压抑，仿佛看到了 XPL 内心的阴霾。

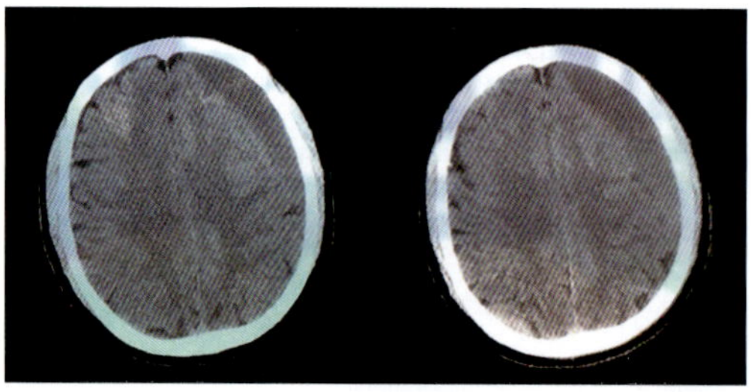

a

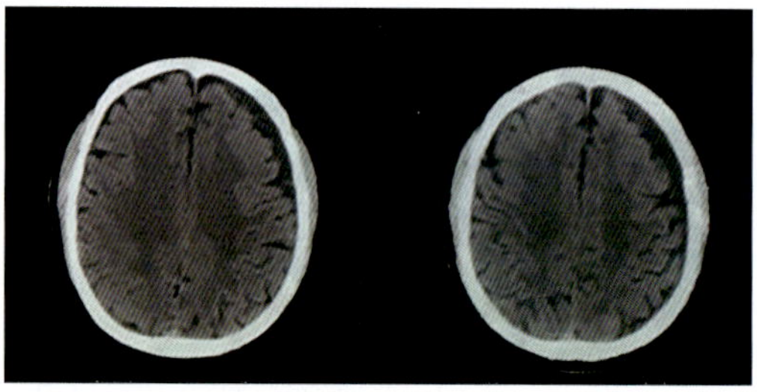

b

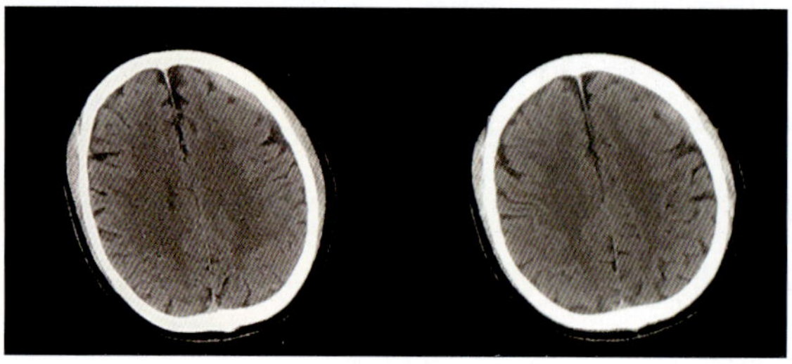

c

图 2-6　a. 第二次术后复查头颅 CT，见血肿位于左侧硬膜下，中线没有移位；b. 单药阿托伐他汀钙治疗 1 个月后复查头颅 CT，见血肿明显减少；c. 治疗 3 个多月时复查头颅 CT，血肿几乎完全消失。

以后XPL先生几乎每次都是按照和我约定的时间准时到门诊就诊，我只以单药阿托伐他汀钙治疗他。他很幸运，治疗顺利。治疗1个月后，他的血肿开始明显减少（图2-6b）。XPL先生再来门诊时开始有了笑容，也会说感谢我之类的轻松的话了。治疗到3个多月时，他的血肿几乎完全吸收了（图2-6c）。我记得最后一次在门诊见到XPL先生并告诉他血肿已经完全吸收，他可以不用再治疗时，他几乎都不相信，好几秒后才站起来，恭恭敬敬地给我鞠了个躬，说："江医生，是你救了我，我没有可以回报的，就给你鞠个躬吧。"这是一个比我年长的成年人，他恭恭敬敬给我鞠躬，我一时反应不过来，但真是感动不已。

我们医生面对手术会习以为常，这其实是职业需要。但习以为常后，医生就会经常以简洁、不容置疑的口吻对患者说：你这个需要手术，你这个可以非手术治疗。在全世界都把手术作为慢性硬膜下血肿治疗的第一选择时，这种不容置疑就更显得坚决。可是我们往往忽略术后复发对患者的打击，这里面不仅是手术本身给患者带来的恐惧、痛苦，还有现在非免费医疗时代给患者带来的沉重经济负担。我相信XPL先生的阴郁、悲观是源于两者的综合，好在我终止了他的痛苦。我已经记不清行医以来，有多少患者因为感谢而给我鞠躬了，但是XPL老先生的鞠躬真的深深感动了我。作为医者的自豪一时间充盈了我的胸膛。

那天是阴天，在我眼里却胜似艳阳天。

3. 他让他的父亲流干了眼泪

2015年3月21日，我早上查房时，才知道前一天晚上收了一个慢性硬膜下血肿患者XY先生，刚刚40岁，已经接受了手术治疗，是值班科住院夜间急诊做的。此时，我已经有100多例慢性硬膜下血肿患者的治疗经验，刚开始我还有点不高兴他们为什么不采用我的方法，直接就给患者做了手术。但是当我看到XY先生的资料和了解他本人状况后，我一点也不怪科住院医生，反而庆幸他们及时处理了。因为XY先生才40岁，脑形态饱满，被急救车送到医院急诊时血肿已经很大（图2-7a），且已经发生了脑疝，一侧瞳孔散大，深昏迷，不做手术就要面临死亡了。我查看他的化验，术前血小板只有4万。昨晚他们是一边输血小板一边做手术，才解除了他的危险。再看其他化验，原来他有丙肝，有肝硬化，凝血功能也不正常。他才40岁，是家中独子，有一个独生女儿才10岁。他早些年成功下海，开了公司，这次是因为他的司机开车急刹车，使他头部撞到挡风玻璃上发生轻微伤，继而导致了硬膜下出血。

4. 我遥空关注的 WSX 先生

WSX 先生是来自鄂尔多斯的一个患者，今年 63 岁。老先生跟前面的 XY 先生一样，是一个酒徒，据说每天一斤白酒，从来不喝水。这次外伤后，出现了右侧慢性硬膜下血肿，血肿量较大，已经昏迷（图 2-8a）。当地医生立即给他做了钻孔引流术，而且这家医院的神经外科正是我和张建宁教授组织 RCT 的主要承担专科，熟知我们的治疗方法，他们也在术后给患者口服了他汀。但是术后 1 周复查，血肿量还是跟原来一样多。患者虽然没有昏迷，但精神状态不佳，只能再次做了手术。该神经外科主任是我多年好友，2018 年 7 月 30 日，他联系我，向我讨教处理方法。我得知他汀治疗甚至他汀加激素治疗都已经控制不了 WSX 先生的术后复发，只好穷尽所能，将我所知道的关于慢性硬膜下血肿治疗的国内外报道的经验都告诉他。比如，再次手术时，在术中给予凝血酶冲洗；术后除了可以用他汀加激素，还可以联合塞来昔布、氨甲环酸治疗等。但是等来的却是患者第 3 次、第 4 次手术。还好，第 4 次手术后患者的病情终于稳定住了，患者持续口服阿托伐他汀钙联合地塞米松 4 周，未再出现残余血肿增大。但又过去差不多半年，血肿也没有完全吸收（图 2-8b）。奇怪的是，WSX 先生的化验从没有显示凝血机制障碍，也没有口服抗凝药抗血小板药历史，血小板也一直正常，难道有别的因素导致其凝血障碍？现在他已经没有症状了，据说酒照喝，肉照吃。我们已经很难揭开他 4 次手术还不能治愈的真相。

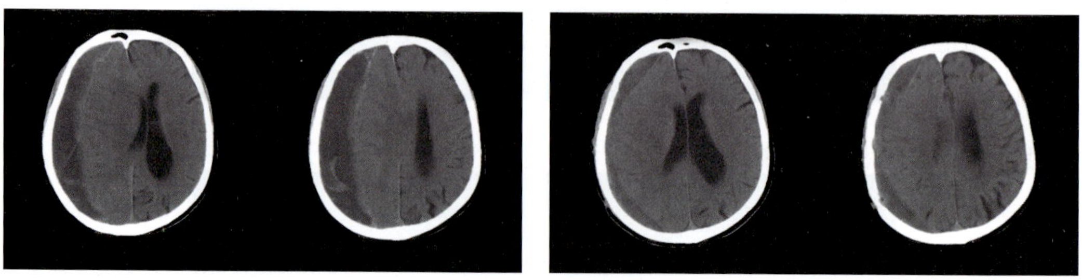

a b

图 2-8 a. 头部受伤后初次入院，头颅 CT 显示右侧较大的硬膜下血肿，内有高信号；b. 经过 4 次手术后仍然复发，经过短期阿托伐他汀钙联合地塞米松治疗 4 周后，换成单用阿托伐他汀钙方案，半年后复查血肿未消失，但症状体征已经完全消失。

时间又过去了半年，电话随访得知 WSX 先生已经如常生活。他可不知道，天津的江医生从他手术治疗后初次复发就在关注他，跟当地的神经外科主任一起想尽办法治疗他，希望他早日康复。不过先把酒瘾戒了吧？也许酒可能真会导致莫名的凝血功能异常？

5. 治疗命运多舛的患者

自我从事神经外科以来，就深深理解神经外科的危险性。也因此，神经外科不像别的外科科室，手术可以一而再、再而三地开，一般超过 2 次手术，患者和家属的压力就非常大了。很难有患者不对再次手术产生恐惧。ZCF 先生不幸经历了 2 次开颅术，让他经历第 3 次手术，他死活不干了。

ZCF 先生 56 岁，因公受伤。以脑外伤、继发硬膜下积液入院，在住院期间硬膜下积液转换成慢性硬膜下血肿，血肿较大，从左侧向右压迫脑室，中线移位（图 2-9a）。他没有住到我的病区，是我的同事管理他的治疗。他们采用阿托伐他汀钙为他治疗，效果欠佳，血肿继续增大（图 2-9b），患者出现了明显的意识障碍和右侧肢体活动减低。于是做了第 1 次钻孔引流术（图 2-9c），术后继续口服他汀到血肿消失。但是在做脑血管检查时，发现患者大脑前动脉有一个动脉瘤，为了防止动脉瘤破裂，血管组专家为他做了开颅动脉瘤夹闭术。术后 3 年，不幸的是在原来发生慢性硬膜下血肿的位置再次发生了硬膜下血肿（图 2-9d）。他的右侧肢体活动再次减低，人也更沉默了，只能扶着轮椅勉强站起来。门诊医生准备收他住院后再次手术。但是这次 ZCF 先生死活不愿再接受手术。每次谈及手术时，他也不说话，就是摇头不语，那充满绝望的眼神让人不忍看他。我这才理解手术对他造成的负面影响有多大。

2019 年 7 月 9 日，ZCF 先生由他的夫人及刚成年的女儿陪着找到我就诊，家人恳切地对我说：江医生，只有你能救我们了。我没有选择，为他实施了阿托伐他汀钙联合地塞米松疗法，但刚开始治疗似乎未能发挥作用。治疗 2 周后复查头颅 CT，影像显示血肿减少不明显，全家人都非常沮丧。这是一个计划生育时期的典型三口之家，一家人都非常本分和安静。即使看到不理想的结果，也没有埋怨医生。而我总是一边微笑着安慰他们，一边耐心地分析他的影像学特点，学习张建宁教授当年的样子，告诉他们如何识别血肿的轻微变化（图 2-9e），逐步点燃了他们的信心。1 个月后，血肿迅速减少；3 个月左右，基本看不到血肿了（图 2-9f）。当影像显示血肿已经不见了时，他的女儿最先雀跃起来，ZCF 先生也露出了久违的微笑。压在他们一家人心头上的一块大石终于被搬开，我仿佛能听到“石头”落地的声音。

看着他们一家人说说笑笑离开我的诊室，我真是由衷的高兴，觉得自己的辛苦终于有了回报。ZCF 先生的病情经历也给了我深刻提示：纵使是现代麻醉条件下的神经

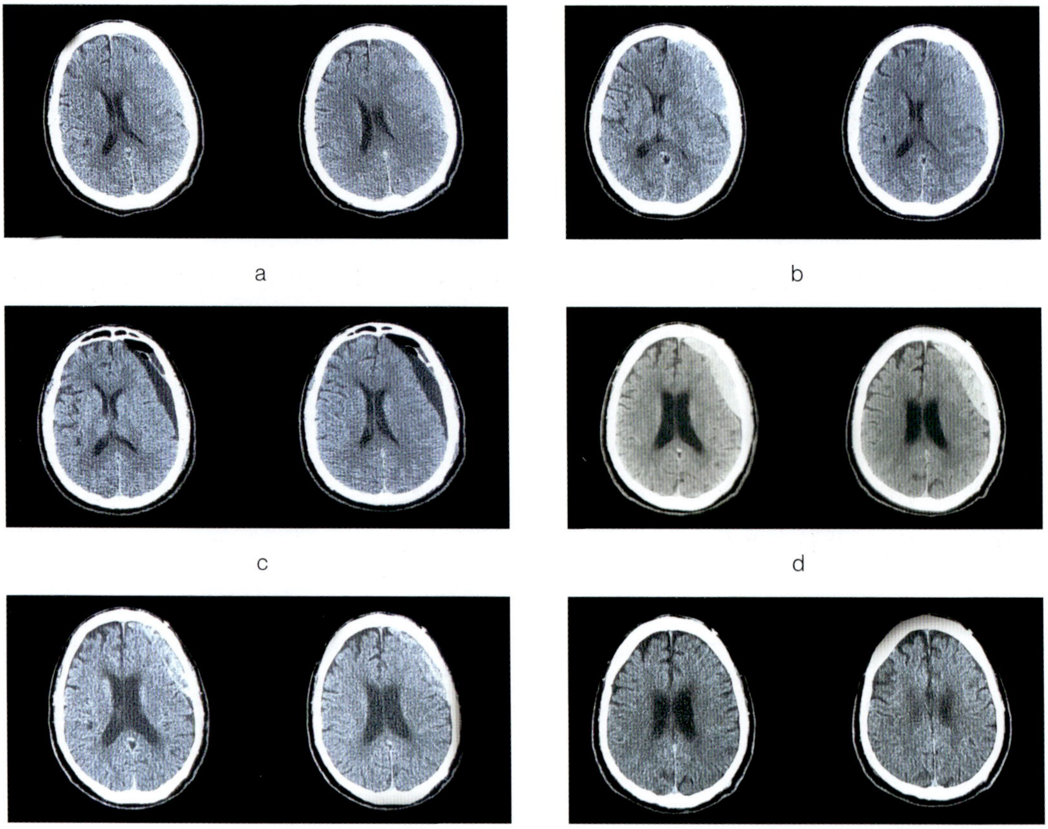

a b c d e f

图 2-9 a. 脑外伤后复查头颅 CT，首次发现左侧硬膜下血肿；b. 阿托伐他汀钙单药治疗 2 周后血肿扩大；c. 患者经历了第 1 次钻孔引流术后的头颅 CT 复查；d. 术后 3 年头颅 CT 复查，在原慢性硬膜下位置再次形成硬膜下血肿；e. 阿托伐他汀钙联合地塞米松治疗 2 周时，头颅 CT 复查见血肿减少不显著，但有减少；f. 他汀加激素治疗 3 个月后的头颅 CT 复查，血肿几乎消失。

外科手术，如果反复进行，对患者的心理伤害也是长久的。如果可能，我真希望神经外科所有疾病都可以用药物解决。或许，这才是神经外科人的真正大梦。

第四节 创新治疗的推广令患者被医生诘难

医学的创新之所以难，有很多原因，我认为大抵如下：医学没有可循的公理定理（规律），医学涉及人文社会伦理等多重影响因素，且医学本身还充满未知等。但其中一个阻碍医学创新的因素可能很少有人想到，那就是医生本身的因循（倒并非守旧）。因循在行医者眼里实际上是褒义词，是指遵守医学规范、共识和指南。但守旧也非贬义词，最多算是中性词。人命关天，守旧即守老一辈传下来的陈规、守自己经验形成的习惯，这样可以保障患者的最大安全。但这因循守旧却是医学创新的天敌。我们的治疗由于颠覆了传统神经外科医生的习惯，把外科治疗的疾病几乎变为了内科治疗，且文献刚刚发表，多数医生还没有看到，被不熟知的医生不理解和反对是很正常的事。我写此书、发微信朋友圈、接受电视 / 报纸采访，是因为我看到了我们这项革新性治疗能给患者带来巨大利益，能减少社会和家庭的负担，因此，我急不可耐地要宣扬我的治疗经验、展示我成功的先例，也总结一些经验教训，广而告之，希望普天下所有的医生都知晓、都来使用，希望普天下的慢性硬膜下血肿患者都能免去手术的痛苦、风险和代价。我创新，但不反对医生的因循守旧。

1. 洋专家不认可，被责备的患者

2019 年 3 月 8 日，来自南澳大利亚的 BWS 先生从好大夫在线找到我。我估计是发达的自媒体在宣传我们的治疗方案时，一不小心把我的“小名”传播给了国外的患者。也许是 BWS 先生本身是一位儿科医生，爱上网去查文献查到了我。但终归是被他找到了，估计他是抱着试试看的态度找我的。当我了解他的遭遇后，不禁心有戚戚。他于 2018 年秋天在国内探亲时头部受伤，当时并无大碍。而他早已移民澳大利亚，且经过努力成了执业医生。因为没有再出现头部不适，他就按部就班地结束探亲回澳大利亚上班了。但这个轻微的头部外伤逐步发展成头痛难忍，在当地查头颅 MRI 确诊为慢性硬膜下血肿。澳大利亚的医疗保障很完善，当地医生没有我们这个非手术治疗的方法，也根本不信中国人还能发明超过他们的方法。他们就给这位 BWS 先生也是 BWS 医生做了开颅血肿清除术，还给他原位安装了一个防止局部骨窗塌陷的钛合金人造骨片。这种情况在我们国内常选择钻孔引流微创手术，且不必安装人造骨片。但明显澳大利亚医生的动静远比我们大。BWS 先生既然是业内人士，他也查到国内对这个手术的做法，当看到我国脑外科医生多数做切口很小的钻孔引流术，而他在所在国接受的却是开颅手术时，他有点慌了，频频觉得自己的头部伤口不适，甚至在做 MRI 复查时，他自觉头部的钛合金补片在移动，愈发觉得难受，头痛不断。不幸的是，即使澳大利亚医生所做手术比国内医生常用创口大几倍，BWS 的复查结果还是显示血肿复发（图 2-10a）。他开始按照查到的方法，自购立普妥口服。但是不知为

何，他吃药的事被他的主管医生看到了。澳大利亚医生与中国医生不同的是做事不留情面（但未必是更讲原则），立即狠狠训斥了 BWS 医生，也不管他是不是同行，准备给他再开第二刀。BWS 先生很痛苦，找到我问我怎么办。我立即给他发过去我们于 2018 年在 *JAMA Neurology* 上发表的那篇论著，让他拿去给他的主治医生看，告诉他我们这样治疗是有依据的。然后让他继续口服立普妥，并推荐他可以适量增加点地塞米松。但我也向他讲了激素的坏处。他说他是医生，知道短期服用激素没有啥事。结果仅仅联合用药 34 天，复查头颅 MRI 就显示 BWS 先生的血肿几乎完全吸收了（图 2-10b）。

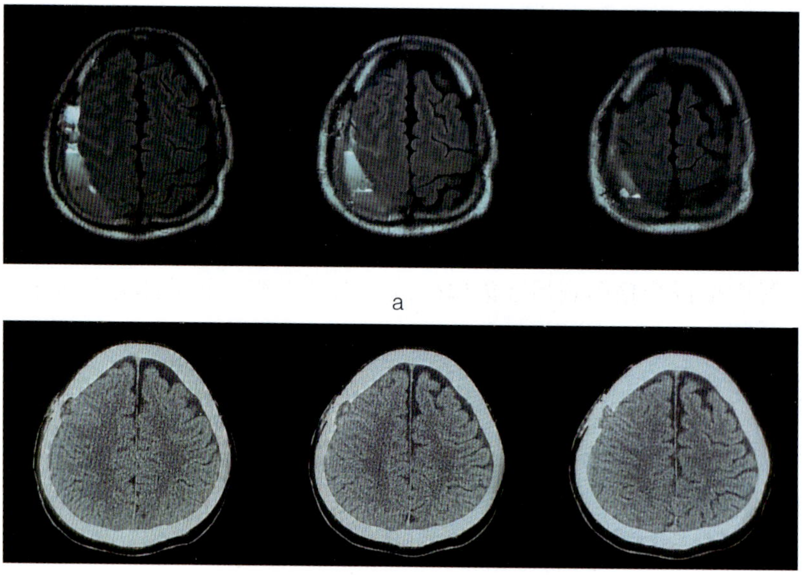

a

b

图 2-10 a. 确诊硬膜下血肿并接受了全麻下的颅骨开窗引流术，术后复查头颅 MRI 显示右侧血肿复发；b. 接受他汀联合小剂量激素治疗 34 天后复查头颅 MRI，见血肿几乎消失。

只是我不知道 BWS 先生现在是否还在纠结头上的补片。实际上，这个钛板补片比一分钱硬币还小，兼容于 MRI，通常能保护颅骨缺损处的脑组织不直接承受大气压的压力作用，是临床遇到较大骨缺损或者需要严密连接切开颅骨所需的一种常用耗材。但是，不同的人反应不同。我曾经遇到一个脑外伤不得不上钛板补片的患者，他已经康复多年，却一直认为这个补片是导致他头痛头晕、精神异常的根源，一直要求主治医师再次手术，帮他去掉这个钛板，最终不得不二次手术取出补片。我也听说过某地医生在给一个小伙子做钻孔引流手术时，考虑到颅骨缺损较小没有给他上钛板补片，导致该小伙康复后因被女友摸到头部有缺损，提出分手的故事。总之，洋医生不仅错误地骂 BWS 先生乱用药，还因为在他头上安装钛片，让 BWS 先生从此患上了心病。

相比之下，我的慢性硬膜下血肿患者比 BWS 幸福。

2. 因未接受手术建议而被训斥

LYG 先生来自湖北，是疫情期间骑车摔伤，后发现了左侧硬膜下血肿，血肿堪称巨大，中线移位已经超过 1 cm，具有绝对手术指征（图 2–11a）。由于他年轻，才 39 岁，脑实质充满了颅穹，这些血肿对他是致命的。可是疫情期间，他所在地区没有医生会做脑外科手术。距离他最近的城市是武汉，而武汉此时交通封锁，正在水深火热之中。即使他到了武汉，当时武汉的医院也基本只收当地的急诊患者。疫情对我国甚至全世界患者的伤害真是全方位的，不管得不得新冠，是患者都受到影响。在万分无奈的情况下，2020 年 3 月 2 日，LYG 的夫人从好大夫在线找到我，请我帮助他们并问能否来天津治疗。当时正是疫情最严重的时候，我们这里也派出一部分医生赴武汉支援，天津对外地来客也严格把关。更何况没有飞机高铁，他在路上也容易出危险。即使来了，我们也得严格筛查后才能收住院。出于无奈，我只能先尝试给他在原地治疗。指导他先用小剂量分次脱水药控制头痛症状，然后开始实施我的联合治疗方案。好在使用脱水药后，患者头痛缓解，没有意识障碍。然后再加上我的阿托伐他汀钙联合地塞米松治疗，病情还是有了转机。治疗 2 周左右，他的头痛已经明显缓解。从他传给我的头颅 CT 影像上可以看出，中线基本已经回归正常（图 2–11b），我心中的一块石头落了地。嘱咐一番注意事项后，让他继续吃药，然后 1 个月后复查。2020 年 4 月，LYG 的夫人传来最新的 CT 片，可以看到血肿几乎消失殆尽（图 2–11c），LYG 先生甚至准备去武汉打工了。但是，他夫人告诉我一件事让我颇为惊讶。说她和她先生拿着这张 4 月份的头颅 CT 片，挂号找到了他原来特别希望去看病的当地一家大医院的神经外科医生，请这位神经外科医生指导下一步治疗。结果那位神经外科医生很生气，训斥他们说这个慢性硬膜下血肿只有手术治疗，其他方法都没有用，让他们赶紧筹钱、准备手术。这下小两口不知道怎么办了。脑外科手术在一般人眼里是非常危险的，对他们而言，神经症状刚刚稍微好一点，又要经历巨大危险，这个消息不啻晴天霹雳。他们十分担心，不得已又咨询我，我只好花半小时时间，将患者不同时间拍摄的 CT 片上的血肿标识出来排列好发给他们，告诉他们血肿的变化，LXG 先生的血肿马上就要完全吸收了，或者说即将治愈了，哪还用得着手术？两口子这才宽下

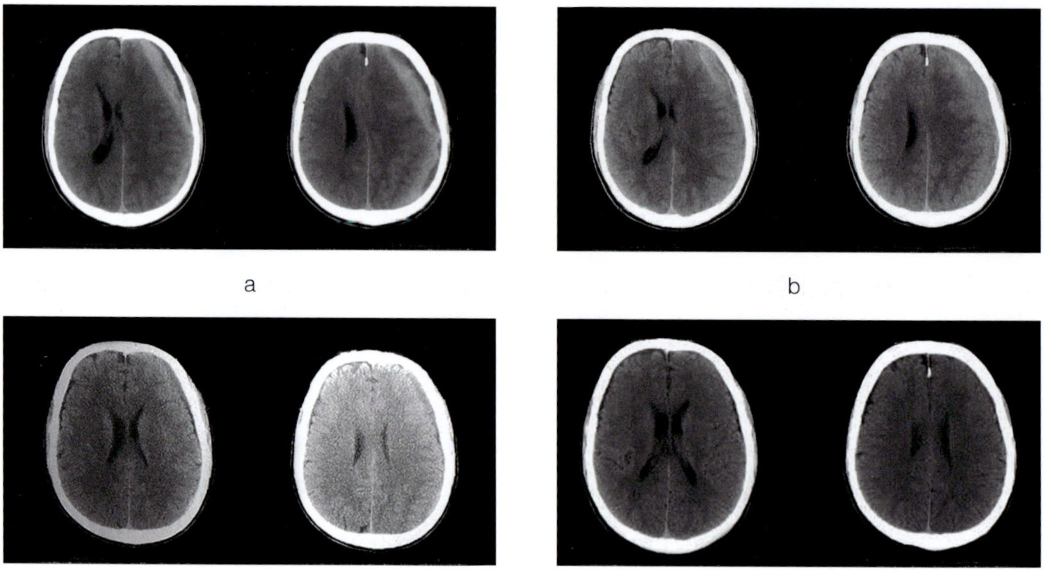

a　b　c　d

图 2-11　a. 摔伤 1 个月后的头颅 CT，见左侧巨大硬膜下血肿，脑室受压狭小，中线移位超过 1 cm；b. 接受他汀加地塞米松治疗 2 周后，头颅 CT 复查显示血肿明显减少；c. 继续药物治疗约 1 个月后，头颅 CT 复查显示血肿近乎消失；d. 停药 1 个月后头颅 CT 复查，血肿几乎完全吸收。

心来，回到原籍安心养病，而且因为担心不良反应，已经把药停了。近日他们传来了最新复查的 CT 影像，结果显示血肿几乎消失了（图 2-11d）。

这个故事确实刺激了我，说明我们的发明创造还有圈内同行不知道，差点给患者过度治疗。是我们宣传得不够？宣讲得不够细致？还是有人没有收到相关文献？总之任重而道远。我宁愿相信我们的医生是不知道，也不相信我们的医生会为做手术而手术，无论在什么情况下，都应该优先考虑患者的利益。

第五节　让父母绝望的儿童患者

中国文化有着向下看的传统，父母总是特别在乎孩子。为了孩子的健康和幸福，哪怕是牺牲自己也在所不惜。我从事医生行业多年，因病情太过危重或者根本没有希望治愈而被“放弃”的老年患者并不少见。但对于孩子，被选择放弃治疗的情形却屈指可数。作为医生，我无权对放弃治疗者进行道德评判，因为这种放弃，绝大多数是痛苦的抉择，有的是为了活着的人能更好地活着，而多的是为了减少被放弃者的痛苦、实现他们的心愿，让患者可以“走”得有尊严一些。更主要的是医疗不够进步、社会统筹不够均衡导致这种悲剧。即使在社会生活水平高度发达的欧洲，也面临对危重患者是否放弃治疗的抉择问题。而对于慢性硬膜下血肿，这种本来在儿童就少见的疾病，如果发生了，更可能会导致父母心痛难忍和处境艰难。我和张建宁教授发明了这个非手术治疗的方法，而张教授自任职医院管理者以来，身兼振兴天津市医学的重任，很少有时间来做临床工作，我没有选择地成为接诊小儿硬膜下血肿的主要医生，并且幸运的是，我的治疗治好了绝大多数孩子。我指导我的博士生发表了目前世界上唯一一篇用他汀成功治愈小儿硬膜下血肿的论著。虽然这不是惊天之作，但我相信这给全世界得了这种疾病、焦虑得几乎窒息的患儿父母们送去了一线希望和一缕清风，也为这些正在遭受硬膜下血肿折磨的孩子们完善了治疗方法，让他们可以健康地成长。

1. 那位全心全意信任我的家属，得到了最好的福报

厦门小朋友 YZQ 的家属找到我时的情景还历历在目，那时问诊电话的声波传出的只有他们的焦虑与心酸。孩子当时 12 个月，男孩，学步较早。因平地行走摔倒，导致右侧硬膜下血肿，左侧肢体肌力弱。后来我了解到，这是他们的独子，且当初怀孕的过程非常不易，也因此家人特别地“稀罕”他（再也没有比这句陕北话更贴切地形容家长对这孩子的爱惜之情了）。现在摔伤了，自然家里倾其所有，到了当地最好的一家医院的神经外科寻求治疗。但孩子很小，医者仁心，连做 CT 的医生都舍不得那些放射性物质对他的影响。最后选择了做磁共振。但孩子太小配合不了，得麻醉……因为血肿巨大、占据了孩子接近 1/4 的颅腔（图 2-12a），而且孩子的意识也发生了变化，做完检查后立即就推手术室了。这时的场景可以想象：孩子的父母、爷爷奶奶和姥姥姥爷已经在手术室外哭倒一片。手术成功后，家人得到短暂的放松。但是好景不长，3 周后，孩子再次发生了意识和肢体力量的变化。血肿复发了，同原来一样大（图 2-12b），不得不进行再一次的手术治疗。

我是在 2015 年 8 月 6 日，孩子第 1 次术后发现血肿复发、准备再做手术治疗时，开始介入他的治疗的。我看了他第 1 次术后 3 周的片子，也希望他能再接受一次手术，以免发生生命危险，先保住性命，再图后续治疗。家属的依从性非常好，同意了孩子的再次手术。然后我也做了准备，先跟制造立普妥的美国辉瑞公司医学部沟通，请教小儿如何使用立普妥。答案是这个药没有给小于 10 岁以下儿童使用的先例。但

我不死心，查找文献发现了 2 篇国外用立普妥治疗先天性高脂血症儿童的个案报道，我决定以这个剂量来作为小 YZQ 的试验剂量。而地塞米松在国内给儿童应用较多，我当初跟着刘宗惠教授治疗颅咽管瘤时用过小儿的量（验证了只要是医疗知识都有备无患的道理）。然后跟他父母充分沟通，说明这是试验性用药，目的是为了防止孩子术后再次复发。孩子父亲也有医药背景，表示充分理解。充分知情后我们就开始给患儿用上了药。后来我才知道，当时的主管医生是反感他们给孩子额外用药的。当然，在那个时候我们的论文并没有发表，我们的临床试验也在进行中，没有医生敢肯定我不是江湖骗子。随后，第 2 次术后的 MRI 复查显示，小 YZQ 的硬膜下血肿并没有因为手术完全消失，很快又集聚起来形成了占位效应。年轻的父母一边担心着孩子的血肿复发，一边瞒着医生悄悄在奶粉里给孩子添加了我建议的阿托伐他汀钙和地塞米松，然后几乎是每隔三五天就跟我联系一次，非常详尽地汇报孩子的精神和肢体肌力变化。MRI 检查从开始时 7 天做一次到后来每半个月一次，再之后是 1 个月复查一次，每次我都详尽地分析一下血肿大小的变化，然后发给他们。当时最惧怕的是孩子再摔伤，但由于男孩调皮，有一天还真是摔到头部了，而且额部起了皮下血肿。孩子家长已经将屋里所有的桌角都包上软布，24 小时不间断地看着他。虽然从未见面，但从他们的描述中我能体会到孩子家长的焦急与忧虑。好在一天天过去，尽管还是偏瘦弱，孩子逐步正常起来。各项化验都在正常范围内，没有任何不良反应。孩子父母经常会焦虑地跟我讨论是不是药物不管用了，血肿是不是增大了？虽然我的方法没有让血肿立马消除，但是在 1 个月后，好消息传来，血肿已经减少到可以忽略不计了（图 2-12c）。再过 1 个月后，血肿已经完全消失了（图 2-12d）。

由于小 YZQ 的 MRI 报告提示他小脑池较宽，还疑似发生了一次癫痫，他母亲就拿着他的 MRI 到当地医院咨询，某专家断言孩子小脑发育异常，将来不会好了，可能终身残疾……他的父母又因为这个专家的预言而焦躁不安，去北京、上海反复找专家门诊咨询，但结论都差不多。最后他们又转向我咨询。我凭借自己有限的神经外科经验，结合我对小 YZQ 活动能力、语言反应和眼神的观察（一切都是在网络上进行，网络时代真是解决了医生无法近身看病的许多问题），做出了我的初步判断：小 YZQ 的小脑池发育稍宽，但是还没有脑积水，没有严重影响小脑功能，小 YZQ 可能平衡能力会差一些，因此学步阶段老摔倒，这已经是事实；但是他跟父母的互动反应、对一些简单数字的认识，显示他智力没有问题。患儿的血肿偏于右侧，压迫大脑时间较短，没有形成脑疝就做了手术，并没有落下后遗症，以后也不会有大的问题。因此，

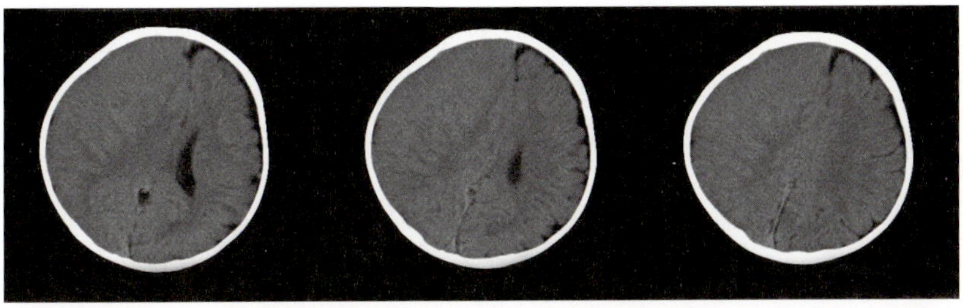

a

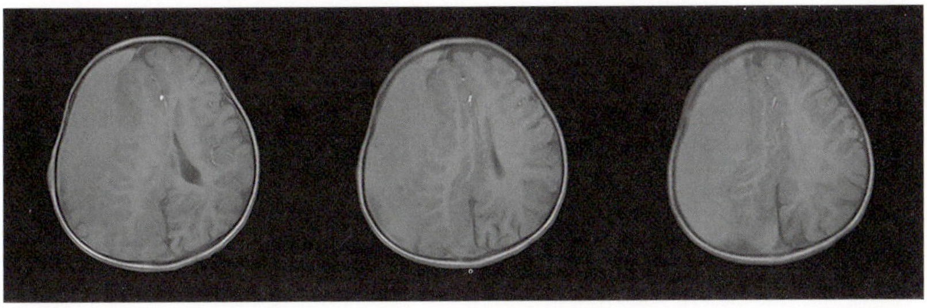

b

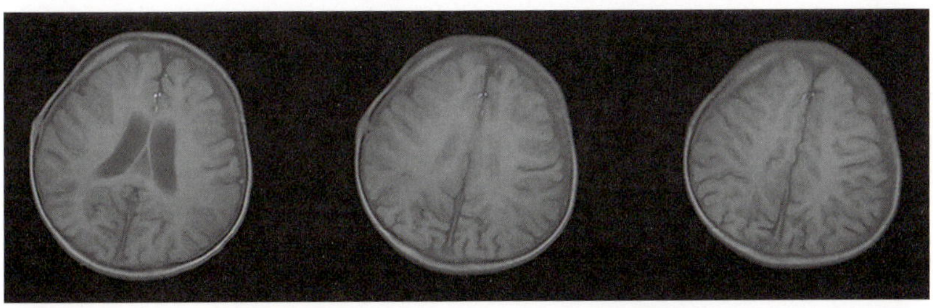

c

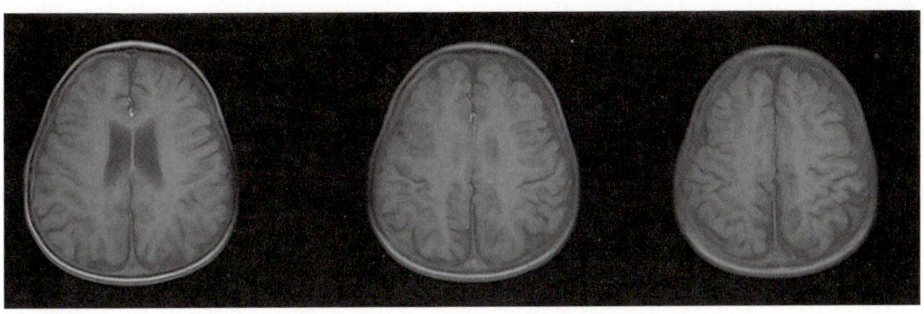

d

图 2-12　a. 第一次查头颅 CT 发现右侧巨大硬膜下血肿，中线移位明显，右侧脑室消失；b. 第 1 次术后 3 周复查头颅 MRI，显示血肿复发；c. 接受我的建议后口服他汀加激素治疗，1 个月后头颅 MRI 复查，显示血肿微小残留；d. 继续治疗 1 个月复查头颅 MRI，血肿已经完全消失。

唯一的可能就是今后不太适合体操运动员、飞行员和钟表师等需要平衡、精细操作技能的职业，其他应该不太受影响。由于我前期在治疗血肿方面的精准判断和分析，奠定了小 YZQ 父母对我的信赖基础，他们逐步接受了我的说法，不再理会各路著名专家的看法。后来的事实证实，我的预言没有错。YZQ 小朋友 2020 年秋天开始上小学了，各方面发育生长都良好，孩子父母不时传来的信息显示，他在语言、绘画、数学甚至运动方面也很有天赋，随访进行了近 5 年，治疗宣告大获成功。

这是我专注慢性硬膜下血肿治疗以来第一个小儿患者，也是最艰难的病例之一。因为没有先例，没有参考，冒着风险。但是孩子父母的信赖以及不想让孩子屡次遭受手术的强烈愿望激发了我的豪情（医生有豪情经常是要惹祸的，医生最好是冷静的人）。实施治疗之初，为了自保，我甚至要求引荐我认识这一对父母的朋友做个见证，而且承诺我不予开处方，只是提建议，后果不由我负责。或许是上天好德，护佑了这户人家，也护佑了我，更是直接护佑了小 YZQ。而且从小 YZQ 那里所获得的宝贵经验，很快就应用到了其他小朋友的治疗中，且几乎都获得了成功。他们对一位素昧平生、非著名医生的信任，成就了世界上第一组他汀治疗小儿硬膜下血肿的案例。这是我们中国医生的原创。①

我真诚地祝福这善良的一家能够永久地幸福。

2. 一位令人怜惜的孩子

山西小男孩 DCJ 得硬膜下血肿时才刚 2 岁。不是我一个人，而是我和一位山西的医生同道一起治好了他。

这是一位山西神经外科同道张医生介绍给我的病例。这位医生参加过我主办的会议，听过我讲解的慢性硬膜下血肿非手术治疗方法，对我的创新疗法印象深刻。2016 年 7 月的一天，他遇到了这个求诊于他的患儿。他非常同情这个孩子，就把这个患儿所有的病例资料复印了一份寄给我，希望我能帮助到他。他介绍说，DCJ 是一个不幸的孩子。父亲开车出了车祸，母亲当场死亡，父亲负全责，还因为伤害到别人被判刑入狱。DCJ 被诊断为脑挫裂伤兼弥漫性轴索损伤（脑外伤的一种分型，通常较为严重，多数存活者会留残疾），经过抢救存活了下来。但是 1 个月后出现了双侧硬膜下血肿（图 2–13a）。家人怜惜他，把他送到北京一家大医院做了手术。但是术后，血肿很快又复发了，这位张医生接着又给他做了第 2 次手术。但是过了不久再次复发，血肿仍然巨大（图 2–13b）。他实在不忍 DCJ 小朋友再次经受手术的折磨，求助于我。介绍 DCJ 时，张医生语气里充满怜惜，叹气说头一回遇到这么惨的孩子。他给我

① Huang J, Li L, Zhang J, et al.Treatment of relapsed chronic subdural hematoma in four young children with atorvastatin and low-dose dexamethasone. Pharmacotherapy, 2019, 39(7):783-789.

看了他拍的孩子的近照，能独立坐着，眼睛有点斜，右手略卷曲不能伸展，右侧肢体走路还是差一些。孩子看上去营养状况还可以，应该是有可信的亲人替她故去的母亲和在牢里的父亲照顾他。我的心情稍微好了一些。此时我在 YZQ 治疗方案基础上修改申请的国家专利还没有递交，但我毫无保留地将 YZQ 的治疗方案给了张医生，并且根据 DCJ 的体重修改了剂量。

DCJ 家在乡下，张医生负责安排 DCJ 到他们医院进行复查，尽职尽责。刚开始我们保持着密切的联系，并在用药 23 天时看到血肿明显减少。但后来 DCJ 不来了，据说用药也不足 1 个月，当时 CT 复查显示有效，但是血肿仍然较大（图 2-13c）。我担心孩子出了什么变故，就联系张医生。张医生说，治疗半年时来复查一次，效果不错。但后来好像是家里安排不开，打了几次电话都没有来。我一边为他惋惜，一边时不时地联系着张医生，请他务必要拿到孩子好和不好的证据。所幸终于拿到了随访 1 年的 CT 片，小 DCJ 的慢性硬膜下血肿吸收殆尽了（图 2-13d）。遗憾的是孩子右侧肢体的残疾并没有完全康复。如果他在城市里，有规范的康复治疗，应该会让残疾减为最轻。

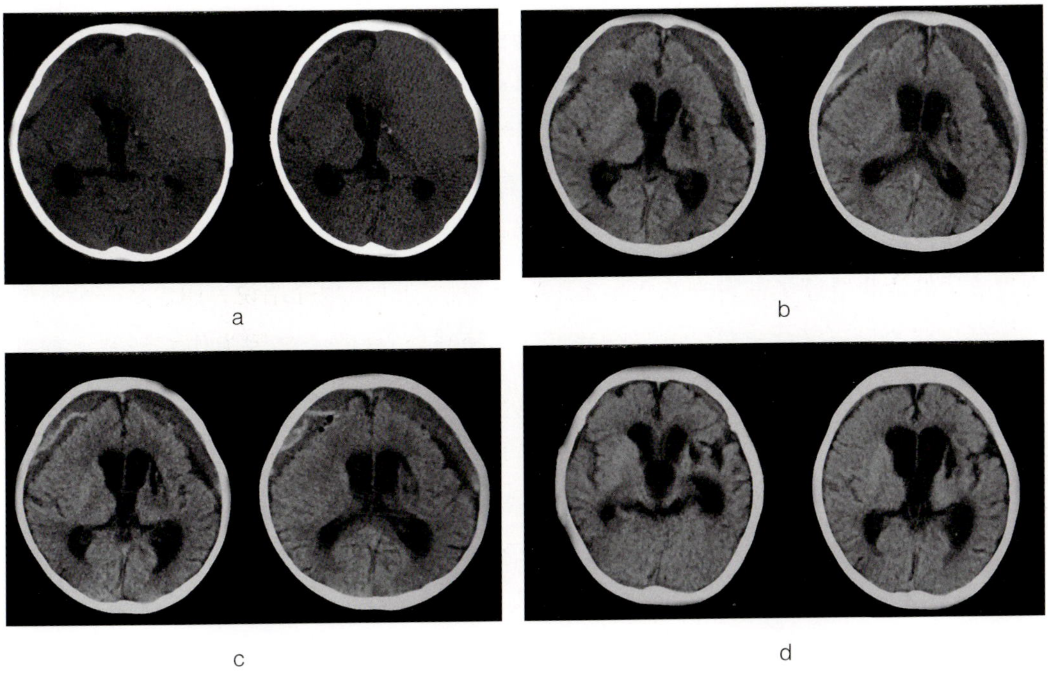

图 2-13　a. 第 1 次抢救后发生双侧硬膜下血肿的头颅 CT 影像；b. 第 2 次钻孔引流术后复发的头颅 CT 检查结果；c. 他汀加激素治疗 1 个月的头颅 CT 检查结果，血肿量变化不大；d. 治疗 1 年后的头颅 CT 复查，血肿几乎完全消失。

我长期从事脑外伤诊疗工作，了解我国脑外伤的现状：在酒驾入刑后，我国的车祸伤发病率以每年20%的速度在下降，恶性交通事故明显减少了。但是，在农村，在边远地区，酒驾还是存在，车祸仍然危害巨大。而农村的医疗条件较差，百姓简单就医还行，想要更为完善的医疗条件则成为奢望。我们国家的公共卫生投入还有很长的路要走。真诚地希望老百姓不再因车祸致贫、因病致贫。

又一年过去了，据说DCJ的父亲已经出狱，不知道他和他的孩子现在还好吗？

3. 希望这孩子已经健康成长

来自西安市的男孩LBZ，7岁。他因左侧蛛网膜囊肿，求医于国内某医院神经外科并接受蛛网膜囊肿手术治疗。手术取得了成功，但是孩子发生了左侧继发性硬膜下血肿。血肿较大，横跨左侧额叶、颞叶。孩子的语言功能受到影响，头型尚可。当地医院神经外科又针对这继发的慢性硬膜下血肿为其实施了钻孔引流的手术治疗。但是手术并未能控制血肿的增长，术后不久，血肿复发了（图2-14a）。他们也尝试给予孩子立普妥口服治疗，但是观察数周后并无效果，于是请我帮助给予施治。因为是医生朋友的托付，跟患儿家属的沟通及治疗方案的具体实施，都是当地医生代劳，我只是贡献了治疗方案和剂量调整方法。治疗约1个月后血肿明显吸收（图2-14b）。

我惦念LBZ的治疗结果，不仅想通过LBZ的治疗继续积累他汀治疗小儿慢性硬膜下血肿的经验，更希望已经接受过2次手术磨难的LBZ可以迅速康复。他该回到学校，奔跑在操场上。但是随访未按规定时间进行，我明显感到我的医生同行获取资料的不易。好在治疗第5个月时，我拿到了LBZ的复查CT片，显示血肿几乎完全消失，孩子的症状也已经彻底改善（图2-14c）。

蛛网膜囊肿手术最常见的并发症之一就是硬膜下血肿，LBZ的家长应该在术前就已经充分知晓。在儿童患者，囊肿压迫了局部脑组织，脑组织受压后膨起较慢，当解除囊肿压迫时，不能及时膨起的脑组织局部就容易发生血肿（如果邻近硬脑膜，则发生硬膜下血肿）。虽然经历苦难，但最终LBZ的硬膜下血肿和蛛网膜囊肿都完全消失，达到了治疗目的，结局尚好。从影像学看，LBZ并没有实质脑损伤，他应该可以恢复良好。

我为LBZ提供的是较大儿童的慢性硬膜下血肿治疗方案，结果验证良好，应该也适用于其他儿童。但是我感觉这个家庭对之前的手术治疗存在不满意，这是医生和患者无法逾越的风险沟壑。通常而言，教师背景的患者家属喜欢问比例或概率问题。

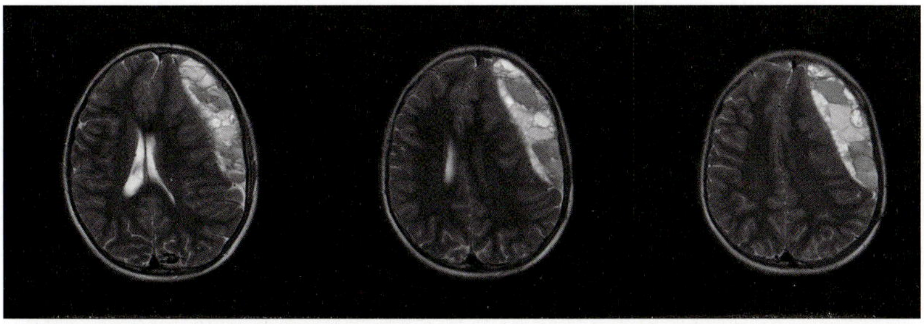

a

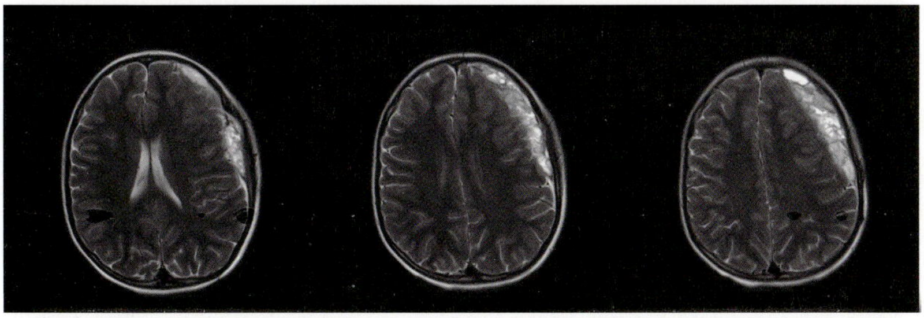

b

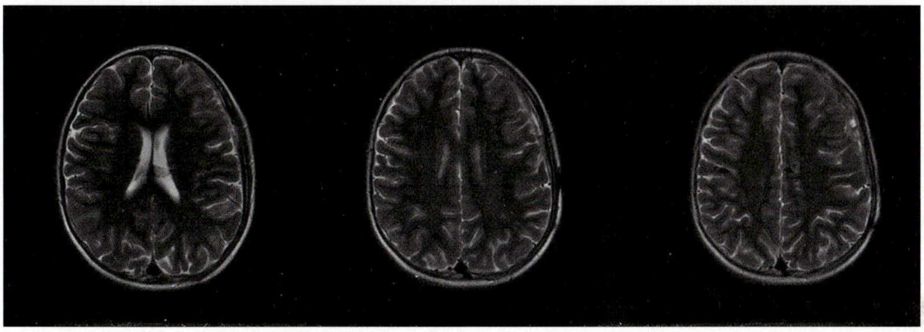

c

图 2–14　a. 先天性蛛网膜囊肿术后复发慢性硬膜下血肿，头颅 MRI 检查见左侧血肿，中线有移位，左侧脑室受压狭小；b. 采纳他汀加激素治疗方案 1 个月后，头颅 MRI 复查显示血肿明显缩小；c. 治疗 5 个月后复查头颅 MRI，血肿几乎完全消失。

有位著名的神经外科专家在回答一个身份是教师的患者家属关于手术风险比例多高时这样说："贵校学生入学时可能都是奔着您超高的升学率去的，但是您能预测具体哪个学生一定能升学吗？"我觉得这个比喻还是很精当的。手术，尤其是外科手术，影响因素很多，术者的能力和精力是主要的，但是患者的基础条件、疾病特点、麻醉方式及术者助手等都影响手术效果。根据我的经历和见识，我还没有遇见故意要把手术做坏的医生。因此，这个手术并发症是医生和患者共同的敌人，发生之后需要医生和患者共同面对。就这个患儿而言，慢性硬膜下血肿是意料之中但也是意料之外的并发症，发生后医生已经想尽办法补救，只是他们还不知道我们有这个特殊的新疗法罢了。当然，LBZ 经我的帮助而最终得以痊愈，双方应该可以释然了。

我从不为自己治愈了一个素未谋面、人家或许也不知道我是谁的患儿而感到遗憾。我帮助他解除了痛苦，而他的痛苦经历也能帮助我未来治疗更多患者。其实，医生和患者是为人众解除病痛的共谋者。

4. 孩子，走过了最漫长的求医之路，请记住父母为你所做的一切

网络时代提供了许多以前想都不敢想的无限可能性。我可以不离开办公室，就在千里万里之外完成治疗指导。尽管适合远程指导治疗的病种还有限，但是现实已经来临。

实际上，我到今天都没有弄清我现在要讲述的这个小朋友叫什么名字。他的父亲是通过网络找到我的。我非常心疼他的孩子这么小就得了硬膜下血肿，也心疼他为孩子付出的一切。我甚至不知道孩子父亲的真实姓名，但我毫不犹豫地加了他的微信，解答了他所有的医疗问题。暂且就叫这个北京小男孩 CY 吧。他是不幸的，又是幸运的。

CY 的不幸是他一出生就带着巨大的双侧先天性蛛网膜囊肿，其容积接近正常脑组织的 1/2（图 2-15a）。他的父母都是受过良好教育的知识分子（我从交流中猜测），观察问题、认知世界都非常敏锐。尽管 CY 聪明伶俐，但可看出这孩子的脑袋比同龄孩子的大一圈，不太正常，做了头颅 MRI 很快确诊是先天性蛛网膜囊肿。因此，这一对慈爱的父母开始了漫长的求医之路。他们通过现代网络工具检索获知：该病最好在 2 岁之前就根治，否则孩子智力会受影响。他们先后检索中国最有名的神经外科专家，北至北京、南达上海，到处求医，希望在孩子 2 岁之前完成这个艰难的手术。他求助过的几位大医都是我的老师，而且均是神经外科界的翘楚。但是面对如此巨大的蛛网膜囊肿和如此幼小的患者，谁也不敢保证手术百分之百不会出现并发症，也没有谁能保证手术能一次成功以及手术后不会复发。这个手术最大的问题是：蛛网膜囊肿如果消失太快，会引起硬膜下或硬膜外血肿；囊肿如果不消失或切除不干净，会导致术后复发；术后复发并多次手术，会导致颅内感染、出血、脑损伤……面对这棘手的病例，中国顶尖的神经外科医生这样表态，并不是因为他们技术不行，而是综合因素阻碍了他们的冒险冲动：日渐剧烈的医患矛盾，父母超高的期待值和不忍看到孩子结局不好。无论哪一条，都可能让一个神经外科医生放弃冒险。结果，孩子的父母在国内找不到一位敢接收他、为他治疗的神经外科医生。“知识就是力量”在这对

“勇敢”（我觉得只有“勇敢”适合用来褒扬他们）的父母身上得到了百分之百的验证。这对勇敢的父母很快将视野瞄准全球，并在欧洲某国找到了一位神经内镜专家。该专家看了他们上传的资料后说有把握做好这个手术。于是，这一对有爱的父母毅然踏上了陌生国度。语言不通，就用翻译软件或者请同学朋友帮忙，义无反顾地举家万里求医。好在完善的欧洲医学服务足够人性化，他们在欧洲的就医体验良好，孩子接受了国内专家不常用的蛛网膜囊肿多点打孔技术，结合良好的镇静麻醉，并没有受多大的罪，而且双侧巨大的蛛网膜囊肿成功消失，还没有并发症，孩子智力良好，他们高兴地凯旋了。但是，被我国多位神经外科专家预测的术后并发症还是发生了，孩子归国 2 年后发生了右侧硬膜下血肿，而且血肿逐步增大，又产生了神经症状，影响其头颅的外形。他们第二次踏上了欧洲的求医之路。手术再次顺利实施，一家人顺利归国，孩子在父母的呵护下继续健康成长。但是孩子动过手术的头颅每天都被焦心的父母关注着，经常对比别人家的同龄孩子，想知道 CY 的头是不是又不正常了，他们还经常安排孩子去医院检查 MRI……2018 年 5 月，他们找到我时，已经在北京某医院为 CY 再次复查 MRI，并确定 CY 又发生了硬膜下血肿。

CY 的硬膜下血肿不算很大。不幸中的万幸是位置还在右侧额颞部，比左侧的危害小一些。它呈凸透镜样，不是典型的慢性硬膜下血肿的样子。但结合欧洲医生为他在该部位做手术的历史、该医生的诊断以及这个血肿形成的时间，我还是判断这是硬膜下血肿。它有明显的占位效应，但却没有引起中线移位（图 2-15b），对一个右利手的孩子而言，智力应该没有多大影响。虽然这个血肿不至于立即引发生命危险，但是容易导致孩子头颅畸形并影响右侧脑发育，或许会导致孩子未来在抽象思维、音乐美术领域的欠缺，也可能导致其右眼眼球发育、精神症状的改变。因此，积极治疗是必须的。我跟孩子及其家人从未谋面，但由于信任，一段漫长而困难的治疗开始了。之所以说是漫长而困难的治疗，是因为 CY 当时已经 7 岁，正处于小男孩活泼好动的时期，磕磕碰碰是常事。他父母一边按照我开具的建议处方给予他汀加激素治疗，一方面还要遵守我制订的“患者须知”保护他不受伤，最后干脆让他休学 1 年，在家专治此病。刚开始血肿吸收得很快，他专注的父母紧盯着他的头型变化，看到头型渐渐正常，满心欢喜。我甚至在国内偶遇 CY 的欧洲主刀医生时，还给他看 CY 的血肿变化，该主刀医生瞥了一眼，表示了惊讶。但是随着激素的停用，血肿吸收速度变慢了，即使坚持治疗长达 6 个月，血肿始终保持在约 5 ml 左右稳定不动了（图 2-15c,d）。CY 的父母满心焦虑。我结合孩子目前头型正常、活动智力正常，也没有癫痫，初步

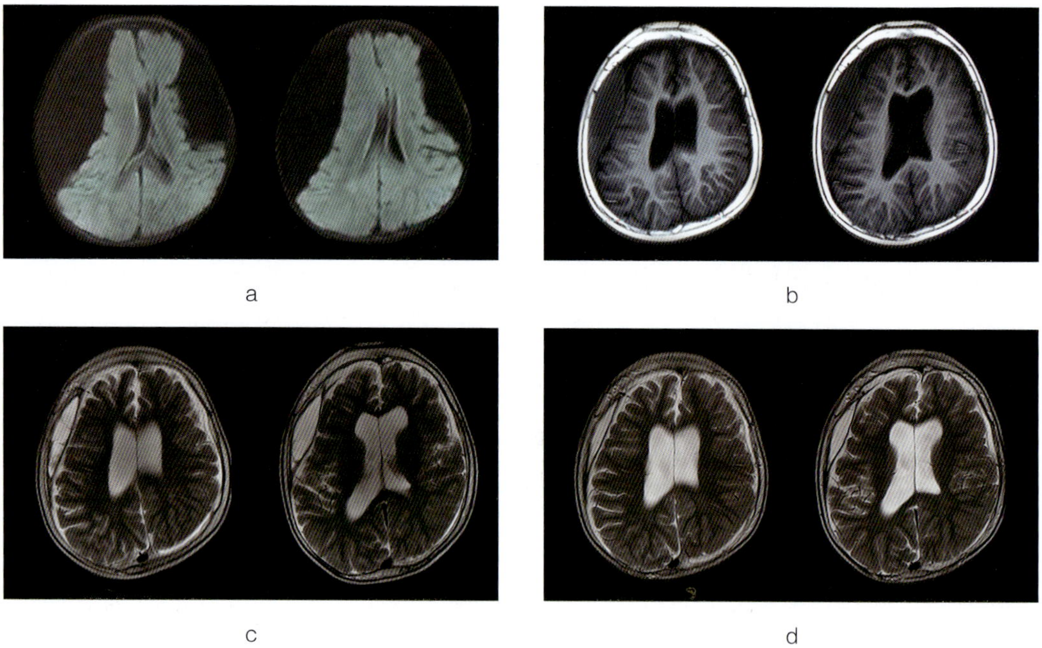

图 2-15 a. CY 不足 2 岁时，头颅 MRI 显示的蛛网膜囊肿图像；b. 德国医生为他做过一次蛛网膜囊肿切除术（采用内镜、多点钻孔）、一次硬膜下血肿引流术，2 年后头颅 MRI 检查，确诊又发生硬膜下血肿；c. 接受我的建议使用他汀加激素治疗，第一个疗程（4 周）后，头颅 MRI 复查显示血肿大幅吸收；d. 治疗再过 6 个月，血肿似乎固化不变了。

判断他这个血肿应该是逐步固化不变了。以后有机会可以再做头颅 CT，测 CT 值可以判断该血肿是否钙化。现在孩子处于成长阶段，他汀会影响脂蛋白和血脂，不宜再长时间给予他汀治疗，而且孩子也该上学了。

2019 年 9 月，家长终于想通了，准备让孩子上学了。但学校则满怀恐惧，因为现在的教育环境跟医院环境差不多，这样的孩子能上体育课？跟其他孩子碰撞咋办？还好，学校提出的唯一条件是要主治医师给他开证明，说明孩子可以如正常孩子一样上学。这样的要求的确不算高。为了孩子，为了这个勇敢的学校和这对可敬的父母，我怎能拒绝这样的请求？

我非常佩服这对我未曾谋面的年轻父母。2020 年五四青年节期间，有著名演员受 BILIBILI 公司委托为年轻的"后浪"们点赞，有人不屑，有人感动。我悄悄地说一声，我属于感动的那群人，就为这 CY 的父母。他们敢想敢干而且能想能干，我们没有理由不放心把国家的大小事都交给他们。

CY，你是幸运的。我见过跟你一样的患儿，因病情耽误变傻了。他们以后可能会成为家庭和社会的负担。而你将迎接你健康的人生，你颅脑中可能不会彻底消失的那块血肿，是你与众不同的一块印记，教你记住你伟大的父母为你所做的努力。江医生很高兴帮助过你，省去了你第三次国际求医之旅。

5. 希望以后所有的慢性硬膜下血肿患儿都如你一般幸运

相比于前文描述的其他慢性硬膜下血肿患儿，南昌小朋友 CJH 是幸运的。他没有经历手术的痛苦和折磨。

CJH 也是男童，15 个月。家里人没有看住，他摔了一跤，随后出现了慢性硬膜下血肿（图 2-16a）。由于小儿囟门未闭，这点血肿并不会导致如本书所述第一个患儿那样的神经损伤症状，因此，家人虽然着急，还是希望能观察而先不做进一步积极的治疗。估计他的家人也已经在当地神经外科就诊并咨询过，而此病虽然少见，但是有经验的神经外科医生根据患儿的生理病理特点，应该也可以做出暂时无须处理的判断。因此，他的父亲虽然很为自己孩子担心，但是直到向我咨询病情时，孩子的硬膜下血肿已经发生近 1 个月了。又复查了一次头颅 CT，显示血肿没有减少，但值得庆幸的是当时孩子还是无症状无体征。2018 年 12 月 7 日，他通过好大夫网站找到我时，说了解到我对儿童的慢性硬膜下血肿有治疗经验，本意也就是咨询一下。

我读过一位印度医生发表在国外的综述，大意是慢性硬膜下血肿多数可以不用治疗就自行吸收。我不同意他的观点。根据我的经验，绝大部分慢性硬膜下血肿患者是需要治疗的。我自己只见过 2 位确实什么治疗都没有接受，硬膜下血肿就消失的患者，未再亲见过其他血肿自行消失的病例。但小儿病例的血肿能否自行消失？我既没有读到过确切的报道，自己也没有经验。而前面几例患儿可都是经过治疗而治愈的，且过程一点儿都不轻松。因此，对于这个家长想观察观察的愿望，我综合孩子的表现和已掌握的知识，表示了认可。但是我还是很担心血肿会增大，于是就把我的治疗方法、已经有的治疗经验、药物可能会无效及药物的不良反应等对他进行了充分的阐述。我们达成一致意见，目前不干预，2 周后复查再说。我也想看看小儿慢性硬膜下血肿到底是怎么一个自然病程。因此，我从心底里感谢家长能够寻找到我，感谢好大夫在线为我打开一扇接触患者的窗（现在我在手机科瑞泰 APP 上的天津医科大学总医院互联网医院上也开设了咨询平台）。2019 年 1 月，差不多 1 个月后，孩子的父亲再次联系到我。我比较了 CJH 初发病时的血肿体积和当时的血肿体积，结果发现血肿明显增大了（图 2-16b）。他终于下决心让孩子接受我的治疗。由于 CJH 仅比当初接受他汀加激素治疗的小 YZQ 大 3 个月，因此，我给他用了跟 YZQ 一样的治疗方案和剂量，并嘱咐家长半个月后一定要复查，确定有没有效果。幸运的是，2 周后 CJH 的头颅 CT 复查显示血肿明显缩小了（图 2-16c）。家长顿时就有了信心。再持续治疗 2 周，血肿进一步减少。我没有放松警惕，让家长一定要定期查孩子的肝功血脂血糖，因为我听国外同行说过，如果他汀将血脂降得太低，可能会导致出血；我也听说血糖会被他汀扰动。我不希望孩子这么小就发生糖代谢紊乱。而他汀导致肝功能损伤的不良反应一直为人诟病，小患儿能够逃脱这些不良反应吗？结果，在准备实施第 3 周的他汀加激素治疗时，CJH 的血化验结果显示碱性磷酸酶升高，且升高幅度达到正常上限的数倍，使我格外警惕。我查资料，并请消化科专家帮忙解读碱性磷酸酶升高的原因，除了提示可能跟胆代谢有关外，别无解读。因患儿没有表现出消化道症状，我请患儿家属带其 1 周后复查，并继续追溯其临床表现。结果家长思考了半天，反映说，CJH 自从口服他汀加激素后就面颊部发红，而且随着治疗继续，越来越红，像小苹果。1 周后复查结果也显示碱性磷酸酶继续升高到正常值的几十倍，患儿脸部“小苹果”也越来越红。我基本断定他汀与碱性磷酸酶升高是相关的。停药 1 周后复查，碱性磷酸酶已经显著下降到基本正常，面部绯红也慢慢减轻了。由此确定了小儿口服

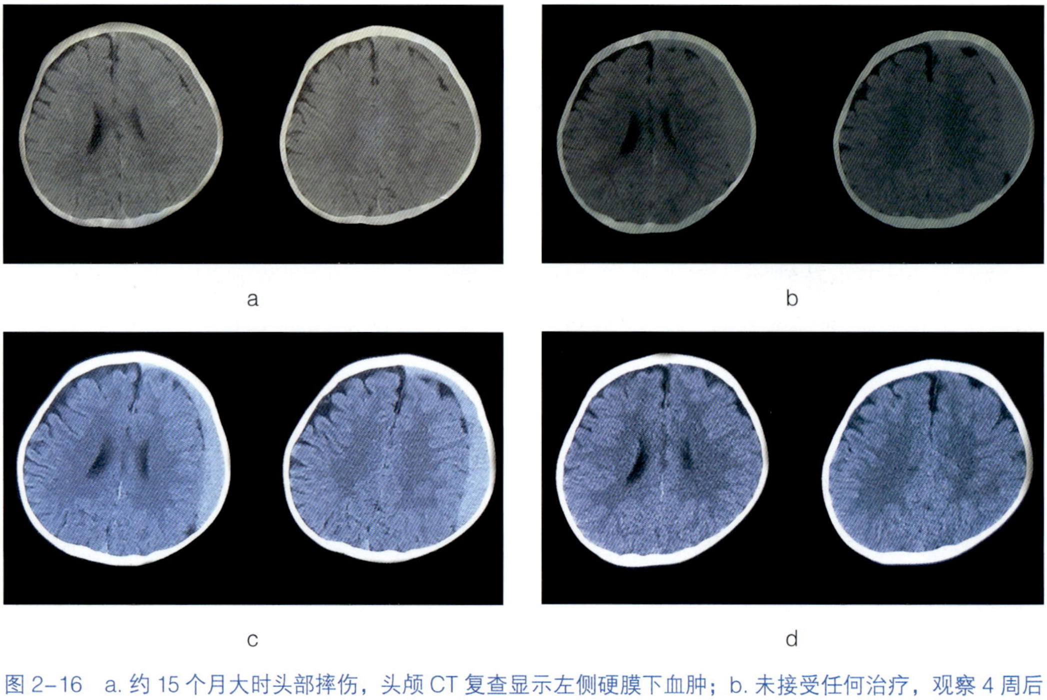

图 2-16　a. 约 15 个月大时头部摔伤，头颅 CT 复查显示左侧硬膜下血肿；b. 未接受任何治疗，观察 4 周后复查头颅 CT 见血肿增加；c. 接受我的建议使用他汀加激素治疗，2 周后头颅 MRI 复查显示血肿开始轻微吸收；d. 他汀加激素治疗 1.5 个月后，头颅 CT 复查显示血肿近乎消失。

阿托伐他汀钙有导致碱性磷酸酶急剧升高的不良反应，这种不良反应可能反馈到脸部，原因不详。先后持续 40 天的他汀加地塞米松方案不得已中断。但是，非常幸运的是，1.5 个月后复查，CJH 的血肿已经完全消失（图 2-16d）。

从 CJH 的治疗中，我总结出几点：① 多数硬膜下血肿是不能自行吸收的，需要治疗；② 小儿硬膜下血肿症状体征可能轻微，他汀治疗可以促进血肿吸收；③ 碱性磷酸酶升高是他汀治疗小儿慢性硬膜下血肿的并发症之一，停药可以恢复。

治愈 CJH 后，他父亲对我表示了衷心的感谢。而我并非虚伪客气，而是真诚感谢 CJH 他们一家人给我当了回老师。从 CJH 小朋友这里，我学到了他对他汀加激素治疗的反应以及他汀治疗的疗效判断知识，并再次确定判断他汀治疗血肿有效期的关键节点是治疗后 2 周。如果 2 周时间过去了，这个血肿还没有一点点吸收，神经损伤症状也没有一点改善，该疗法应该是无效的。反之，则是有效的。这些都是教科书和文献上没有的绝门知识，这些知识以后一定会造福其他的小朋友。

6. 又一不幸的孩子

TQ 来自祖国边陲新疆乌鲁木齐，是一回族男童。他发病时才 15 个月。家人是因为发现他脑袋比普通小孩的大许多，才去就医的。第一次磁共振检查的结果就证实，他有左侧颞窝蛛网膜囊肿，遂即接受了蛛网膜囊肿切除术。术后患儿继发左侧慢性硬膜下积液，又接受了慢性硬膜下积液引流术。在引流术达到部分效果后，孩子又多次从沙发上摔下来，导致他发生了左侧慢性硬膜下血肿。血肿主要位于左侧，越靠近头顶部，血肿所占的空间比例越大，到了顶部已经占据左侧大脑的 1/2 左右（图 2-17a）。由于小孩智力、精神尚好，家长很犹豫要不要给他做手术。此时他们的主诊医生是新疆医科大学第一附属医院神经外科的汪永新主任，汪主任很早就主动学习我们的疗法，阅读我们的文献，他也阅读过我们发表在《中华医学杂志》上的共识和我在美国期刊上发表的小儿慢性硬膜下血肿药物治疗个案报道，因此，他决心跟我商量怎么治疗这个回族小童。2020 年 1 月 7 日，我们通了电话，讨论孩子的体重及可能的不良反应，为了尽快让他的血肿吸收以不影响他的发育，我们决定直接给这个幼儿他汀加地塞米松治疗。汪主任很有经验，跟家属充分沟通，当天就开始治疗。1 个月后，正赶上新冠疫情暴发，小 TQ 没能回医院随访和复查。第一次随访和复查是在 2020 年 3 月 11 日，已经可以看到 TQ 行走、奔跑及精神都与其他孩子无异。复查的 MRI 显示血肿显著减少（图 2-17b）。尽管因新冠疫情持续，他的第二次随访也

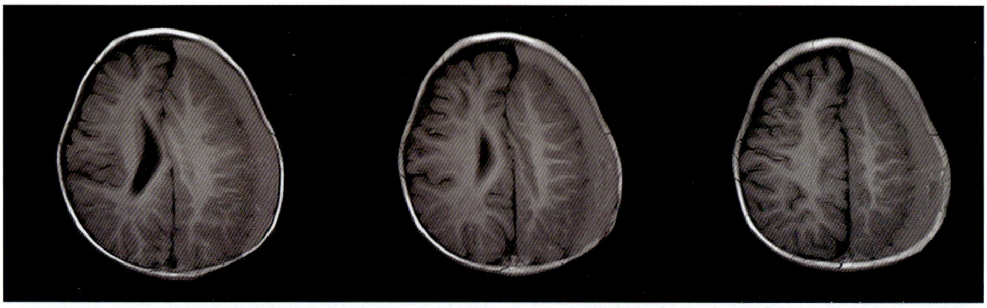

a

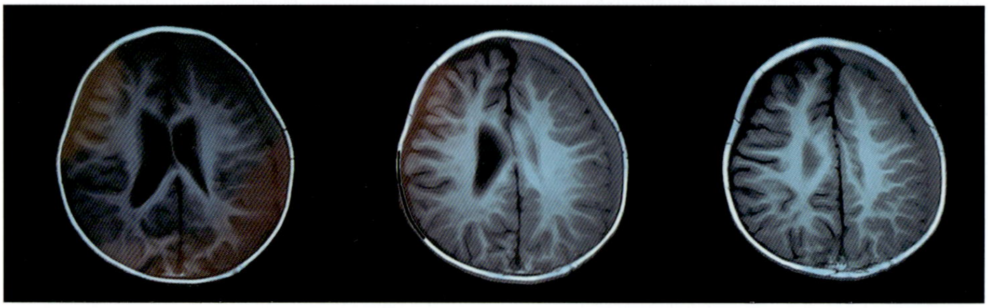

b

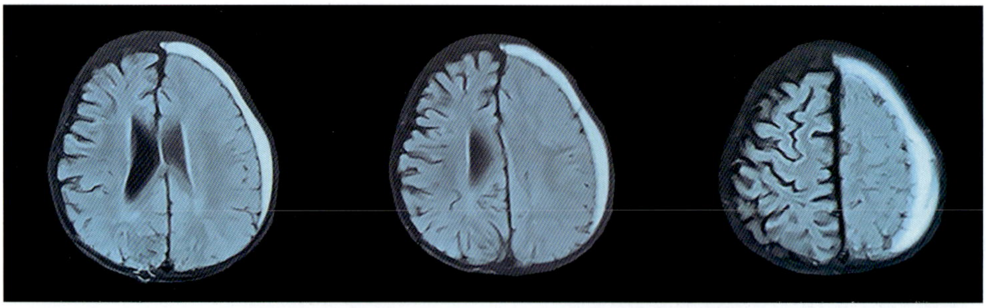

c

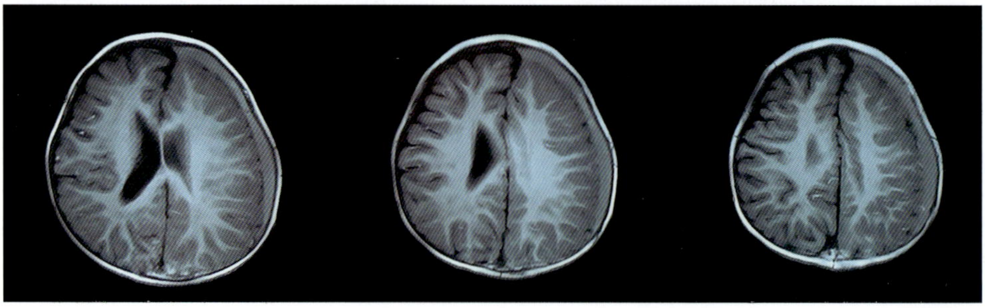

d

图 2-17　a. 约 18 个月大时接受左颞窝蛛网膜囊肿切除术后，继发慢性硬膜下积液后演化成血肿，头颅 MRI 显示左侧巨大硬膜下血肿；b. 采用他汀加激素治疗约 2 个月后，头颅 MRI 复查显示血肿明显减少；c. 过 3 个月复查头颅 MRI，未能显示血肿完全消失，但趋于稳定；d. 又过 2 个月复查头颅 MRI，血肿未完全消失，趋于稳定。

受到了阻碍，他的家长还是在2020年4月22日送他来医院复查，TQ的行走、活动能力以及精神症状都与其他小孩相似，没有发现血肿复发，但血肿吸收比较缓慢（图2-17c）。2020年6月8日，在汪永新教授苦口婆心的要求和劝说下，患者再次到医院复诊，复查的头颅MRI再次显示血肿略微吸收，但是与4月22日检查时相比，减少并不显著，好像固化了一样。不过，汪永新主任发来视频和图片告诉我，小TQ除了头围还是比较大之外，各方面都已经基本正常，精神和智力良好。但是，孩子在最后一次查头颅MRI之前半个月左右，又一次从床上坠伤。虽然2020年6月8日的头颅MRI检查显示原有血肿在继续减少（图2-17d），但好像吸收速度减慢了一些。汪主任提醒我，患儿治疗过程中，血化验发现碱性磷酸酶升高，他问我这种酶的异常是否与所使用的药物有关。在我之前治疗的其他硬膜下血肿患儿中，CJH小朋友服用他汀后也曾出现血里的碱性磷酸酶升高现象，但是什么原因导致该酶异常升高并不清楚，该酶升高会带来什么不良反应，也不清楚。

还好，经过我们和家长的共同努力，现在小TQ的头型纠正了一些，精神活动没有异常。原来被蛛网膜囊肿占据的颞窝，基本也被脑组织充盈了，我真为他感到高兴。现在家属觉得孩子有进步，坚持要再用一轮我所提供的方案。

我仔细温习了汪永新主任的研究生刘洋同学收集的TQ病史。刘洋同学的资料收集做得既全面，又细致，让我仿佛看到了小TQ的个人苦难史：仅11个月左右就被发现头部异常，15个月左右就接受2次开颅相关手术，术后又多次从床上、沙发上摔到地上，到2020年随访前还摔了一大跤。可以想象，从2019年8月发现病情，到我和汪永新教授使用药物将他的血肿限制住不再增长，他和他的父母基本上都是在恐慌中度过的。而其他孩子在治疗过程中，如YZQ、CJH以及DCJ，也都有在治疗中再次发生头部外伤的情况，操碎了父母的心。若像DCJ小朋友这样，母亲已经离世，父亲不在身边，饮食都成问题，还怎么会有人呵护他？还有我以前观摩的巨大蛛网膜囊肿患儿手术成功却最终成为智障的病例……想想这些孩子的父母，再想想这些可怜的孩子，都是一部部血泪史。我从CJH和YZQ的治疗中发现，小于2岁的颅内出血患儿，如果得到及时有效的治疗，其智力基本能保持正常。如果我们能为这样的患儿带来健康，让他们尽早恢复正常，我们的努力就不会是白费功夫。套用领导说的“要把论文写在祖国的大地上”，作为医生，真应该强调“把论文写在为患者解除病痛上”。

TQ有幸遇到了勤勉、善良和愿意积极帮助他的汪永新主任，得到了及时治疗。我看过他的照片，眼神里充满灵气。我期待这样的小家伙都能健康成长。

第六节　相似的家庭、不同的境遇

随着我国进入老龄化，老年人的养老、就医受到社会各界普遍关注，但是由于国力所限，至今还难以实现完全老有所医和老有所依。君不见陕西发生了灭绝人伦的儿子活埋母亲的悲剧？这一切固然有当事人本人难辞其咎的罪过，但是社会保障的缺位也是重要原因之一。笔者无权利指责任何人，也无意埋怨政策的缺位，仅仅分析一下现状：

我们国家经济发展、卫生健康水平进步的一个特征是老年人口持续增加。全国 60 岁以上人口已达到了 20%，上海、北京、天津等地的老年人口比例直奔 25% 左右。而由于众所周知的原因，目前儿女在 38 岁以下者（我国 1982 年正式将计划生育写入宪法），其家庭绝大多数是倒置三角形结构，一对年轻夫妇肩负双方父母甚至爷爷奶奶、姥姥姥爷的情况越来越多，这一辈的年轻人成了中国有史以来养老负担最重的年轻人。而随着经济社会的发展，竞争空前激烈，许多年轻人为了生计，不得不整天奔波于工作，他们无奈，不得不将年迈的父母送进养老院。但中国的传统思想认为养儿防老是正统，多数老人是抗拒进养老院的，进入养老院而心中有凄凉感的老人不在少数。而我国现有养老事业发展严重滞后，陪护行业人员培训刚刚起步，人员素质和管理普遍达不到让人满意的水平，监管又不够专业和有力，合格可意的养老院稀缺得像濒临灭绝的动物，还收费不菲。因此，在大城市，老人独居情况仍然普遍存在；在农村，没有劳动能力的老人只有被迫成为子女的负担……尽管这样，相似的老人还是会有不同的境遇。医生或许能起微小的作用，但是关键作用还是取决于子女的努力以及社会体系是否完善。

1. 两个无奈的儿子

作为中国神经外科重症管理的一线医生，我见过无数危重状态的患者，参加过许多抢救。但我看病时最怕看到的不是这些，而是那种清醒不糊涂，但却没有语言能力、不能表达的人。

2019 年 6 月 2 日，SDK 老人由两个儿子推着轮椅来到我的门诊。儿子说老人家住养老院，两个儿子一边奔波着自己的生意，一边轮流去照看父亲，不可谓不孝顺父亲。但是近日养老院联系他们，说他父亲右侧肢体有“出溜”感（指肢体肌力减弱，行走滑移，不能握持东西）。两个儿子立即接父亲到医院门诊，初诊为左侧硬膜下血肿，似乎可以解释右侧肢体力弱。我看了他的头颅 CT，见到左侧有硬膜下血肿，量不多，但界限清晰，中线无移位。有左侧基底节为主的多发脑梗死，脑萎缩明显，脑沟回普遍增大（图 2–18a）。再看老人家，眼神空洞，不言语。右侧肢体力量明显不如左侧，但是问他哪儿不舒服，他只会看着我不动不答，眼神让人觉得悲凉。

我觉得老人家血肿量不大，又没有占位效应，脑疝风险相对较低，可以先采取非手术治疗。排除药物禁忌后，立即给予了他汀加激素治疗，并嘱咐两个儿子定期复查和及时调整药物。2 周、4 周，这两个儿子总是如约而来，但遗憾的是，没有看到患者有任何好转，也没有看到血肿有丝毫减少。我一筹莫展，难道是遇到了一个对他汀和激素都不管用的患者？

这几年医院的门诊电脑系统越来越完善，我们已经可以查阅患者几年前在我医院

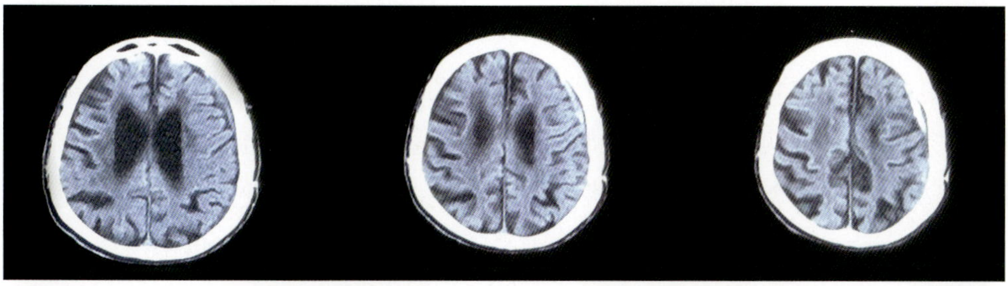

a

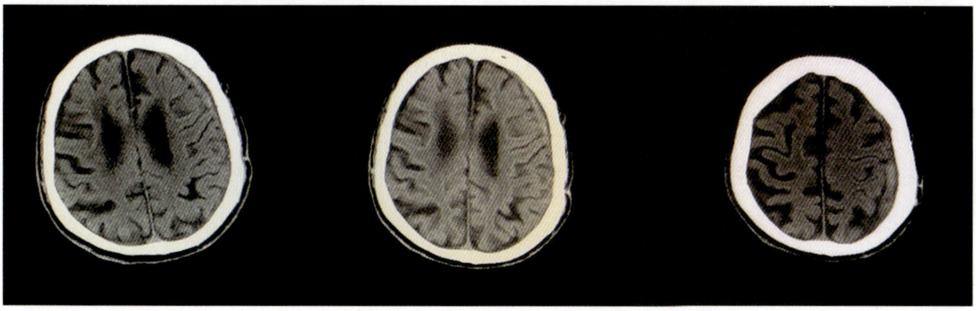

b

图 2–18 a. 接到养老院报告后送患者就医，头颅 CT 检查见左侧基底节为主的多发脑梗死，脑萎缩明显，沟回普遍增大；左侧有密度稍高占位，紧贴颅骨，条带状，量不多，界限清晰，中线无移位，脑室不受压；b. 接受他汀加激素治疗 4 周，“血肿”未见变化，查到其 2016 年的头颅 CT，发现左侧脑组织已经有同样体积大小的占位。

就诊的相关检查和影像结果。我想看看 SDK 老人的既往影像检查是否有线索。结果意外发现，老人家 4 年前的头颅 MRI 已经显示与此次 CT 检查一样的血肿，而且大小形态与目前的一模一样。从我研究慢性硬膜下血肿以来，我只见过一例长期随访了 5 年且 5 年内血肿大小均无变化的患者。而这一例是 4 年，且血肿周围界限清晰、边界锐利，不像是新发的血肿有边缘不清感（图 2-18b）。再仔细检查其左侧梗死灶，老先生出现“出溜”症状的时候，其左侧基底节的梗死灶较后续复查的梗死灶范围略微缩小。因此，可以断定老人家在养老院中出现的情况不是血肿引起的，是脑梗死引起的。现在经过 4 周治疗，脑梗死没有加重，血肿是什么时候发生的已经不可考了。我建议他们找神经内科再看看脑梗死的治疗。神经外科已无须任何治疗了。

我后来才了解到，老人家的两个孩子都在外地做生意，每次轮流回来照看父母亲。母亲去世后就将父亲寄养在养老院了。这次双双几次请假回来，怕父亲出危险。既然是不必处理的血肿，就让父亲又回到养老院。老人从第一次就诊到最终在我这里确诊，都没有言语。或许是阿尔茨海默病导致他表情淡漠，或许是他觉得回到养老院是一种没有希望的归途？我心情异常沉重。但是我又能做些什么？

2. 随遇而安的大爷

JYT 是一位随遇而安的大爷。他儿子拍了一段老人在家的日常生活状态，然后拿给我看，我才这样由衷地评价他。

JYT，88 岁，退休后跟老伴一起生活。虽然他有三个儿子，但却更愿意独自生活。儿子们非常孝顺，轮番着上门伺候。前几年老伴“走了”后，儿子们去得更勤快了。但近一段时间，老爷子不知怎么地，腿脚突然不利索了，要扶着他才能勉强站起来，扶着他才能走几步。到当地的区医院查了头颅 MRI，确诊是双侧巨大型硬膜下血肿。家里的几个儿子和妯娌们商量着这么大年纪还是别给手术了。虽然前一阵身体都很好，但毕竟年龄太大了。当地的区医院神经外科医生听过我讲课，就照猫画虎地给 JYT 先生开具了国产阿托伐他汀钙，让老爷子先服药治疗。结果 10 天过去了，症状却越来越重，现在即使扶着他也无法站立，精神也差，饭量也差。2020 年 2 月 19 日，几个儿子、媳妇推老爷子来到我们医院神经外科急诊就医。神经外科急诊医生看着巨大的血肿，且老爷子年纪太大，家里不愿意做手术，就推荐他们来找我。第二天，JYT 的二儿子就拿着老先生的 MRI 胶片挂号找我来了。我仔细询问病史，原来老先生爱喝酒，每天喝几两，前一阵子因为喝酒稍多，就迷糊了，磕碰着头部，而且是反复磕碰。我仔细地看了他的头颅 MRI，双侧均有大量血肿聚集，而且血肿内信号不同，有分隔（图 2-19a），显然符合头部多次轻微出血的表现。再检查了他以前有没有口服其他药物，然后让他家属充分知情后，建议更改为立普妥联合地塞米松治疗，并调整了治疗时段和监测指标。嘱他 2 周后陪同老爷子复查。

JYT 的二儿子非常着急，1 周后就来到我门诊，高兴地告诉我他父亲症状明显缓解，又能扶着站起来了。他把他自己用手机视频录下的老人家自己在家里坐着，然后从坐着到自己起身、行走两步的状态展示给我看。复查头颅 MRI 显示血肿开始缩小，尤其是从额部到顶部的血肿范围明显回缩，血肿厚度也减少了（图 2-19b）。再经过 4 周的治疗，JYT 先生的头颅 MRI 显示血肿明显进一步减少，但还能看到明显的

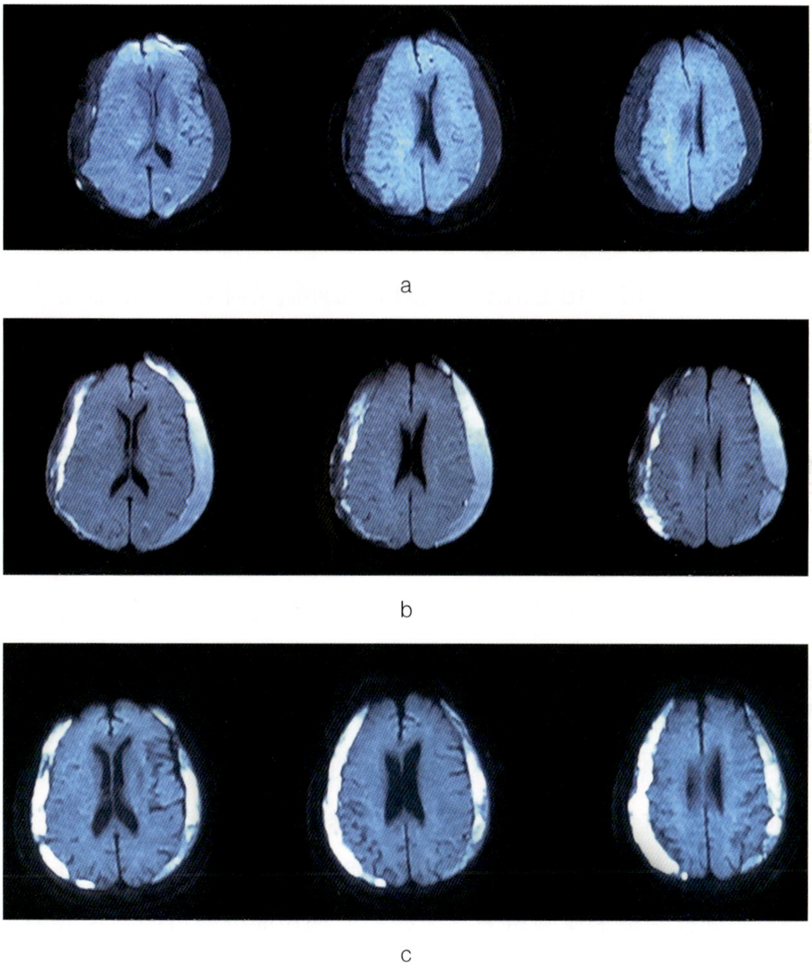

图 2-19 a. 第 1 次就诊的头颅 MRI，显示双侧信号不均的占位；b. 经我调整治疗方案后 1 周，头颅 MRI 复查可见血肿开始缩小；c. 又治疗 4 周时的头颅 MRI 复查，显示血肿继续缩小。

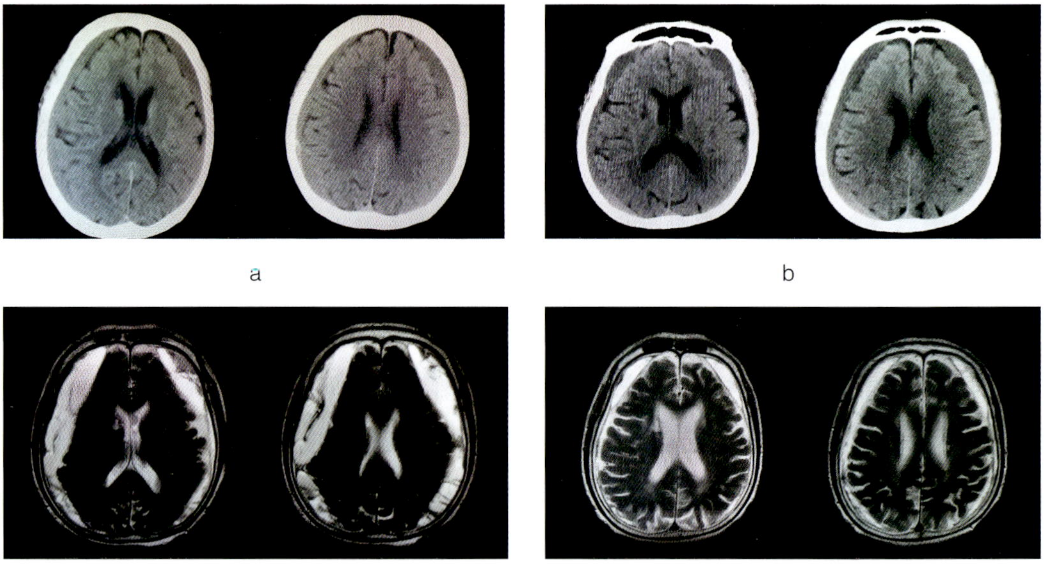

a　b　c　d

图2-20　首次就诊时的头颅CT显示双侧硬膜下血肿，密度中等；b. 单纯阿托伐他汀钙治疗2周，头颅CT复查，血肿并未减少；c. 跟女儿头部碰撞后，头颅MRI检查见双侧血肿扩大；d. 术后继续他汀联合地塞米松治疗1个月后复查，血肿已经消失，只留下积液。

额头对撞。急诊头颅MRI检查显示血肿增大（图2-20c）。为了患者的安全，当地神经外科紧急做了钻孔引流术。但医生在术前就因为顾虑血肿在影像学上呈分隔状态，非常担心术后复发；而家属则因为患者并发多种基础疾病，对于手术可能导致的不良后果也非常焦虑，特别担心血肿复发和头皮伤口不愈合。她女儿一个劲儿地自责自己没有照顾好母亲，此时我已经不能指导她的治疗了，但我努力劝说她尽快给母亲安排做手术，发挥了心理安慰师的作用。经我苦口婆心劝说后，FSY的女儿终于同意给她母亲做钻孔引流术。手术顺利后辅以进食，就重新开始这个他汀联合地塞米松治疗的方案，并坚持监测和控制血糖，结果血肿持续减少。1个月后复查头颅MRI，只显示少许硬膜下积液（图2-20d），随访至今也没有复发，终于帮助这个孝顺女儿消除了因护理不当导致母亲硬膜下血肿非手术治疗失败的纠结。

这是我治疗生涯中少见的他汀治疗以及他汀联合地塞米松短期治疗都难以奏效的患者，也因此拖累当地医院的神经外科医生给予了严密的血糖监测和药物剂量调整。幸好没有发生严重并发症。这个案例还说明，即使他汀或者他汀加地塞米松治疗无效，手术后及时给药，还是可以很好地预防慢性硬膜下血肿复发的。他汀疗法的不完美，实际上可能是意外情况引发的。

患者家属在治疗之中与我沟通颇多，对医生的周全考虑和风格也有了充分理解。FSY 女士治愈之时，恰逢我被推选为第三届“国之名医·优秀风范”。FSY 女士这个从未与我谋面、做宣传工作的患者女儿就在当地媒体上写了一首诗献给我和所有医生。今录在此以飨读者：

命悬一线间，他们，出手与死神相搏；
伤痛难忍时，他们，打败病魔驱赶心魔；
手术台上，你只知道口罩背后是无名英雄；
聚光灯下，你却鲜少看到他们华丽登场。
一粒珍珠，要想光彩夺目被人们发现，需要 15~20 年的成长打磨。
一位医生，必定苦心志劳筋骨数十年后，
才能成为患者依赖、社会依赖、同行敬仰的名医。
医务工作人员，
是国人健康的守护者，
也是中国医改的主力军，
更是健康中国行动的重要实践者。
他们，为医疗技术的突破苦心钻研，
为医疗改革的进步奔走呼吁，
也为每一个普通人的健康负重前行。

虽然不甚完美，但我为 FSY 女士尽了一个医生应尽的职责。

2. 一个畏惧手术患者的手术治疗

DYX 先生 62 岁，某公司总工程师。平时喜欢运动。此次受伤后十分纠结要不要来医院治疗。2017 年 4 月 13 日，他在女儿女婿及夫人的半哄半推中，来到了医院。女儿细心地告知我，他父亲有过抑郁症，平时说话声音都难得很高，惧怕手术治疗。让我不要跟他提手术，要提手术就跟她提。我看了一下 DYX 先生的头颅 MRI 片子，大吃一惊，血肿如此巨大，已压得其左侧脑子就剩一半左右，中线明显移位。但其信号均匀，像是出血一段时间了，跟他的病史相符合（图 2-21a）。刚入院时，老先生还能跟我简单交流，只是不能坐起来了。我只能对他家人说，可以在严密监护下试试他汀加地塞米松治疗，但实在没有把握能靠非手术治疗治好老先生。不料一语成谶。

老先生住进医院，才刚刚用了一剂药，半衰期都没有过去，病情就加重了，我立即为他安排了急诊钻孔引流术。当时我们还没有总结出太多经验，觉得术后给予他阿托伐他汀钙治疗应该就足以预防血肿复发了。但是过了约 10 天，患者病情再次加重，复查头颅 CT 显示血肿再一次增加，而且好像有新鲜的出血（图 2–21b），不得已再次循原钻孔引流处实施急诊手术治疗。在这个过程中，我能明显感受到家属的煎熬和痛苦，因为他们完全没有预期到第一次手术后还会复发，虽然我们术前已经谈到了复发可能，但是毕竟从字面上说，复发的可能性在大医院一般就 10%~20%，突然发生到自己家人身上，是毫无准备而且只能被动承受的。第二次手术也是来得猝不及防，病情发展到这个程度，不做这个手术就没有退路了。我看到 DYX 女儿签字手术时手都在抖，对她们家充满了同情和理解，但我们也别无办法。第二次手术顺利结束，把 DYX 先生平安推出手术室时，他们家人明显舒了一口气。但术后 6 天复查，见血肿吸收并不完全 (图 2–21c)。为此，我把还会复发的可能性以及我们尝试过的他汀联合地塞米松治疗向他女儿充分告知，很快获得了知情同意，并启动了一个疗程共 4 周的他汀联合地塞米松治疗方案。随后的进程变得顺利起来，老先生不仅越来越清醒，而且可以下地自如活动，约 2 个月后复查见血肿已经完全吸收（图 2–21d）。家人非常感激。

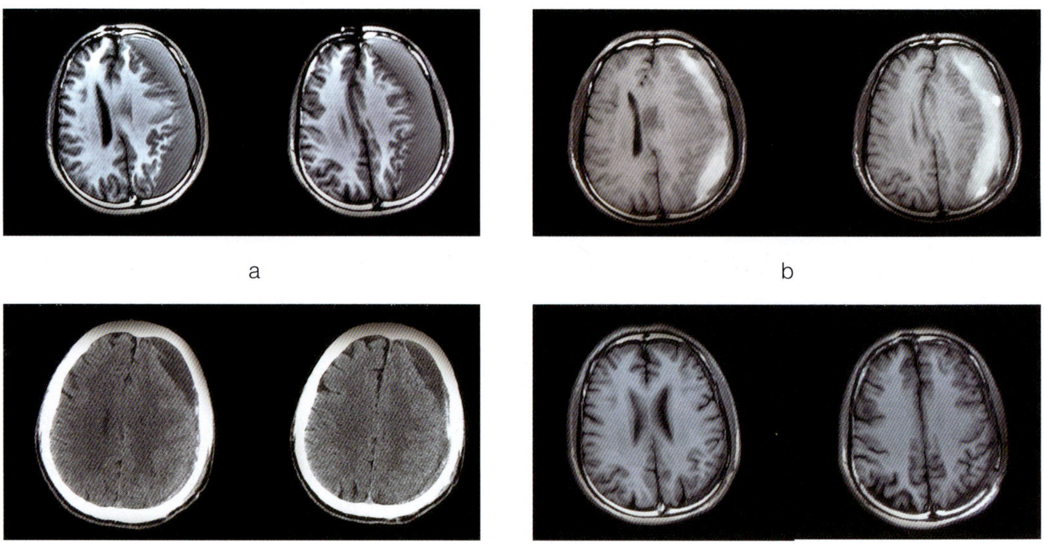

a　b　c　d

图 2–21　a. 首次就诊，头颅 MRI 检查见巨大的左侧硬膜下血肿，中线移位明显，左侧脑室受压消失；b. 第一次术后 10 天复查头颅 CT，见血肿再次复发，疑似有新鲜出血；c. 第二次术后 6 天复查头颅 CT，血肿吸收不完全；d. 2 个月后复查头颅 MRI，见血肿几乎完全吸收。

这是一个手术后复发的典型病例。实践证实，虽然患者惧怕手术，但是需要手术时，因患者意识已经加深无法控制自己，已经没有惧怕的生理基础了。此时所有的负担和压力都落在了家属身上。而家属的沉静知情非常重要，如果这时犹豫不决，脑疝一旦发生，患者的结局就会完全不同。我们也是从这个患者开始重视术后用药，预防血肿术后复发。虽然没有人比较他汀单用与他汀和地塞米松联合使用对术后复发的抑制率（因为这也需要设计严谨的 RCT，需要不少经费），但是初步使用的结果似乎后者更有效。

我从这个患者艰难的治疗过程中体会到：① 阿托伐他汀钙与地塞米松联合治疗慢性硬膜下血肿的术后复发是有效的。② 医生一定是尽心尽力救治患者的，遇到治疗困难时，医生和家属的互信和支持会发挥关键作用。

我深深地感激这一家人对前期治疗不顺的理解，并祝福他们健康。

3. 一个朋友父亲的救治波折

XJX 是一个慈祥的老先生，78 岁，突然发生走路向右侧偏斜，被当作脑梗死患者紧急收到我院内科（非神经内科）。因为老先生以前也有过脑梗死的病史，内科医生接诊时，刚开始认为这次应该还是脑梗死，而且觉得已经过了溶栓期，家属也没有准备，希望内科非手术治疗就可以了。结果入院常规检查时做了一个头颅 MRI，发现是巨大硬膜下血肿。当时就把内科医生吓着了，说没有见过这么大的血肿。我看到这个血肿也是颇为惊讶，血肿巨大还信号不均，似有分隔，估计是多次出血导致的（图 2-22a）。还好老人家清醒，而且家属也没有做手术的准备。由于老先生是高干，需要报备领导。领导跟家属商量后，还是想尝试一下阿托伐他汀钙联合地塞米松治疗。我不敢掉以轻心，因为这样巨大的血肿，一声咳嗽就可能导致病情剧变。2019 年 7 月 6 日，在跟家属反复交代后，我把老先生从内科病房转到了我的 NICU 病房，并做好了手术准备，当天就开始了他汀联合地塞米松治疗。治疗中，老先生的症状一度缓解，右侧肌力也有所恢复，我和家属都非常高兴，以为非手术治疗有效。但是到了第 7 天，值班医生忽然报告说患者不认人了，出现了谵妄。我去查看患者，验证了这一病情变化。为了安全，立即着手给患者做急诊钻孔引流术。由于 XJX 老先生有心功能不全，又恐惧手术，限制了我们使用麻醉药，而局麻手术对患者刺激大。针对住院医生提出的这么大血肿是要开骨瓣治疗还是仍然以钻孔引流为主的疑惑，我根据这些年的他汀加地塞米松的治疗经验，提出了这样的观点：因联合药物治疗慢性硬膜下血肿有着效率高、预防术后复发的明显作用。对老年、体弱的患者，我们应该可以采取“以减压为主、简化手术，以药物治疗、预防复发”的原则，目的是尽量缩短手术时间、减轻手术对患者的伤害。因此，我们的局麻手术以最快的速度完成，术中没有刻意去冲洗血肿，当术中引流量与术前血肿体积计算量相当时，即结束了手术，结果显示患者术后减压效果令人满意，但还遗留了一些血肿（图 2-22b）。术后即刻辅以他汀加激素治疗。我每隔一段时间就给他做影像复查，观察到残余血肿在逐步减少。到术后 2.5 个月时，血肿已经彻底吸收（图 2-22c）。

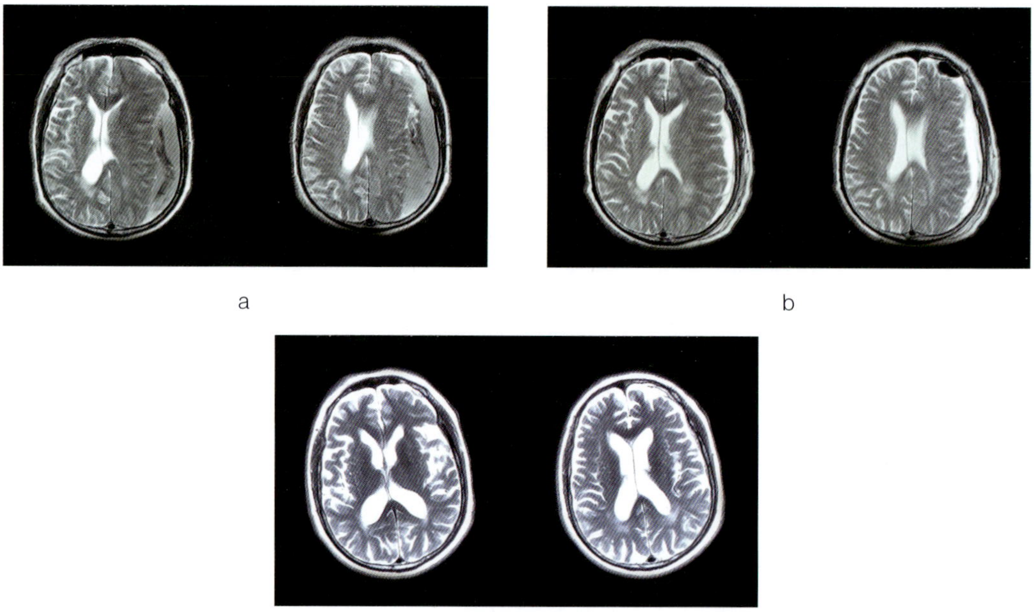

a　b　c

图 2-22　a. 入院首次头颅 MRI，显示左侧巨大血肿，有分隔和信号不均；b. 术后复查头颅 MRI，见到少量残余血肿，开始口服他汀加激素；c. 术后 2.5 个月时头颅 MRI 复查，血肿几乎完全吸收。

XJX 先生的治疗给了我一个重要启示：以往神经外科界为减少慢性硬膜下血肿术后复发问题，曾发起多项研究，引人注目的是比较慢性硬膜下血肿手术的术中血肿腔冲洗和不灌洗的疗效，结果是支持灌洗者和不支持者兼而有之；还有争论手术方式是开骨瓣还是钻孔引流更优，结果也不了了之。而有了我们的经验，这些争论实际上都可以消失。无论做何种手术，只要保证了患者安全，有足够时间和空间容许我们实施他汀治疗，患者的治愈率就会明显提高，而术后复发的可能性也将被规避。最优的治疗方法是简单的手术加他汀治疗。

4. 失语的患者骂起人来了

没有经历过手术的人，可能会觉得手术可怕，但我相信对绝大多数给别人做手术的医生来说，可能不会觉得手术可怕。这是因为外科医生的职业特点首先要求外科医生不惧怕做手术、要喜欢做手术，否则下手时就会患得患失。同时，外科医生因为每天给患者做手术，潜意识里也会觉得有病就做手术是很正常的，没有什么可怕的。但对于被做手术的患者而言，他们的体会可能就完全不一样。AFS 先生的治疗经历还是让我受到了震动。

AFS 先生 73 岁，严重糖尿病，轻度高血压。他因为多次轻微外伤逐步不能行走入院。这家医院的神经外科主任 H 教授是我的好朋友。给 AFS 查完头颅 CT 后，立即确诊是巨大的双侧硬膜下血肿。从 CT 影像上看，该血肿以左侧为主，中线向右移位，左侧脑室受压狭小，但移位还没有超过 1 cm(图 2-23a)。由于 ASF 先生糖尿病比较严重，H 教授打电话向我求助。告诉我患者是他好友的父亲，他为好友着想，希望能够非手术治疗。我去查看患者时，患者卧床，不全失语，面带微笑，是一个很慈祥的老军人。但他的右侧肢体肌力下降明显，已经不能动了。我把他汀联合激素疗法告诉了这位神经外科同行老弟，嘱咐他控制好血糖，然后 1 周后复查 CT。结果 1 周后的头颅 CT 复查，血肿毫无变化（图 2-23b）。H 教授跟我商量，能否转患者到我院进行治疗。我的压力陡增。

我考虑 AFS 先生疗效不佳的原因，很可能跟他患有严重的糖尿病有关。于是，2018 年 8 月 8 日，我将 AFS 先生收住到我的病房，然后继续实施他汀加激素治疗，同时严格控制血糖到空腹 10 mmol/L。但是在我这里治疗 3 天后，AFS 先生病情有加重趋势，也不爱说话了，右侧肢体力量更差了。原来还能简单地回答问题，现在已经不能回答了。但患者还是保持着清醒状态。我立即跟家属交代，告知他目前的他汀联合地塞米松治疗无效，老先生有生命危险，还是安排急诊手术吧。家人理解我们的决策，于是 AFS 先生接受了局麻下钻孔引流术。

手术前，我考虑 AFS 先生的双侧血肿以左侧为主，右侧较小，故决定先做左侧的钻孔引流，右侧暂缓。打局麻药时，老先生开始扭动，但因为失语，不能说话；等到钻孔引流时，血肿液喷涌而出后，他的右侧肢体也有力量了，开始折腾，竟然在手术台上骂起娘来。我们一边加快手术速度，一边安抚他。他则骂骂咧咧地说，要是你，你也受不了。我们做过许多慢性硬膜下血肿手术，经常遇到术中不太配合的患者，但是张口骂人的还是比较少见，尤其是术前那么温文尔雅的一个人。我们苦笑着给他安装完引流管，抓紧时间结束了手术。

术后老先生继续接受他汀加激素治疗，病情一直平稳，转普通病房后，很快就拆线回家了。术后 1 个月，复查头颅 CT 见血肿基本消失（图 2-23c）。随访到本书成稿时一切安好。但是这次手术也让我深深知道，钻孔引流手术虽然不大，但也是很痛苦的。这种痛苦让患者难以忍受。因为痛苦，一个温文尔雅的人会变成另一个人，还可能在手术台上突然坐起来，导致摔伤、出血和感染的风险。这可能也是为什么外科技术发展相对成熟的西方国家做这个手术从来不用局麻，而是采用全麻。而对我国医生而言，局麻能保持患者清醒，起到监测作用，是有利于手术和患者的。但是，如果监测手段齐备，采用全麻应该也不是问题。据我所知，西安已有医院采用全麻技术做慢性硬膜下血肿的手术，至今已超过 10 年，并没有出过麻醉意外。我们将来是否应该改进我们的手术？

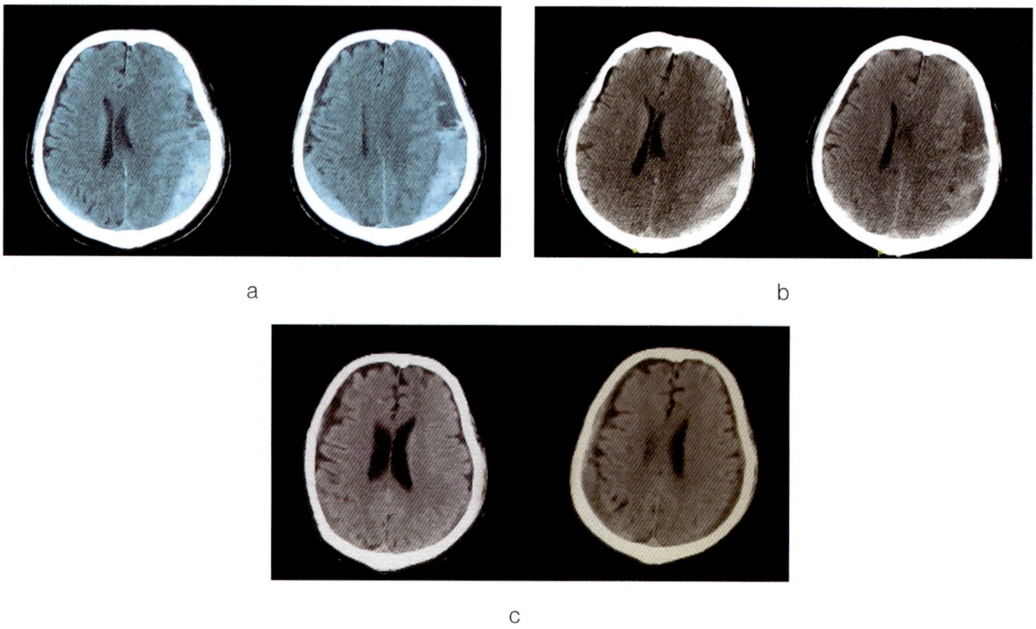

图 2-23 a. 入院前头颅 CT 检查，示中线向右侧移位，左侧脑室受压狭小，但移位还没有超过 1 cm；b. 采用阿托伐他汀钙联合地塞米松方案治疗 7 天，头颅 CT 复查，血肿体积无任何变化；c. 术后 1 个月复查头颅 CT，见血肿明显减小。

第八节 医生也会成为患者

中国医界流行一句话，叫“医者不自医”。实际上，这句话是医生创造的还是其他人总结的，并无详考。有人说是来自元朝施慧的《幽闺记》，也有人说是来自明朝李梦阳的《梅山先生墓志铭》。但无论从何而来，其原意是由于医者了然疾病的病理生理机制甚至药物治疗药理机制，给他人医病时能客观施治，尤其是外科医生，做手术也下得了手。而如果给自己或者家人医病时，往往因病理药理而联想翩翩，顾虑重重，容易因下不了决心而延误医治。笔者认识一位神经外科教授，下手开颅不下千例，但是当某一天其妻子患了脑肿瘤，虽然已知是良性的，他自己断不敢下手，而委托好友为他夫人诊治，自己则在手术开始之前担心得号啕大哭。一是爱之深、疼之切；二是他深知开颅的不可知因素很多，即使由准备充分、手术能力顶尖的好友担纲，却仍担心不可知危险和神经损伤的残酷……笔者所见身为医生的慢性硬膜下血肿患者共 4 例。1 例因治愈后有心理焦虑情绪，改在其他章节里讲述。3 例在此章中讲述。由于本人是医生，所谓惺惺相惜，对医者自有特殊感情。但写本章的目的不是渲染我对医者的特殊感情，而是希望这几位慢性硬膜下血肿医者从我的治疗中获益后，能更深地体会作为患者的痛苦，对自己今后的工作有所裨益。

1. 为一位老主任治疗之曲折

老主任 GXY 原是天津某医院的一位副主任，找我看病时 83 岁。她身板笔直，耳聪目明，头发梳拢的一丝不乱，颇有学者的儒雅和威严。我称她为老教授，她还数次纠正我：“我不是教授，我就是一位医生。”等她的疾病完全治愈时，她还笑称：“我们俩现在是好朋友了。”

退休后，GXY 主任就不再干本行了。她颇具文艺细胞，不仅年轻时专业了得，而且非常擅长舞蹈，现在年纪大了舞姿仍然专业（怪不得 83 岁了，身材还如此挺拔），因此被推选为天津一民间舞蹈队的队长，而且深受队员们欢迎。在一次舞蹈队成功举办大型活动后，大家站在台阶上合影时，她不慎仰面摔倒，后脑勺着地。虽然当时无大碍，无昏迷，无逆行性遗忘，也做了 CT 检查，结果并无问题。但是此后

科 X 医生，突然联系我要加我微信。原来他也知道我这个治疗方法了。他告诉我他的中学同学，上海另一家大医院的外科医生 ZR 因几个月前的外伤，导致头痛和一侧肢体的深感觉障碍，在他自己医院被确诊为双侧巨大型慢性硬膜下血肿（图 2-25a）。ZR 的神经外科同事看到后，出于责任心，“强行”按住 ZR 医生不让他走了，且立即汇报领导，准备急诊给他做手术。好一个 ZR 医生，一看势头不对，医生具有的知识结构又让他非常明了开颅的危险和可能带来的危害，找了个借口就连夜逃走，投奔到我的同学 X 主任那里去了，请 X 主任无论如何给他想想办法，看能不能非手术治疗。我同学因此求助于我。我的第二套优化方案已经成熟，因此毫无保留地告诉了我同学，然后我就静等结果。我这个同学大学时就是个才子，不仅 6 年本科学习成绩一直名列前茅，而且字写得好，画画也好，非常精细，是天生的外科之才。1 个月后，他截取 ZR 的头颅 CT 图像，用不同颜色的彩线画出中线、最厚层面来向我证实我的治疗方法有明显效果（图 2-25b）。但我没有“饶”了他，紧追着 ZR 后一次复查结果，这才知道 ZR 医生已经大为缓解，早就出院回家了。2020 年 1 月的结果显示，他的血肿已经只剩一点了（图 2-25c）。

通过这次远程治疗，我才发现，外科医生最怕自己被开刀，宁愿“逃”也要去寻

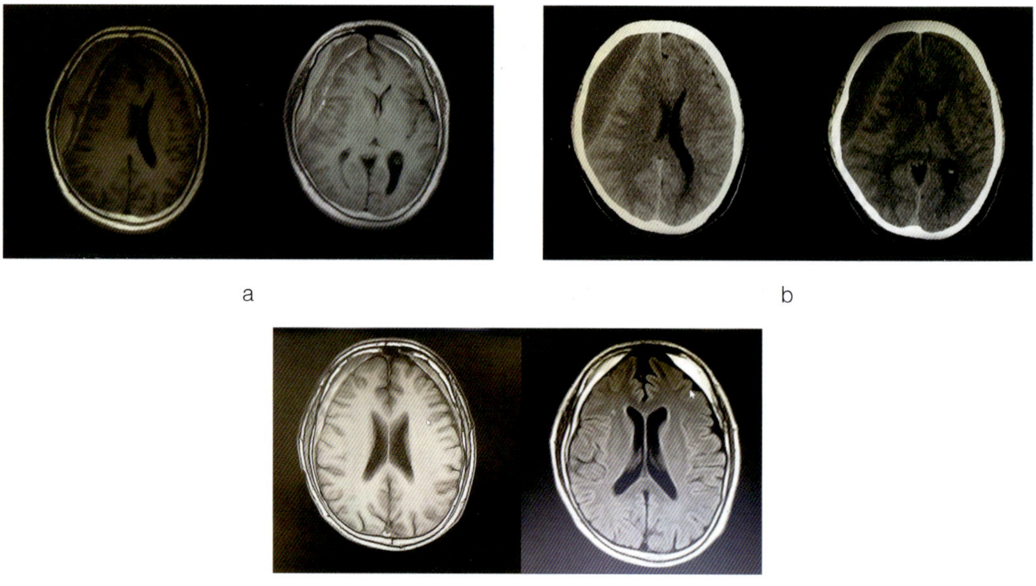

a　b　c

图 2-25　a. 确诊时的头颅 MRI，显示双侧巨大型慢性硬膜下血肿，右侧更大；b. 采用我推荐的立普妥（阿托伐他汀钙）联合地塞米松治疗 1 个月后复查头颅 CT，显示中线移位略微缓解，血肿略有吸收，以左侧血肿吸收明显；c. 2020 年 1 月复查头颅 MRI，显示血肿已经大幅吸收。

求非手术治疗的方法。同时，外科医生可能也担心自己受到放射线的影响，复查随访太随意，不愿意规律去照相随访。但无论如何，我还是为 ZR 高兴，我帮助了他，让他保持原装的脑袋，还能继续为患者服务；我也为自己高兴，毕业后跟我的同学走得不是很勤，现在竟然联手帮助了一个外科医生，有种回到大学时代一起成功完成了一件老师布置的课外活动的感觉。

3. 内向的神经外科医生

GYL 是天津的一位神经外科医生，曾经就读于我科，现在某医院从事神经外科肿瘤治疗工作。他的前后两任科主任都是我的好友，我们经常联系。但是这一天新、老科主任先后给我打电话，向我托付 GYL 医生。说他因为 20 天前摔到头部，得了慢性硬膜下血肿，先是按照某教科书方法给自己开了甘油果糖输液，结果头痛越来越重，复查结果显示血肿好像有增大趋势，已经有手术指征（图 2-26a），这才觉得事态严重，求助我来了。我立即安排时间为他单独诊治，让他尽量减少甘油果糖的量，然后交代了我的方案的一些关键点，让他回自己单位按照我的方法治疗。3 天后他反馈说症状缓解，但是头颅 MRI 复查并没有血肿体积变化。他有点沮丧。我解释说，治疗 3 天就看到血肿变化的情况比较少见，但是头痛已经缓解，允许你减少甘油果糖的用量还保持头不痛就已经是胜利，让他稍晚再复查影像学。这样一是避免放射损伤，二是更有把握看到血肿吸收。果然，仅治疗 1 个月，他的血肿大幅吸收（图 2-26b），他完全可以不必做手术了。今年疫情，他由于回南方老家探亲，回天津的行程被阻隔了。等到他能回来时，已过了我们约定的复查时间，但我也让他复查了一次头颅 MRI，结果显示，他已经完全康复（图 2-26c）。小伙子满脸含笑，非常高兴。

也是在这时，我才了解到，他之所以摔倒，是因为他对酒精过敏。同事们聚会，他喝了一杯啤酒就倒了，而且怎么倒地的都不知道，醒来已经在医院里。我以前见过有人劝酒，被劝者为了说自己酒量小，称自己家里做菜都不敢放料酒，因为只要在菜里放了料酒，他吃完菜就会醉了。说这个话的人显然不如我们 GYL 医生诚实，因为酒席上的美味珍馐显然是少不了料酒的，如果对煮菜的料酒过敏，吃了半截，还能说出这个“醉话”来，显然是想蒙混过关。而对酒精过敏则是一种病，GYL 医生说自己以前从不喝酒，这次一喝就出问题，才知道自己是天生酒精过敏……我突然想知道，菜里放料酒，会让他再次晕倒吗？黄永玉曾经笑称，“喝不喝酒，是人与动物的最大区别”，这句话听过后笑一笑就可以了，有的人确实对酒精过敏，我们就不要强人所难了。

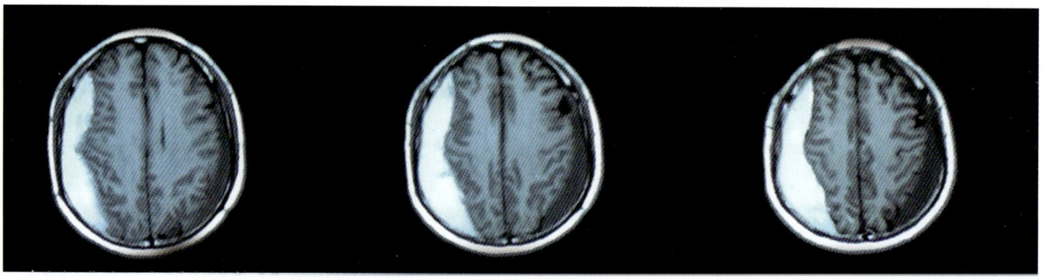

a

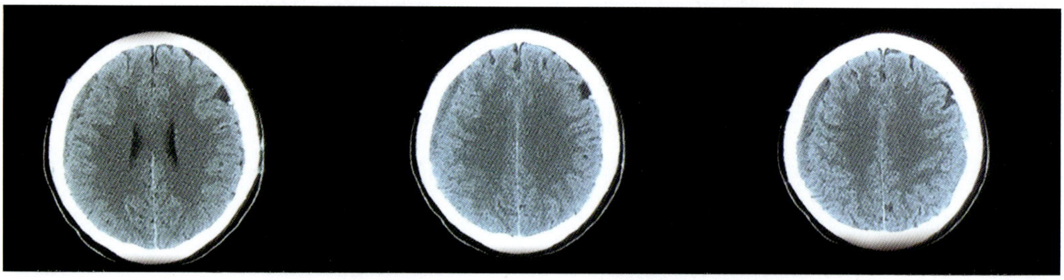

b

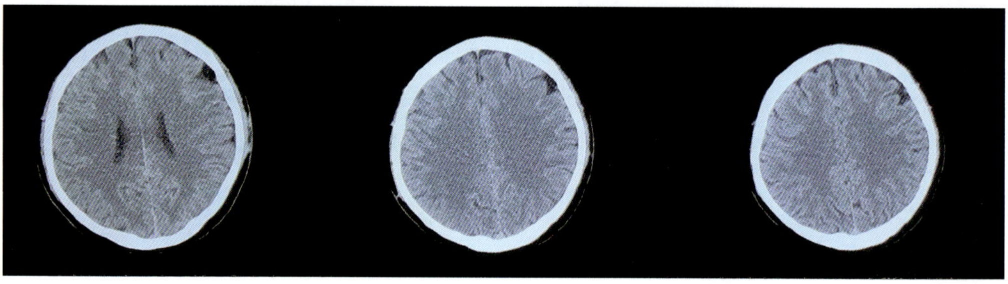

c

图 2-26　a. 患者自行输液治疗后复查头颅 MRI，见血肿巨大，丝毫没有减少趋势；b. 接受我推荐的阿托伐他汀钙联合地塞米松治疗 1 个月后复查头颅 CT，见血肿明显吸收；c. 天津疫情稍平稳后复查头颅 CT，见血肿已经完全吸收。

我帮助患了慢性硬膜下血肿的神经外科医生避免了手术开刀之苦，看着 GYL 医生雀跃着跑出我的办公室，当时真的有点骄傲。

第九节　受其他疾病影响的患者

本章开篇已经历数了医生的艰难。难在疾病无公理、定理可循，但又不是完全没有规律。医生看病，尤其是西医看病，与警察破案极为相似：都需要证据和合理推理。而这个“合理”取决于医生的知识结构是否完善。人脑如计算机的内存和 CPU，生来就有固定字节容量，后续学习过程只不过是看内存定期整理和碎片化定期归类是否彻底、及时和高效。但由于生来有固定字节，医学又如此繁杂，肯定有的信息无法在人脑的内存中存下，或存在于很难提取信息的地方，就会造成误诊误治。一定程度上，医生的误诊误治是必然的，因为我们的内存无法存下所有疾病信息。医生接诊的病例越多，遇到难治复杂病例的概率就越大，误诊误治的情况也会有所增多……因此，我们要不断学习，相互学习，向国内外文献学习，在医院内做多学科诊疗，通过向别人、别的专业学习来弥补我们自身内存的不够强大、CPU 运转的不够快。一个自我封闭的国家必然亡国，一个自我封闭的医生也将不会是一个好医生。

1. 合并甲状旁腺功能低下的慢性硬膜下血肿

HHW 先生今年 67 岁。他到我院就诊之前经历的波折的诊疗过程，我是最近才知道的。但真的不能全怪医生，因为他的慢性硬膜下血肿发生得比较蹊跷。

HHW 先生因眩晕致神志不清起病，每次都是在家发生，家人着急打 120，但每次等救护车来了之后，老先生就完全清醒了。其中 2 次被救护车送到天津某大医院，3 次送到天津某专科医院，还有 1 次送到天津另外一家专科医院。先后被诊断为：不明原因晕厥，肺部小细胞肺癌，主动脉弓肿瘤和癫痫。最后因晕厥磕到头面部，发展为慢性硬膜下血肿，在某医院按照慢性硬膜下血肿非手术治疗 1 个月余，没有效果。患者再次发生晕厥或癫痫发作（没有医疗记录，家人描述不专业，只能如此推测）。2019 年 12 月 12 日，他在朋友介绍下，以慢性硬膜下血肿持久不吸收辗转到我的专家门诊就诊。鉴于患者经历如此坎坷、治疗久不见效，且血肿量较大，占据双侧（图 2-27a），但是神经体征却很轻微，我决定将他收住入院治疗。HHW 家人因为前期在外院治疗已经花费超过 12 万元人民币而没有确诊、没有治愈，对住院费用颇为犹豫，怕再来一次 12 万元，还是竹篮打水一场空。在我充分知情后，HHW 理解了医生帮助他的恳切，住到了我科，并同意接受我的试验性治疗。

HHW 先生刚开始并不愿意听从医生的意见，否认自己有病，并因此抵触住院。但他听儿子的话，在儿子安排下住进病房，接受检查和治疗。治疗前，我们认真查看住院常规检查的结果，发现患者低血钙且其血钙值已经濒临危急值。利用综合医院的强大优势，我们请来内分泌专家会诊，确诊其为甲状旁腺功能异常，且因低钙，有发生猝死的风险。于是在内分泌科专家指导下，开始停用一切其他治疗，补充葡萄糖酸钙和其他辅助药，逐步把血钙水平纠正到了正常值低限。然后开始正式阿托伐他汀钙联合地塞米松治疗。12 天后患者血肿明显缩小，精神状态好转，出院继续带药治疗。出院时 HHW 先生结账后发现，在我这里从住院到出院仅花费 6000 元人民币，硬膜下血肿已经消失一半以上。他对我愈加信赖。

出院后，我除了给他补充口服钙剂外，还叮嘱他继续他汀联合地塞米松治疗。现在出院已经 6 个月了，HHW 先生再也没有发生他儿子描述的疑似癫痫大发作，也没有发生过晕眩。血脂、血钙定期检查已经基本正常。近日复查血肿更是仅剩 1/5 不到（图 2-27b）。HHW 一家人都非常高兴。

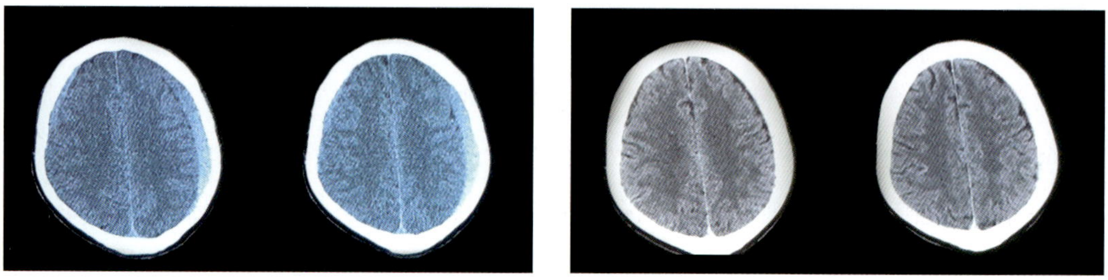

a　　　　b

图 2-27　a. 患者辗转到我门诊就诊时，头颅 CT 显示血肿为双侧，等密度；b. 在我科住院治疗出院后 6 个月，复查头颅 CT，血肿已经基本吸收完全。

HHW 的儿子极其聪明，加上现在搜索引擎功能强大，很多知识可以在百度上检索到，他自学成才地发现他父亲既往的一系列症状都可以用低血钙来解释，包括晕厥、肌肉颤动和类似癫痫的抽搐，因此耿耿于怀认为是当初收他父亲住院的医生误诊了，有了想去投诉的心思。我劝他不要去投诉我的同行。理由是低钙血症是一个相对少见的疾病，其临床表现又与神经科疾病类似，如果不是在综合医院培训过的医生，又没有常规做血钙检查，是很难发现的；同时，医生按照前述症状和体征给予对应治疗，总体上也没有错。如果打官司可能花费很多时间精力，最后医生也不必负责任，实在是划不来。而且这些医生都是我的兄弟啊，他们很敬业，并不是因为责任心问题而没有确诊，确实是“敌人”太狡猾，没有逮到啊。而且 HHW 先生现在几乎已经痊愈，将来如若有问题还是要到这些医院诊疗的，咱普通百姓可能不会把医生都当成自己的朋友，但最好也不要把医生都当成敌人。否则以后看病，自己就心虚了，会把医生当贼防，这样的话治疗效果也不会好到哪里去。社会还是要和谐的！

低钙血症真会害死人，一旦发生心脏骤停就麻烦了。幸亏我工作在综合医院，幸亏有这么多内科医生同道的支持，我比那些在专科医院工作的医生幸运多了。老百姓是“家中有粮，心里不慌”，我是“身边有内科，看病有信心”。不过，我真心感谢推荐 HHW 先生找我看病的朋友，我不仅治好了 HHW 先生，而且据说他儿子的朋友圈里微友超过万人，我在他儿子的朋友圈里名声大振。最重要的是，我还从 HHW 先生身上学会了低钙血症的诊断、治疗，掌握了合并低钙血症的慢性硬膜下血肿的治疗绝招。

我再一次认识到，我绝对不是一个人在战斗。我要谦虚，因为所知实在有限，没有多学科协作，我做不好医生。我要低头做一位好医生。

2. 肺炎患者差点让我前功尽弃

LBX 女士已经 80 高龄。2020 年 4 月 1 日，她家里人推着轮椅进到我的门诊来。此时正是新冠疫情流行最盛的时候。LBX 女士戴着口罩，围着围巾，全程不说话，只盯着我看，目光却比较空洞。看得出陪她来的有儿子、女儿、儿媳、孙女。天气还有点冷，家里人一会儿帮助老太太掖掖围巾，一会儿摸摸老太太的胳膊，显得十分疼爱和关心老人家。我看了病历，知道老人家有抑郁症，但长期口服舍曲林、奥氮平等药控制。这次并无明显诱因就突然发现她的右手右腿活动差，人的精神和食欲也差。本来还可自由走动，现在只能让旁人扶着走。因住在天津远郊，路远，为看病只好坐轮椅了。她是通过某专科医院的医生推荐到天津找我来的（我再次在心里默念感谢这位推荐的医生）。我仔细分析了她的病情，观察她的头颅 CT 影像表现，觉得血肿虽然不小，但是中线没有移位（图 2-28a），觉得老人家不会在短期内出现病情变化。于是，我向家属充分知情我的方案，然后嘱咐其做必要的基础化验，开了处方，就让老人家回家了。3 天后，她家孙女从好大夫网联系我，说她奶奶可以持筷吃饭，右腿活动也有力了，表达了千恩万谢，还专门留言写了感谢信。7 天后复查头颅 CT，看到血肿有少许减少（图 2-28b）。我就叮嘱她按照 4 周疗程继续吃药，然后再复查头颅 CT 和血化验。结果遇上五一长假，老人家家中没药，不得不停药几天。她孙女则突然反馈说老人家好像一夜之间症状就加重了，右侧肢体活动和精神状态又回到从前，急查头颅 CT，当地报血肿较以前没有显著变化。我心里有点忐忑，这种从症状较重到好转再到变差的情况我们遇到过，但是都发生在治疗的早期，是一种短暂的加重，很快就可以逆转变好。而这次似乎不一样。治疗持续了近 1 个月后从好转再变差，难道老人家真的不适合我的治疗方案？长假一结束就是我的门诊日，LBX家人好像知道我在惦记他们似的，再次齐刷刷拥着老太太来到我诊室，我看到老人家与第一次来我诊室的情况差不多，结合她的最新头颅CT检查的结果，我立即打消了血肿增大可能发生脑疝并导致老人家病情急转直下的担忧，她的变化应该是别有原因。在了解病情时，我发现老人有几个异常情况：从第一次在当地化验出现轻微贫血，到这次化验再次显示贫血，可以确诊她贫血，且血红蛋白在逐步下降；老人女儿说老人晚上发热，体温37.5℃左右，喝糖水就好；老人的孙女说挨近她奶奶时可听到老人喘气很粗。病史提示老人家几年前有过肺栓塞但已经治愈……因疫情期间住院手续繁琐且难以马上入院，而且我已经查看了LBX最近的头颅CT，觉得血肿没有减少，但绝对没有增大，而老年人只要没有新增血肿，结果也不会变差。我就建议她先去其他专科治疗肺部疾病，排除一下有没有其他系统问题。她需要由脑外科以外的科室进行疾病评估。但是，其他科室的医生认为LBX老人的肺没有问题，认为无须做任何其他检查，还是建议她看脑外科；而临床实际情况是，凡是有颅内出血的患者，只要是脑外科接诊了，其他科室的医生大多数是忌讳碰这类患者的。除非住院，否则在门诊的综合诊疗比较难做到。我不禁难过地苦笑了。

我只好调整了治疗方案，让他们先回家。但是老人家贫血逐步加重、呼吸沉重和低热这三个症状一直萦绕在我心里。“肿瘤”这两个字突然闪现出来，我观察老人时，也确实看到她有点喘气憋闷的样子，“胸腔积液”这个词也冒了出来。我立即联系家属，让他们抓紧去当地医院检查，并把可能的危险告诉他们，明确告诉他们老人家很可能有其他疾病，而且比硬膜下血肿更加危险。LBX家人没有怪我吓唬他们，而是姿态很积极地表示，他们会尽快去查。但是，当晚LBX女士又再次发热。那时刚好是周六，我多次催促LBX家人尽快带老人到当地医院诊疗，并不时查看我的好大夫在线工作站，看看他们有没有回音。那种期待自己判断正确、又不希望老人家真得了恶疾的心情，有点像当年等高考成绩的心态。终于等到LBX女士的化验和检查结果：血白细胞不高，淋巴细胞占比略高，胸部CT结果没有显示胸腔积液，但确定老人家有支气管肺炎。其他检查没有发现异常，肿瘤标志物是阴性。支气管肺炎可以解释其低热、轻微贫血和喘气粗大。我如释重负。

2020年7月8日，LBX儿子独自带着老母亲的最新影像学和化验单来我门诊。我仔细比较了她前后2次的CT影像，确认她的CT图像从顶部层面开始，血肿在减少（图2-28c）。结合老人家现在扶着能自己走、手脚有力的体征变化，我确认LBX

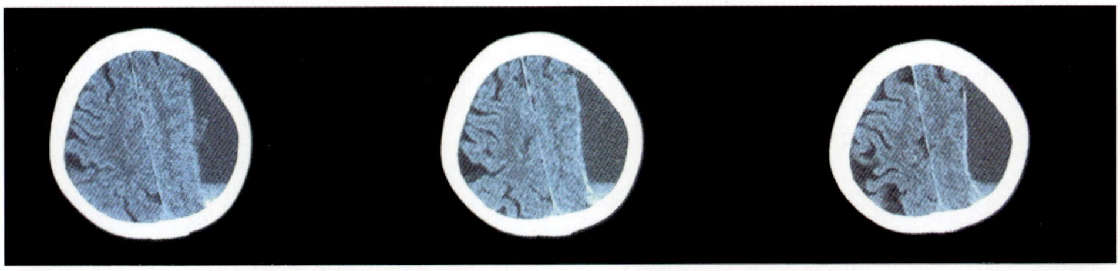

a

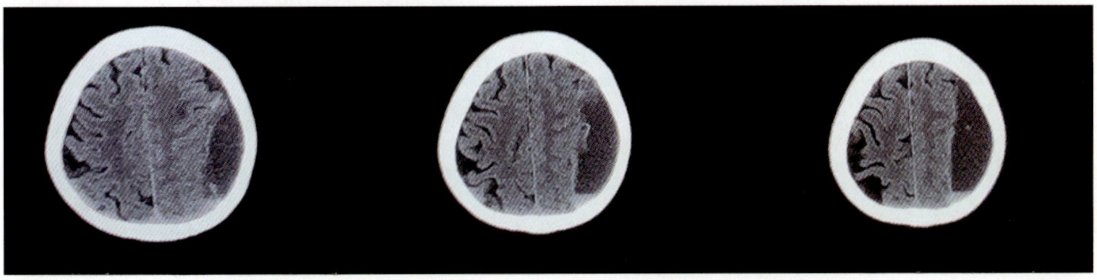

b

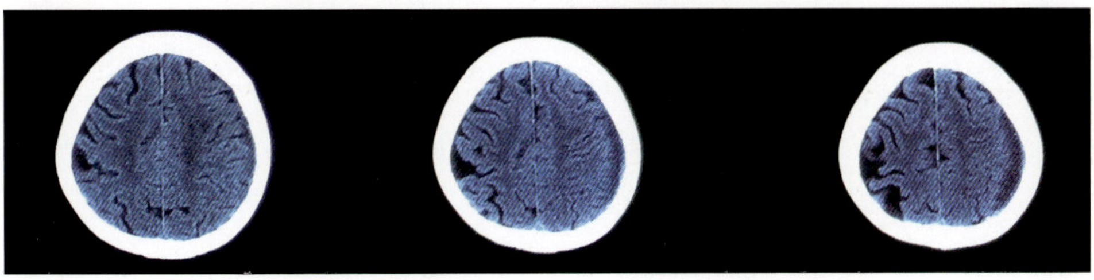

c

图 2-28　a. 首次门诊就诊时头颅 CT 显示左侧硬膜下血肿，体积较大，中线移位不显著；b. 采取他汀加激素联合治疗 7 天，复查头颅 CT，见到血肿略微减小；c. 2020 年 7 月 8 日复查头颅 CT，见血肿进一步减小。

老人在持续好转中。由于老人的血肿并无中线移位，我判断她短期内不会因血肿出现危险，而只会持续好转。她儿子欣喜地与我约了下一次复查的时间，然后双眼放光地离开了我的诊室。我暗自庆贺 5 秒。

第十节　患者的困难，医生能帮助解决多少？

很多人说过，生活本身是大学。当医生的好处是可以接触到各样的人：上到国家领导、高级干部，下到普通百姓甚至流浪汉；高尚到可以捐出自己遗体者和卑劣到可以翻脸不认人、撒谎成性、撂地撒泼和持刀威胁他人生命者……总之是形形色色的人兼而有之。也因此，医院可能是更高级的社会大学。本节专门讲述一些遇到较大求医困难，但在我们的帮助下都获得了较好治疗结果的患者的故事。

1. 单身母亲的治疗周折

我不清楚 HBY 的女儿是从哪里找到我的信息的。她母亲 54 岁，独居在福建省我家乡的一个县城，因为摔伤昏迷入院。当地诊断她是弥漫性轴索损伤，继发右侧硬膜下积液、左侧硬膜下血肿。她女儿在外地上班，请假赶回福建时她妈妈幸运地清醒了。但是左侧硬膜下血肿越来越大，患者的精神状态也越来越差（图 2-29a）。当地医生觉得虽然血肿较大，但是患者还是清醒的，原有心脏病（具体不详）且家属非手术治疗意愿强烈，因此同意给予非手术治疗。2016 年 10 月 12 日，在她女儿请求下，我正式介入 HBY 女士的治疗。

当时我们正在验证的阿托伐他汀钙治疗慢性硬膜下血肿有效和安全性的临床研究还没有结束，由于这种药物比较安全，因此我就向这一对母女推荐了这个简单的疗法。家属别无选择，开始使用该疗法。但是由于慢性硬膜下血肿的药物治疗并无规范和共识，当地医生同时还用了以水蛭为主要原料的脉血康等中药，患者自己有长期服用阿咖酚散治疗头痛的习惯，受伤后短暂停药，之后又继续服用。阿咖酚散含有阿司匹林。这些药实际上都是慢性硬膜下血肿的治疗禁忌。或许是受到这些因素的影响，她持续按我的方案治疗 2 周后效果并不好，血肿虽然没有明显增大，但是一点儿都不见减小。HBY 的女儿非常焦虑，一直为要不要去做手术而纠结。好在她在我耐心细致地解答下，对我产生了足够的信任，及时停掉其他药物，调整治疗方案为阿托伐他汀钙联合地塞米松。调整后 2 周，终于见到血肿明显缩小。母女俩都建立起了信心，她女儿也延长了假期陪护她母亲，帮助她母亲艰难地完成了最容易出现并发症的 4 周联合药物疗程。以艰难来形容这 4 周的疗程毫不为过：HBY 在这 4 周内，先是出现了以转氨酶升高为主的肝功能异常，我依据以往经验，帮她一边以双环醇保肝治疗，一边继续联合他汀及地塞米松治疗；她还数次晕厥，每次都以为是血肿扩大导致，但因为影像学显示颅内血肿在逐步缩小，故排除是血肿增大的占位效应损害。但是否因为原有心脏病、脑梗死而出现晕厥，由于没有现场检查患者，资料不全，也无从判断。好在排除了是硬膜下血肿的血肿扩大，也排除了高血压、低血糖等基础病，才得以让患者和她女儿有信心坚持完成了我们的复方药物治疗疗程，并终于在我接手治疗的第 4 个月确认患者的血肿已经彻底消失（图 2-29b）。

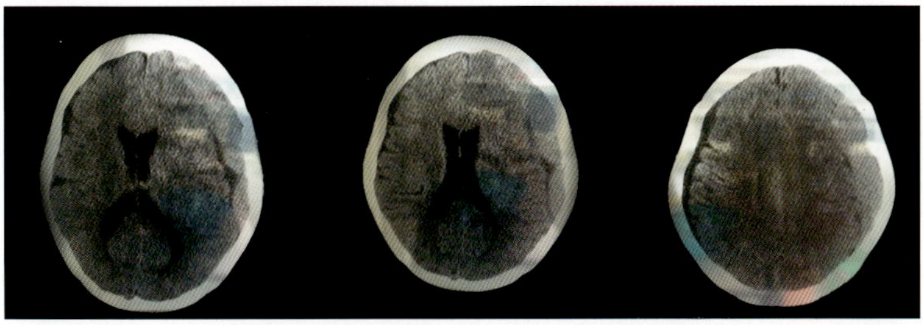

a

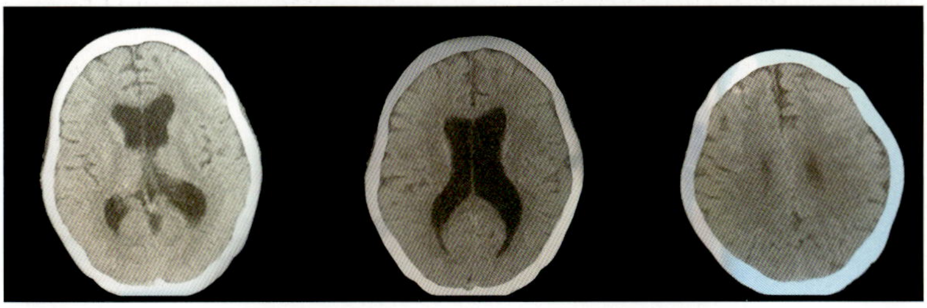

b

图 2-29　a. 外伤后头颅 CT 复查，首次确诊为慢性硬膜下血肿，为左侧巨大型血肿；b. 接受他汀联合地塞米松治疗方案 4 个月左右，复查头颅 CT，血肿完全消失。

当治疗出现波折，HBY 女儿在网络平台上哭诉请我帮帮她，说她只有一个妈妈，而她这个女儿又只能短暂在家乡陪着病重的妈妈时，同为游子，同样经历了妈妈病痛不能在身边伺候的我，顿发恻隐之心。近 10 年来，我去过祖国多地，非常清楚地认识到，我国经济的发展不平衡，局部地区的贫困无助或者个别家庭的困难无助并不少见，但因为这些困难人群或家庭散布在各处，容易被忽视。很多年轻人为了工作和前程，不得不远离家乡，能勉强维持自己小家的生活，却无力照顾自己或有病或年迈的父母双亲，更不要说爷爷奶奶。而在实施计划生育年代，很多家庭又只有一个孩子，这种无法照顾双亲的情况就更多了。这种痛楚，会在亲人有病有灾时被放大，落在谁身上都是无法承受之痛。好在我帮助了他们中的一个。但是，我也只是碰巧帮助了一个而已……我只有将自己的治疗经验写下来，传播出去，让更多的人知道，让我们共同来关爱社会中这样一个父母与儿女远离、而父母已到了需要别人照顾却得不到照顾的特殊群体。

2. 孤老户 RXR 先生的坎坷治疗过程

RXR 老先生，82 岁，戴一副眼镜，很爱表达，但说话着急。因他有点耳背，说话嗓门很大。他还有点驼背，但走路的步履还算稳健。2019 年 8 月 1 日，他因为头部摔伤，慢慢地发现自己头晕、头痛，行走费力，到我院急诊神经外科看病，被确诊为双侧巨大型硬膜下血肿（图 2-30a）。陪着他的两位女士，都戴眼镜，一进门就自我介绍：RXR 是她们的哥哥，退休了，无儿无女，老伴也不在了。为了生活，搬到河北省一个养老院里住，因住地离天津很远，又没有直达公交车，每次来天津市里，先要打车到河北省一个镇的车站，再从那里坐公共汽车折腾到天津，看病来一趟很不容易。我见他的血肿很大，担心他这样来回走会出问题，就联系床位把老人家收住院了。然后在排除用药禁忌情况下，征得他自己和他两个妹妹的同意，开始了 1 周的他汀联合地塞米松治疗。治疗仅 3 天，老人家自觉头痛和行走费劲都明显改善。治疗 1 周，复查头颅 CT 见血肿已有改善。因治疗极其简单，我就跟她两个妹妹商量，能否陪着并盯着她们哥哥一段时间，在 24 小时有人陪护的前提下，让他带药出院口服、继续治疗。征得他们的同意后，RXR 先生就由他的两个妹妹陪同出院了。我的学生随访他，汇报一切良好。1 个月后复查头颅 CT，见到双侧血肿有所减少且右侧减少更为明显（图 2-30b）。但还没有来得及为老人家庆贺，在这次随访后仅 1 周左右，RXR 先生就再次由妹妹陪着来求诊了，而且是推着轮椅进来的，让我大吃一惊。原来自从最近一次随访效果良好后，他活动能力强了，就自己一个人瞒着两个妹妹，跑到他原来在北京的一处房子里收拾他的东西，一部分处理掉，一部分准备彻底搬到养老院。一通折腾，搬这搬那（早超过了我告诫他不能拿超过 5 千克重量的限度），把自己累着了，再次出现头晕和双腿无力症状。到我院急诊复查头颅 CT，发现血肿增大且以右侧血肿腔为主，出现了新的密度增高影，高度怀疑有新鲜出血（图 2-30c）。他已经不能行走，得靠轮椅推着，只好急诊收入 NICU。但是再次启动一轮药物治疗的过程中，患者反应已不如第一次住院情况好，为了安全，我决定给他做手术治疗。手术顺利结束后，继续一个疗程的他汀加激素治疗。结果老先生是走着出院的。

出院后，为了减少老人奔波，我把随访时间拉长，而且同意由他妹妹代为完成后续的开药取药任务。到术后 2 个月时，血肿几乎已经吸收完全。但因疫情耽误，RXR 先生直到 2020 年 4 月才回到我院复查，复查结果显示他的双侧血肿均已完全吸收，双侧脑组织膨胀良好（图 2-30d）。当老先生知道自己彻底好了时，高兴得连说“谢谢”，对我在治疗过程中给予他的照顾表示感谢，对他在病情加重、精神难以控制期间乱发脾气并跟护士吵架表示歉意。事实上我们没人在意，早就忘了。

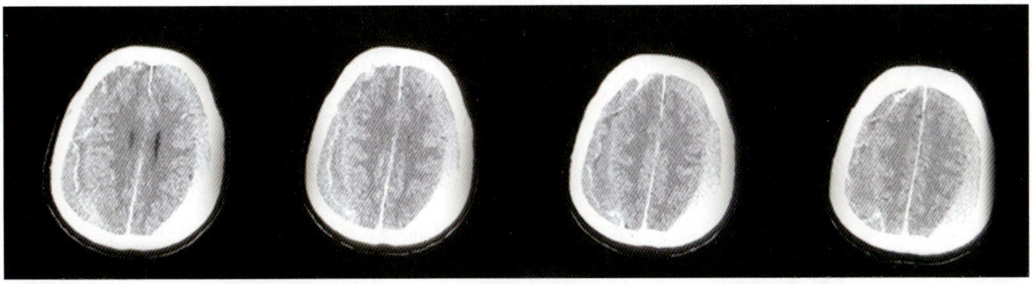

a

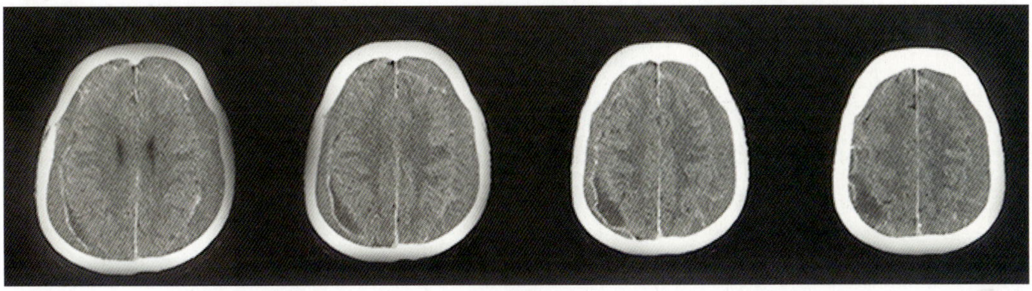

b

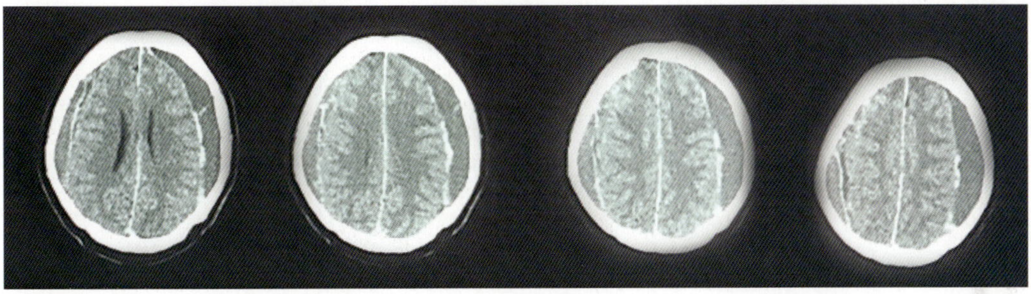

c

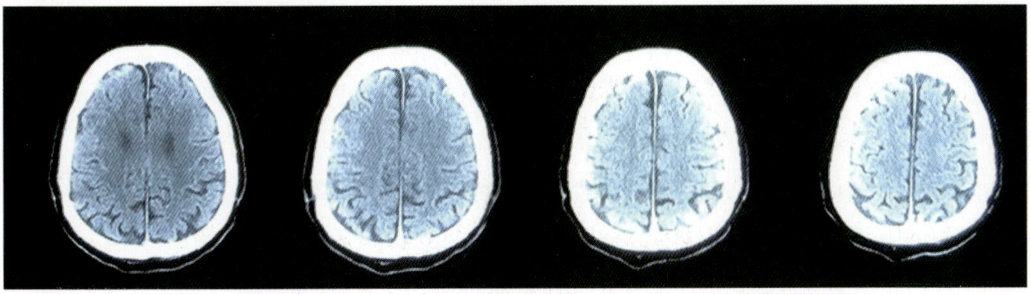

d

图 2-30　a. 患者在我门诊首诊，依据头颅 CT 结果，被确诊为巨大型双侧硬膜下血肿；b. 接受他汀联合地塞米松治疗 1 个月，头颅 CT 显示血肿明显吸收；c. 由于劳累、用力，症状加重，血肿腔中出现再出血，血肿增大；d. 术后坚持他汀加激素治疗，2020 年 4 月头颅 CT 复查，血肿已经完全消失。

我对 RXR 先生的治疗结果感到由衷的欣慰。这是一个无儿无女的孤老户，好在有妹妹帮他跑一跑医院，帮他雇人在医院照顾他和来回联系我，否则他的治疗根本不可能完成。而且从 RXR 先生的救治过程中，我再次获得了经验教训：① 慢性硬膜下血肿治疗过程中，患者本人的配合、避免用力是至关重要的；② 慢性硬膜下血肿如情况危急须手术，术后再使用他汀加激素治疗，可以促进血肿吸收，防止复发。

我也感谢 RXR 先生和他的两个妹妹，帮我共同完成了这次艰难的治疗。

3. 做到老、不休息的农民

患者 GHZ 是河北保定市的一位农民，75 岁，平时身体很好。但前不久出了一次车祸，当时没有什么，就回家休息了。4 个月后开始头痛并发生短暂晕厥。在当地医院查 CT 示慢性硬膜下血肿（图 2-31a）。他孩子应该是在北京工作，十分关心父亲，立即联系河北当地医院和北京某著名医院的神经外科医生接诊，所有看过老爷子影像检查的神经外科医生，都强烈建议老先生接受手术治疗。但老爷子自觉不碍事，除了一次晕厥外，平时身体很不错，又不愿意给孩子增加负担，坚决拒绝手术，自己跑回河北的家中休养了，并找了当地医生自服药物（不详），1 个月后复查，发现血肿增加了。

2015 年 9 月 30 日，他儿子通过好大夫在线找到我，希望能用我的方法帮他父亲治疗。在评估老先生没有阿托伐他汀钙及地塞米松的应用禁忌证后，我启动了治疗。2 周过去，初步看到老人的血肿从高密度转化为低密度，血肿体积略有减小（图 2-31b）。他的症状也在明显好转。我们都很为老爷子高兴。但是，这时候老先生嫌去医院抽血和查头颅 CT 麻烦，不愿意跟踪随访；甚至得知他的颅内血肿已经开始吸收后，又忍不住下地干农活，再次发生短暂的双下肢无力和头晕。我一边警告，一边劝慰老人家，让他休息好，这样以后才有机会去劳动；不休息好，就要开刀，不仅可能有生命危险，而且会给孩子们带来更大负担。在我和他儿子的软硬兼施劝慰下，老人家的农具被他儿子硬生生“缴获”了，迫使他在家老老实实休息。即使这样，1 个月后的复查显示血肿并没有大幅缩小（图 2-31c）。但是好歹坚持着把 4 周的他汀加地塞米松治疗圆满完成了，后续的他汀治疗也在坚持。尽管出现了短暂的胆红素升高，经过保肝利胆治疗也缓解了。再过 1 个月，老先生在他儿子边哄边吓唬下到当地最大的医院复查，接待他的刚好是我的博士毕业生。我的学生很欣喜地告诉我们大家，GHZ 老人的血肿几乎完全消失了（图 2-31d）。GHZ 老人的治疗得到了圆满的结果。

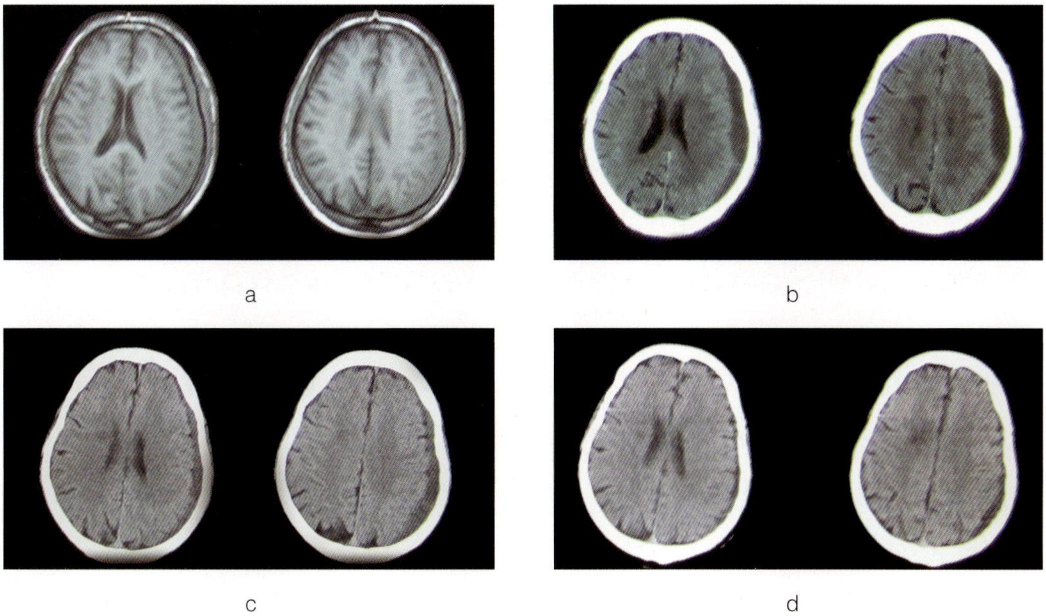

图 2-31　a. 当地医院首诊，头颅 CT 检查确诊为硬膜下血肿，血肿量中等；b. 按我的他汀加激素治疗 2 周，头颅 CT 复查，血肿量略有减少，密度减低；c. 经过“劳动”折腾，有短暂头痛加重，但 CT 复查显示血肿仍在减少，就是速度变慢了；d. 再经过 1 个月的治疗，CT 复查显示治愈。

从治疗开始，我一直在追踪这位老人的化验和影像学检查结果。当得知老人病情刚有好转，就去干农活，我不禁回想起我的父亲。父亲当年 82 岁，因十二指肠壶腹部占位（高度怀疑胰胆管肿瘤）做了姑息性外引流术。做外引流前，他已经被病魔折磨得非常瘦弱，160 cm 左右的个子，体重也就不到 40 kg，躺在床上不能动，因胆红素畸高，面色蜡黄……已经失去了做手术的最佳时机。做完外引流加上对症姑息治疗，他身体慢慢好起来，但还是不能离开胆管外引流，而他一旦身体稍微好转，竟然带着外引流管下地种菜、养鸡养鸭，目的只是为了等我休假回家时可以为我做饭滋补。我哥哥在家照顾他，看他这样急得不行。其实，我是能理解的。对像我父亲这样在地里劳作了一生的勤劳的农民而言，只要自己能动，就不愿意给孩子增加负担，一旦停止劳动，可能就意味着生命的停止。这就是我的父亲，中国老一代农民中最平凡的一个。我国已经取消了存在上千年的农业税，并建立了专门面向农民的健康医保，造福了广大农民；而现在则发起了脱贫攻坚战，准备彻底消灭贫困户，尤其是农村的贫困。这是一个伟大而艰难的工程，我是多么希望这项工程能够早日完成。令我感到欣慰的是，张建宁教授和我共同拥有的这项发明，可以帮助像 GHZ 先生这样辛勤劳作的农民，使他们不必做手术就能获得痊愈，帮助他重新找回劳动能力，既造福了

GHZ 本人，更为国家医保节省了经费。我是农民的儿子，我多希望有更多如我父亲的农民能够从我的发明中受益。

4. 仅剩半侧肺的患者

SAL 女士系河北省保定市人，79 岁。她多年前就得了肺纤维化，活动减少，血氧饱和度低，艰难地靠每日吸氧活着。不料最近头部受伤，虽然很轻微，但还是逐步发展，渐渐觉得头部沉重，不能行走。她被家人送到当地医院神经外科就诊，确诊为左侧慢性硬膜下血肿，肺纤维化。当地神经外科医生欲为她做钻孔引流术，但是家人齐刷刷地否决了这个建议。主要原因是担心老太太的肺纤维化，平时走路都气喘吁吁，怕老太太经不起这个手术，他们决定另寻出路。

他们发起百度搜索，终于在网络上找到了我。2016 年 7 月 26 日，SAL 女士的女儿直奔天津挂我门诊号咨询。我看到 SAL 女士的头颅 CT 图像时大吃一惊，血肿巨大且血肿周边有高密度影均匀分布，血肿内也可见高密度影，中线已经明显移位（图 2-32a）。但是，据她女儿介绍，老太太还很清醒，只是不能活动右侧肢体。我当然建议她先安排手术，但是 SAL 的女儿跟我详细解释她母亲的肺纤维化很严重，已经去

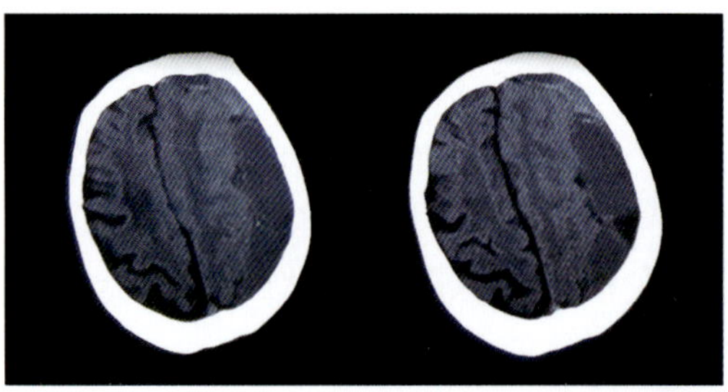

a

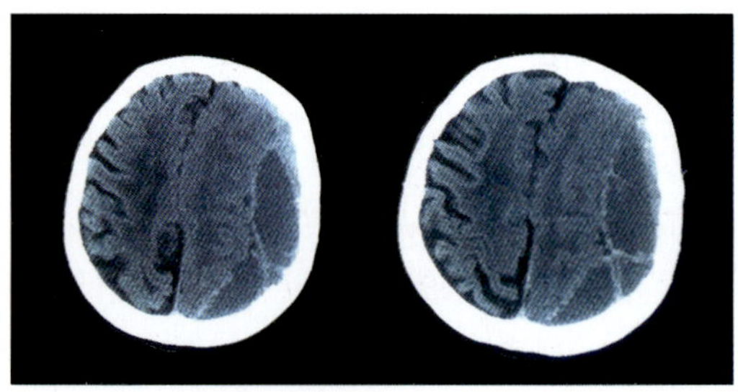

b

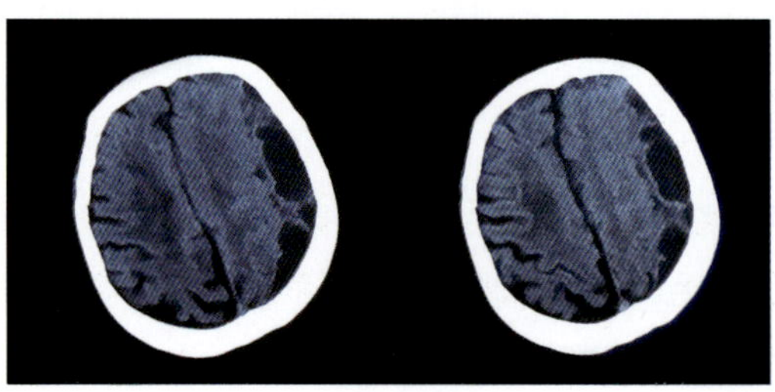

c

图 2-32　a. 从当地发来信息咨询，头颅 CT 显示血肿巨大且血肿周边有高密度影均匀分布，血肿内也可见高密度影，中线已经明显移位；b. 以他汀联合激素治疗 1 个月后的头颅 CT 复查，显示血肿明显减少，中线移位纠正；c. 4 个月后复查头颅 CT，见血肿稳定，未完全消失，但是患者症状已经缓解。

掉半条命了，没有手术都气喘吁吁，手术就更加重她的危险了。那时是 2016 年，我们为验证阿托伐他汀钙治疗慢性硬膜下血肿疗效及安全性的临床医学研究尚在紧张进行中。我也仅仅在小范围推广了我们的新疗法。但是 SAL 女士的家人无限信赖我，说不管治得如何都不怪我。我只好把我的治疗方案告诉她，让她回家自己吃药和按时复查肝肾功能及头颅 CT。于是，我们就在网络上联系，追踪她母亲的血肿变化。结果仅半个月，就已经看到血肿减少。到 1 个半月时患者的血肿相关症状体征几乎消失，她的硬膜下血肿也进一步缩小（图 2-32b）。由于 SAL 女士就医不便，加上症状和体征几乎消失，家里就几乎中断了跟我的联系。但是，在我的建议下，在治疗到第 4 个月时，家里克服了重重困难，去 CT 室复查了影像，意外地发现血肿已经大部分吸收，患者已经没有神经症状和体征。家属喜极而泣。特意专门跑一趟天津，将康复的 CT 片给我送来拷贝（图 2-32c）。我被家属的真情深深感动。

这是我早期利用网络、远程指导帮助到的一个患者，也是这次治疗让我增长了网络看病的经验。以后在网络咨询中，我都尽量温和对待患者，让他们信任我，并力争随访患者直至彻底治愈。目前网络上咨询我的各类患者接近 380 例，绝大多数都从我这里获益。我的咨询者里还有一位香港患者和一位澳大利亚华人患者，华人也已经开始学习使用我和张建宁教授的创新方法。

我深深祝福 SAL，并祝愿有更多的患者受益于我们的技术。

5. 新疆女孩为她爷爷求医

YSK 是新疆生产建设兵团的一位老人，已经 79 岁了。不幸因外伤导致慢性硬膜下血肿，他在乌鲁木齐当地先后做了两次手术，第一次手术距离第二次手术时间很近，而且原本是右侧硬膜下血肿，手术做完后变成了左侧硬膜下血肿（图 2-33a，b）。第二次手术后的 CT 复查显示，好像左侧原血肿部位又起来了一些异常信号影（图 2-33c）。老人及家人都很着急。前面两次手术已让老人受尽了术区疼痛、卧床不动等痛苦。老人放出话来，再复发，死也不做手术了。我听了这句话很为老人难过。有些年轻医生认为慢性硬膜下血肿手术很简单，基本不会复发。还有些年轻医生认为慢性硬膜下血肿手术后复发，医生顶多再给患者做一次手术而已。这些医生可能没有去理解和体会患者所受的痛楚、风险和他们家人所承担的唯恐失去亲人的痛苦。这些医生更没有领会到，如果手术失败，对医生本人也一样是深重的打击。因此，如果有可以避免手术或者减少术后复发的简单的治疗方法，既帮助了患者，也帮助了医生自己，何乐而不为呢？ 2018 年 1 月，他的家人在好大夫在线找到我，我决心帮助老先生。

我对他的疾病进行分析，告诉他家人：经过两次手术，影响生命危险的大的血肿已经消失，短时间内应该是稳定的，不会有大的再出血。我要首先消除他们的紧张情绪。交流中发现当地医生已经在使用氨甲环酸给他治疗。2013 年，日本的 Kageyama 首先报道应用氨甲环酸治疗慢性硬膜下血肿，发现 18 个未经手术的该病患者，口服氨甲环酸后血肿体积从 55.6 ml 缩小到了中位数 3.7 ml。随访 28~137 天没有复发。我

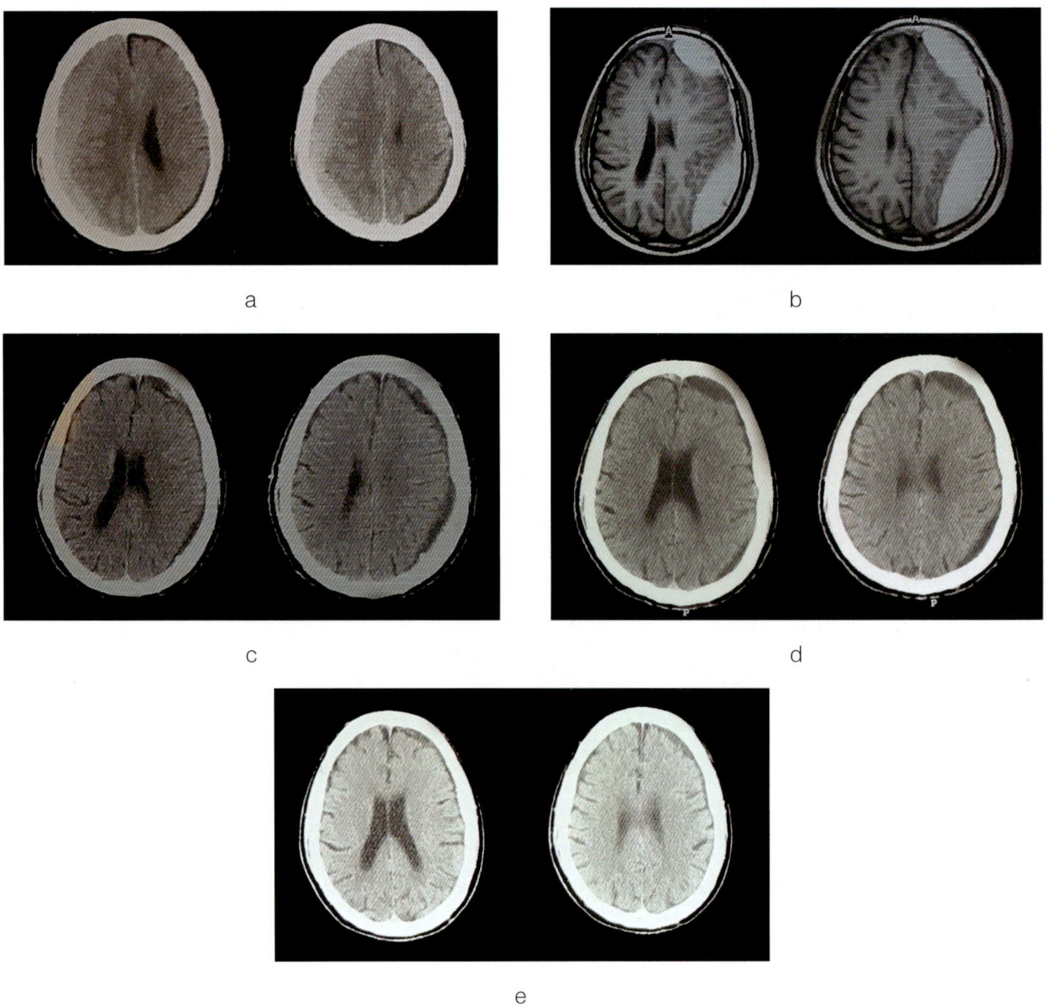

图 2-33　a. 第一次手术前的头颅 CT，血肿位于右侧，右侧脑室受压消失，中线向左侧移位；b. 第二次手术前的头颅 MRI，血肿位于左侧，左侧脑室受压消失，中线向右侧移位；c. 两次术后的头颅 CT，原左侧血肿腔内有高密度影；d. 口服氨甲环酸约 10 天后的头颅 CT，血肿并没有减小；e. 单纯阿托伐他汀钙口服约 2 个月（可能有同时使用氨甲环酸），血肿完全消失。

很高兴远在新疆的神经外科医生也这么好学，会查文献还会创新应用。但是，患者口服氨甲环酸十几天了（图 2-33d），复查 CT 并未见到血肿变化。我持续与 YSK 先生的家人在网络上讨论病情，分析他们发给我的图像。网络时代，我们和患者的接诊确实已经发生了巨大变化，不用面对面也可以治疗患者。当然，这也违反了老师教授我的“管患者一定要亲自见患者”的原则了。但是不是以后这种情况随着 5G、6G 技术的发展，可以进一步改善呢？我正乱想着，老人的外孙女突然出现在我门诊。我以为她从新疆赶过来的，吃了一惊。交流后才知道女孩自己在北京某大学读书，是为了交流更透彻点，专程从北京跑来天津面见我。

面对面的交流应该是会增加信任感的。我当着 YSK 外孙女的面把治疗方案又解释了一遍：老先生的左侧可疑残留血肿很小，可以选择阿托伐他汀钙或者优化的阿托伐他汀钙联合地塞米松治疗。她及时把信息转给了家人。但是，由于地塞米松得在当地外购又是处方药，不方便买到，于是家人就给 YSK 先生单独口服立普妥治疗。我认为只要老人能活动，不必太担心血栓形成，短期用用氨甲环酸也无妨。因此，后来他使用的是立普妥与氨甲环酸的联合治疗。但氨甲环酸使用时需要顾忌老年人凝血功能的改变，因此希望他早点停用。在治疗 2 个月后，他外孙女传过来的复查 CT 片显示老先生已经基本治愈（图 2-33e），他的症状也基本缓解，医患两欢。

在治疗慢性硬膜下血肿和其他脑病过程中，我经常在门诊接待患者家属而不是患者本人。因为有的患者年纪很大或行动不便或长期卧床，而家里没有年轻人可以帮忙，只能是派出代表来我门诊求助，我依靠病例资料和听家属反映的情况来提供咨询。这种是不是也违反了老师们的教诲呢？我想一定是违反了的。因为有许多疾病如果医生不能亲见患者，其诊疗一定是不可靠、不安全的。例如，我经常被邀请去为各地的危重患者做“是否还能苏醒，有没有希望”的判断。此时，但凡有可能，我一定坚持面见患者，亲自查体和判断，到目前为止还没有错误判断过。但像慢性硬膜下血肿这样发展较慢、发病潜隐和容许我们有足够时间观察的疾病，我自认为比较适合在远程或者由家属代劳到门诊就医。而一些已经处于稳定期，在家中又出不来的患者，选择亲人代劳就医，也是没有办法的选择。我变通了老师的教诲，希望老师们能够谅解。但是，因为此变通，这位远在新疆、更有远在国外的就医极其不方便的患者都受益了。

6. 但愿老人家平安

2020 年春季，疫情肆虐。武汉，这个我曾多次到访、有好朋友、好同学的美丽的樱花之城陷入了百年不遇的大劫难中。这时，一位原来为她母亲治病，曾求助过我的女士联系我，说她和她的兄弟姊妹都在外地生活，而她母亲独自在武汉生活。现在她母亲多处关节酸痛，问我是不是阿托伐他汀钙引起的横纹肌溶解。我想起来了，她母亲 LS 女士，是 4 年前我的网络患者。回顾起来，LS 女士的治疗充满了不确定性，我的心路颇不平静。

2015 年 12 月，当时 LS 女士已届 83 岁高龄，但一个人生活在湖北武汉，只有她的女儿为她雇的保姆陪着。当时她因为口服了那个著名的北方“药酒”后头痛，但是睡一夜后头痛消失。从此，她阵发性发作腰痛腿痛，并逐步走路不稳。她到当地著名的医院神经外科查头颅 MRI 影像，当地医生的诊断是右侧硬膜下有积血和积液，还有脑梗死、脑萎缩和中线向左侧移位等变化（图 2-34a）。当时，当地医院要求给她做手术。但是因为 LS 老人的家人不在身边，虽然有保姆陪着老人，老人却害怕做手术。老人的女儿居住在东北，远离武汉，日夜担心她母亲的手术风险，也担心无亲人照顾母亲，几乎崩溃。后来老人的女儿找到我，试着从好大夫在线进行网络咨询诊疗，我抱着试试看的办法，采用了我们当时刚刚推出的他汀单药疗法。幸运的是，老人从 2016 年 1 月 12 日开始服药，而且仅仅服药 1 个月，2 月 12 日复查的 CT 片显示，老人的血肿消失了 90%（图 2-34b）。这仅仅 1 个月单服阿托伐他汀钙的治疗效果，让她和她的女儿顿时觉得生活充满了希望。当时她的女儿还在好大夫在线上为我写了满满一段感谢的话。后来老人发生了耳鸣，且自以为耳鸣跟他汀有关，自己就把他汀给停了。要不是她女儿在 2020 年 4 月再次通过好大夫网站联络我，我几乎已经淡忘了 LS 老人。现在她女儿的疑惑是老人家出现了幻听，这种症状与 2016 年年初得慢性硬膜下血肿时的症状一样，她怀疑是否慢性硬膜下血肿复发，咨询我再吃阿托伐

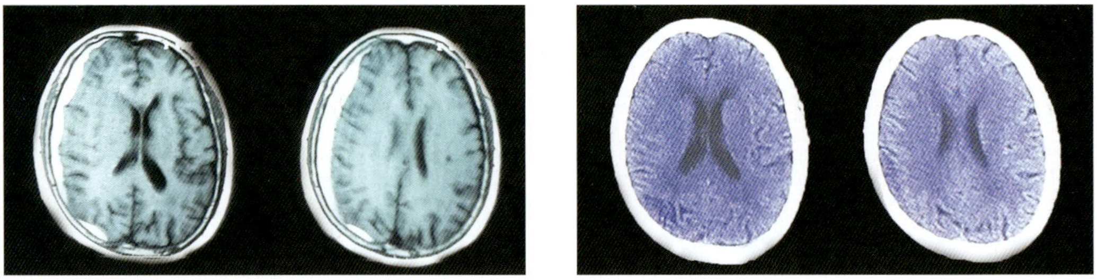

a　　b

图 2-34　a. 头外伤后首次就诊的头颅 MRI 影像，当地医生的诊断是右侧硬膜下有积血和积液，还有陈旧脑梗死；b. 服用单药阿托伐他汀钙 1 个月后，血肿完全消失。

他汀钙行不行，她母亲吃了他汀后四肢酸痛，她就怀疑是他汀的不良反应。我让她去复查一下头部影像，并向她说明慢性硬膜下血肿的治疗需要影像学确诊，不能推测。但是 LS 及其家人却因恐惧武汉的疫情，不敢去医院。因此拿不到可以作为诊断依据的影像资料。

老人家初发的耳鸣是在血肿消失之后发生的，应该与血肿无关。她或许原本就有神经性耳鸣症状，或许是老年性退行性疾病的前兆？医学路崎岖，我没有见到患者，也不具备神经性耳鸣的诊疗经验，因此只能告诉她的女儿，让她还是要送老人去医院接受检查，不能耽误了。但愿度过新冠肺炎劫难的老人，能继续平安幸福。更希望她能尽快得到确诊和合适的治疗。由于病情复杂，疫情又阻挡了她去做检查化验，我为老人家不能得到及时诊疗而感到十分遗憾。不知这次疫情间接伤害了多少无辜的患者啊。

这是又一位因为生活工作而与儿女分离、长期独居的超高龄老人。虽然她的子女或者她本人经济条件不错，还能雇保姆照顾老人，但是毕竟亲人分离。这次武汉疫情，更让她们受尽了分离的痛苦……十分庆幸的是，这位已经 90 岁的坚强老人家在这场病毒浩劫中安然无恙。我希望她老人家继续健康长寿。

第十一节 远道求医者

网络时代造就了无限的可能和无数的网红医生，许多患者也从网络上层出不穷的智慧门诊、智慧医院中获益。“好大夫在线”是网络上最火爆的收费咨询平台之一，但是很多医生在此完全是义务为患者服务，目的就是尽可能用自己掌握的诊疗技能来回报社会。我的一位神经外科师弟，这几年已在网络医疗机构中为几百万患者做过义务咨询；我的另一位神经内科同事，其好大夫工作站点击量超过千万次。我比起他们还差很多。其中的原因，与其说是神经外科相对小众，还不如说是我投入的时间精力不够。最重要的一点是：我自己也更看重面对面的诊疗。尽管我在网络上（或称“线上”）已经帮助了几百人，但还有一些跟我观点类似，觉得还是“线下”靠谱的患者，不远千里来找我面对面诊疗。这种千里寻医来我门诊的患者，并不是因为他们好奇想要见见江医生，而是因为他们相信，面对面诊疗才是真切的……

本章会讲几位非得见我面对面诊疗的患者的治疗故事。

1. 内敛但胸有激情的检察官

尊敬的江主任，感谢您精心有效的对症治疗，使我得以痊愈，并解除了思想上的担忧，心中甚是欣慰。中国之大，巧遇不多，能遇到您，治愈我的病，实乃我的幸运。特别是采用药物疗法，不用在头部手术开刀，极大地杜绝和防范了术后风险和负面预后，而且便捷经济，可谓“巧方仁术，康惠患者”。同时，也为慢性硬膜下血肿病症疗法做了一个有益的探索和创新。今后，如有类似情况的患者，我一定会向他们推荐医术高明的江主任您。

……

欢迎江主任以后有空一定来大美青海做客！

这段文字是一个十分内向的来自青海的患者写给我的。

由于神经外科重症（NICU）专业的特点，涉及多学科，所以经常要去做多学科协作（MDT）诊疗工作，而不开展 MDT 就没有出头之日，因此但凡是我国 NICU 的教授，都多多少少掌握了一些多学科知识，并且跟相关学科的专家们都有所交集，都如梁山好汉一样朋友众多、心胸开阔、豪爽仗义。我从事该专业 10 年来所交往认识的学术朋友比以往我求学、工作期间认识的所有朋友加起来还要多一倍以上。因此我有机会学习、走访除西藏、青海外的所有省市，也帮助过除祖国台湾省、澳门特别行政区之外的各地患者。而 WG 先生是我接诊的第一例来自青海西宁的患者，我格外珍惜这次诊疗机会。

WG 先生 52 岁，估计不是因为这次伤病变得不爱说话，而是天生就不爱说话。他怎么受伤的我不是很清楚。2017 年 4 月，他到我门诊找我，那时他确诊硬膜下血肿已经近半个月了。从头颅 CT 上看，血肿不小，双侧大脑受压明显，沟回几乎看不到（图 2-35a）。他头痛明显，尤其是低头、咳嗽或用力时更加明显，这给了他很大的困扰。因为得了这个病，他找当地神经外科医生诊疗，但是遇到的医生都建议他马上手术。而他是检察官，努力上进，正准备考另一门法律专业执照。他担心手术会影响脑子，因此从网络上搜索非手术疗法，找到了我，这样我们才认识。WG 先生的忧虑我隔空就能感觉到。他的话不多，笑容也不多，只是聆听我的讲话。

我给他详细说明了阿托伐他汀钙治疗慢性硬膜下血肿这种新的治疗方法的由来，以及可能产生的不良反应，并提出第二套方案让他选择。他说他同意接受第一套方案，因为头痛太难受了。但是他在门诊只能短暂停留，因为有急事要去北京，他会自己回去买药吃。我叫他在“好大夫在线”上登记，然后上传他的所有病例资料，以便于我好好研究一下他的治疗方案。结果，他传过来的化验单显示明显的凝血障碍。我担心出现危险，紧急从“好大夫在线”上寻找他的电话并联系到他，询问他吃过什么药。他告知我刚刚不久前去西藏林芝培训，吃了几天红景天。我这才知道这个著名的改善供氧的药物具备如此强大的抗凝血功能。他说再也不吃红景天了。我不知道他这几天病情加重是否因为红景天，但至少停掉它是对的。接下来就是他吃药，我定期随访，并逐步看到他的血肿在减小。刚开始他为病程进展缓慢着急。而慢性硬膜下血肿治疗中经常出现的一个情况是，随着血肿的减少，患者会感到阵发性的头部疼痛，常常是一过性的，发作后就好。这种情况在 WG 身上也发生了。我因为已经见过不少这样的病例，因此觉得无须恐慌，就向他解释，让他宽心。我告诉他，除非再受伤或者是没有遵从我的医嘱去做一些不安全的动作，还没有见过哪个患者因为治疗中偶发头痛而发生血肿复发的。偶发头痛的原因可能是在血肿缩小过程中牵拉了硬脑膜所致，而硬脑膜上布满了感觉神经。刚开始他为病程进展缓慢着急，听了我的解释就安心多了。他没有选择口服他汀加激素，而是单服阿托伐他汀钙。很幸运，2 周左右的头颅 CT 复查就显示血肿减少，说明他属于对他汀比较敏感的患者，我乐见其成。从我的门诊回去后，他每次的神经影像复查都显示血肿在减少，他也越来越有信心，后来症状消失了，而且他又忙，也就没有频繁复查。一直到 2017 年 7 月，他才得空去复查，结果显示血肿已彻底消失（图 2-35b）。然后这个内敛的 WG 先生，就给了我开头的那一大段赞美之词。一个说话很少的人，一下子说这么多话，对我的感激是多么的真诚。谁不爱被赞美？何况是这样一个不爱说话的内向人儿的赞美？

我珍惜这样的赞美，也真心为一个检察官的康复高兴。

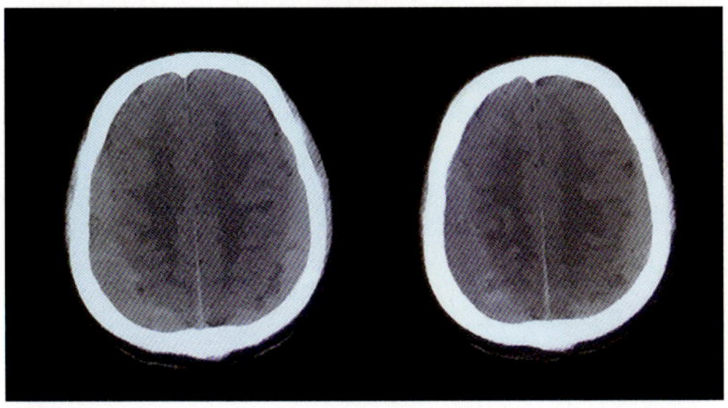

a

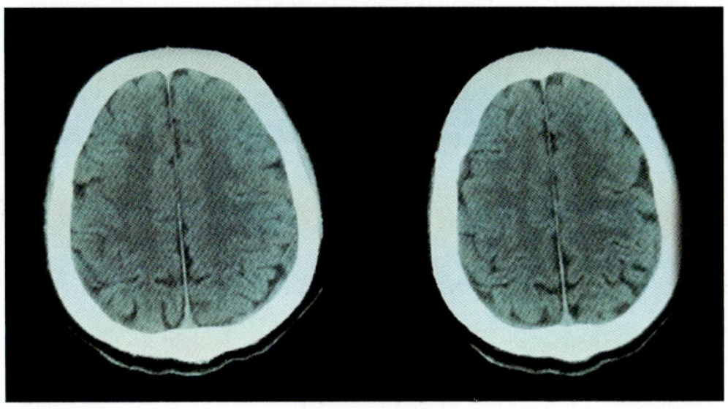

b

图 2-35　a. 首次就诊的头颅 CT，血肿位于双侧，大脑受压明显，沟回几乎看不到；b. 患者最后一次复查头颅 CT，血肿已经完全消失，脑结构基本恢复正常。

2. 远道而来的术后复发患者

WCC 先生是通过我院特需专家门诊挂号找到我的。这个特需专家门诊是我们医院为提高专家声誉特设的，一个号就 300 元，是我平时专家号挂号费的 10 倍，专门给需要优质服务的患者设立的。来这样的门诊，患者享受一对一服务，可以跟医生尽情沟通。我觉得这种待遇要是给心理科患者好像更适合。约我特需门诊的患者并不多，因此每一位都给我留下了深刻印象。他们多数来自其他城市。当我院的门诊预约科工作人员问我愿不愿意看这位患者时，我当然马上答应了下来。但是这时候已经是国庆长假，我就问我们的预约科工作人员能否帮我跟患者商量顺延几天？预约科的工作人员说，患者就是慕名而来，非你看不走。患者已经订了宾馆，在天津住几天，等我。这是一个心诚的患者。

2019 年 10 月 7 日，我如约在特需门诊室见到了 WCC 先生。他夫人陪着他。他 46 岁，衣着不俗，面带微笑，为见着我而高兴。WCC 先生是河南人，在上海发展，事业发展得不错，5 个月前因装修自己的大房子不慎从高处坠落后意识不清，在当地确诊为左额顶脑挫裂伤蛛网膜下隙出血。未做手术而是非手术治疗好转后出院。约 1 个月后，WCC 先生突然昏迷，CT 检查显示他的头颅左侧有巨大型硬膜下血肿（图 2-36a）。在当地神经外科急诊行钻孔引流术后，意识恢复正常。但是术后 1 个月再次出现较大血肿，按照当地医生的建议（这个当地医生应该是听过我的讲课），自服阿托伐他汀钙。但是，服药持续了 2 个月，他自觉神经症状变化不大。因此，打听到我是念这个他汀疗法“真经”的人，他就专门到津请我当面诊治。我仔细看了他的影像学资料，判断术后在血肿原位出现了新的血肿，且该血肿并没有因为阿托伐他汀钙的治疗而迅速消失（图 2-36b）。于是跟他解释了我的阿托伐他汀钙加激素优化治疗方案。WCC 很爽快地答应选择优化治疗方案。我帮他开具了必要的检查，以排除他汀和糖皮质激素应用的相对禁忌证，然后给了他一个持续 4 周的他汀加地塞米松治疗方案，并要他承诺定期随访。我们也建立了好大夫在线联系。结果 2 周即见到血肿明显减少，再过 1 个月血肿几乎完全消失了（图 2-36c）。WCC 先生非常高兴，说他的天津之行没有白来。

我跟他开玩笑地说，以后装修房子这种粗活是否可以雇一个专业点、年轻点的人干。在我治疗的几百例患者中，多数是老年人，但是 40 岁左右的不老不少的壮年人也不少见。而且这个年龄段的壮年人大脑多数饱满，同样发生硬膜下血肿，在他们这里就会产生较高的颅内压力，症状反而更重。因此，相对更多的壮年患者接受了手术

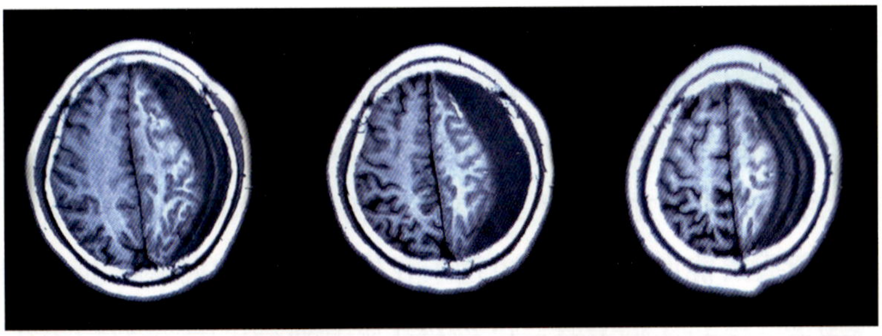

a

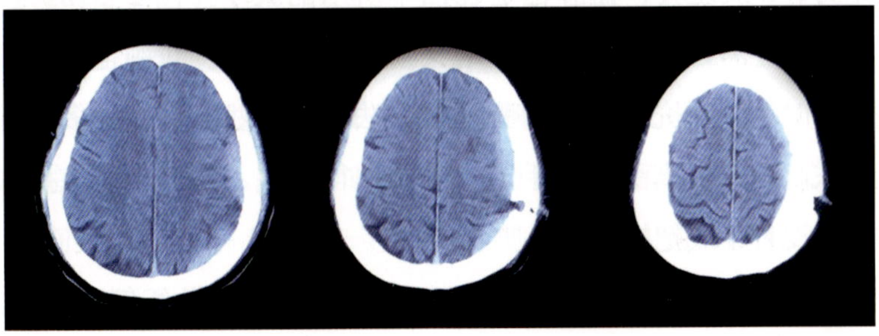

b

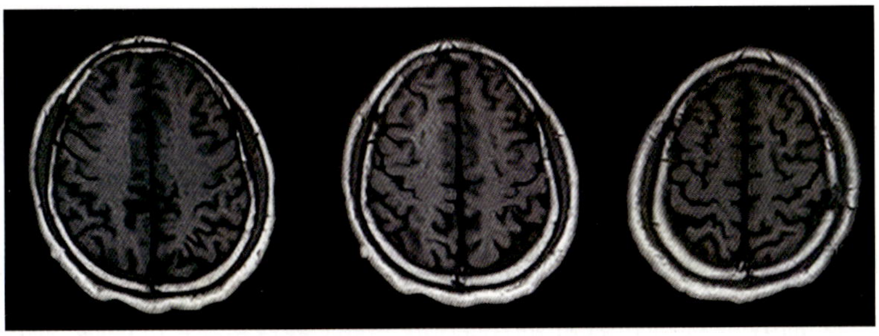

c

图 2-36 a. 发病入院后的头颅 CT 检查显示，颅内左侧有巨大硬膜下血肿；b. 阿托伐他汀钙治疗 2 个月后，血肿仍未消失；c. 阿托伐他汀钙联合激素治疗 1.5 个月，血肿消失。

治疗。慢性硬膜下血肿是偏爱男性中老年人的。因为这个阶段的中年人生活和工作压力双双到了极限，但是体力开始下降，所以我们应该预防受伤并加强体育锻炼。

3. 治疗波折导致一个家庭焦躁无奈

2019 年 12 月的某天，我接到一个电话，来自北京。是一个患者家属通过北京某医院神经外科我的朋友介绍来找我的。听他的语气，就觉得他比较焦急。他父亲 LWY，63 岁，3 个月前在小区被一小伙子开车撞倒后，多处损伤，昏迷。后来意识转好，虽然不完全认人，但是有时可以正确表达和配合护理，到北京某医院做康复和

第三章

03

患者永远是我的老师

“患者是医生的老师”这句话不知是谁发明的，当我在百度里输入这句话时，一下就查到了16条相关信息。我才得知，说过这句话的有已经去世的王忠诚院士，有中医名家，有呼吸科教授，小儿科专家，还有我的好友——哈尔滨医科大学第二医院的蒋传路教授等。对于一个研究新疗法的医生来说，应该更能体会“患者是医生的老师”这句话的分量。新疗法之所以新，在于没有文献记录、没有经验可循，一切均需要自己去摸索。而接受新疗法的患者，要么是难治性疾病没有选择，要么是有特殊情况不适合经典疗法，要么是有特殊需求需要新疗法……医生则通过观察新疗法患者的症状和体征及各种化验、检查的变化，侦测新疗法对某种疾病的作用、不良反应以及治疗导致的患者感官变化和带来的社会效益等，给新疗法定性。新疗法有益，则推向更多的患者，有害则适可而止或优化改进后再努力试行。我和张建宁教授研究阿托伐他汀钙治疗慢性硬膜下血肿，大抵就是经历了这个过程，而我们的患者除了部分是有自己特殊的需求外，更多的是信任我们，主动选择我们的方法。我们的所得所见，都是来自患者的检查、化验和体验。我有几百个这样的患者老师。

的后果，加上当前医患矛盾巨大、医患缺少互信，医生不敢用药是可以理解的。但显然，如果积极用药，这例患者可能还会有另一个结局。我很为患者的不幸悲哀，更为当前的医患缺少互信、医患矛盾巨大将医生推到不敢稍微创新的绝境中的现实而忧虑。要想让患者获得最好的治疗，就得有医疗环境的改善。

3. 寿高者有福

LZL 先生瘦高，91 岁，不善言辞，面带微笑，一看就是德高有福的人。2019 年 1 月 8 日，他由儿子陪着来住院。而他儿子 L 先生是我们医院的同事。日常工作中，我总与 L 先生见面，见面点头互相微笑致意，却不知其姓名。这回倒是互相认识了。他告知我，他父亲 LZL 老先生 10 年前植入了主动脉弓支架，长期口服华法林和瑞舒伐他汀。老人家在上个月不慎磕到头部后，右手渐渐不能持筷，也无法自主走路了。家人送他到医院查 CT，被诊断为左侧硬膜下血肿（图 3-3a）。从血肿大小、对脑室的影响和中线移位等判断，这个血肿已具有手术指征。但有医学背景的 L 先生知道他父亲口服的华法林会导致凝血机制障碍，是手术禁忌证。何况还是超高龄患者。他辗转找到我，我们建立了良好的信任感。我吸取了前文 HJR 女士的经验教训：① 要求家属 24 小时不间断监护，避免磕碰受伤；② 停华法林和瑞舒伐他汀；③ 全面检测患者的身体基本状况、肝肾功能和血脂血糖情况。然后开始实施阿托伐他汀钙联合地塞米松治疗。并在治疗 3 天后开始间断地监测凝血功能。因凝血功能检查显示其 INR 偏向正常值下限，开始以低分子肝素钙皮下注射维持凝血功能在容许范围内。联合用药仅 6 天，LZL 老先生就开始右手持筷、右腿下地行走了。头颅 CT 检查发现，血肿已经略微减少。通过低分子肝素钙的皮下注射，我把 INR 控制在略低于正常值的下限内。一个 4 周疗程后，硬膜下血肿进一步缩小（图 3-3b）。我偶尔打个电话，以保持随访并指导小 L 开始逐步让他父亲口服华法林。因情况正常，我没有强求他回来随访。4 个月后回访复查 CT，血肿已经几乎完全吸收（图 3-3c）。患者本人已经没有任何神经症状和体征。

长期口服抗凝药的出血患者，其治疗不仅对医生，对家属也是难题。积极手术可能导致更多出血；不积极手术则生命危险……可以说 LZL 老先生的治疗成功，是在我们借鉴了 HJR 女士和 LHX 治疗流程中的经验与教训获得的。我们从 HJR 女士的治疗经历中初步领会了华法林转接到低分子肝素钙是可行的。这项转接则成就了 LZL 老先生的治疗成功且没有不良反应。LZL 老先生原来长期口服瑞舒伐他汀，瑞舒伐他汀是

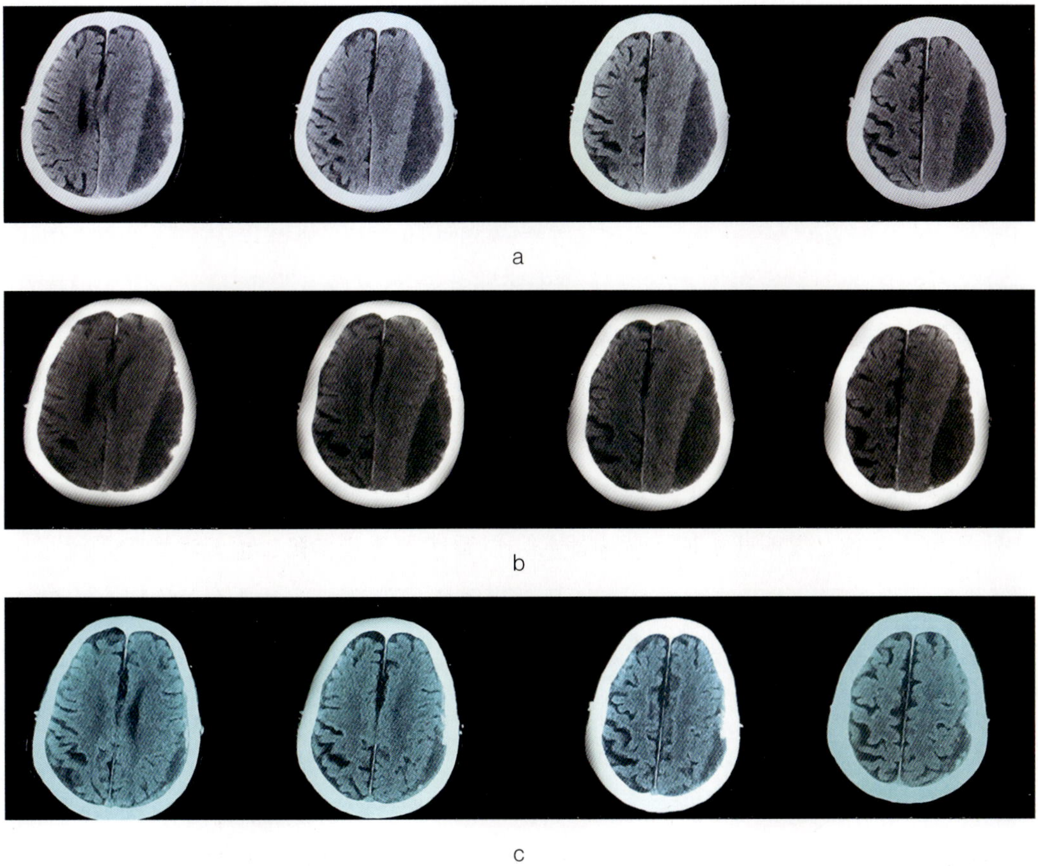

图 3-3　a. 首次就医，查头颅 CT 显示为左侧硬膜下血肿；b. 口服阿托伐他汀钙联合地塞米松 4 周后，头颅 CT 检查示该硬膜下血肿在减小；c. 4 个月后复查头颅 CT，显示血肿几乎完全消失。

否跟阿托伐他汀钙一样也可促进慢性硬膜下血肿吸收？因没有让他继续口服瑞舒伐他汀，我暂时回答不了这个问题。

LZL 先生的儿子与我经常相遇，但他却是通过其他教授的推荐来找我的，说明好多同事都不知道我有治疗慢性硬膜下血肿的一技之长。如果有更多的患者或家属知道，我应该可以治好更多如 LZL 老先生一样的患者。

4. 上海有知音

医生显然是知识分子，知识分子十分看重自己的“尊严”和“面子”。因此，医生没有不喜欢被患者、患者家属，尤其是同行夸赞的。医生的最高荣耀莫过于你的发明被同行应用和证实。医生显然又是手艺匠人，喜欢展示自己成功的治疗案例，把自己的成功之作当宝贝一样珍藏。我在“好大夫在线”上接诊的这位 LSQ 先生就给我带来了我作为医生知识分子和手艺匠人的双重惊喜。

LSQ先生71岁，是一位曾在南开大学学习、毕业，并在天津居住长达10年，对20世纪60年代的天津充满了感情的老南开人。离开天津南开大学后，他长期工作在上海。2016年1月，他于一次夜间起床时不慎摔倒，当时的头颅CT检查完全正常。2个月后他复查头颅CT时被确诊为慢性硬膜下血肿。他的血肿位于左侧，为低密度和中等密度混杂，脑室没有明显受压，中线略向右侧偏移（图3-4a）。他此前因一次小卒中、心脏二尖瓣轻度狭窄（做过经皮球囊扩张术）和房颤，开始长期口服华法林，每天口服1.5片，保持INR在2.4左右（控制在此值，说明口服华法林发挥了抗凝作用）。LSQ先生虽然不是学医出身，可他有学识，非常清楚手术与凝血的冲突，忧心忡忡。但他有幸入住了上海市某医院，该院的神经外科主任是我多年好友，对我的医学成果从来深信不疑。该主任和他的团队看了老先生的CT片，就非常明确地告诉老先生，得这种病的患者多数可以通过口服阿托伐他汀钙治愈，不必太担心手术与凝血冲突的问题。于是从就诊第一天起LSQ先生就停用华法林，开始口服立普妥。当他得知这个方法是天津医生发明的，他就下决心找到我。2016年3月，他终于通过“好大夫在线”找到了我，问我如何调整华法林？他还想知道，他原本已经约好的治疗房颤的射频消融手术还能不能按时去做？我恰好有前期经验，于是帮他做了详尽

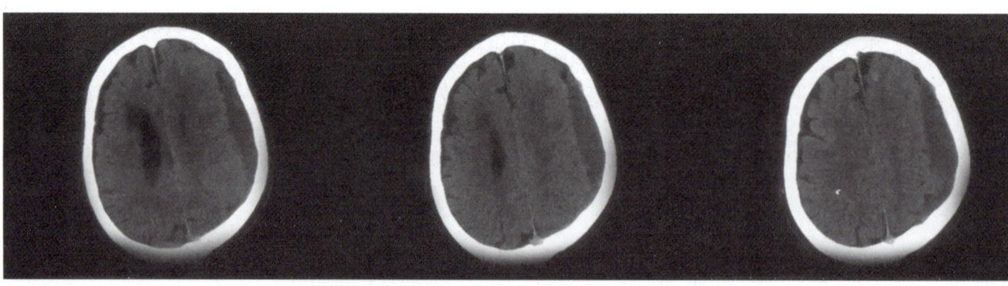

a

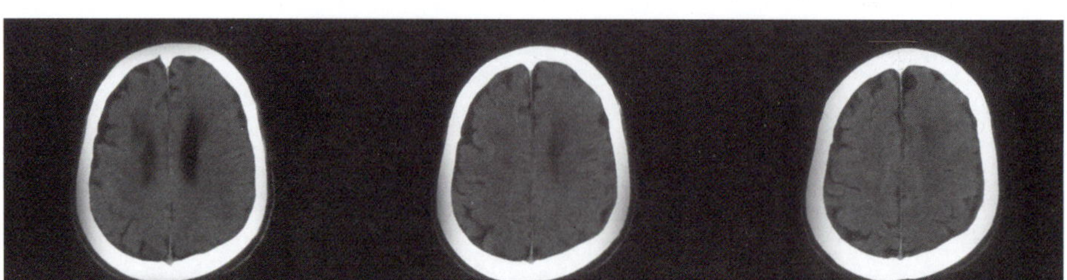

b

图3-4　a. 第一次住院时的头颅CT，显示血肿位于颅骨左侧，为低密度和中等密度混杂，脑室没有明显受压，中线略向右侧偏移；b. 单纯口服他汀2个月，头颅CT显示血肿已经完全吸收。

的分析。他上传了在上海我的主任好友所在医院复查的 CT 片，显示血肿已经完全吸收（图 3-4b）。整个治疗花费了 2 个月整。我明确且肯定地告诉 LSQ 先生，他可以继续口服华法林和准备接受射频消融术了。老先生因年迈，上传 CT 片就花了不少时间。当看到我给他的指导信息时，他非常激动，连说看到我们总医院的信息，就想起他在天津的 10 年岁月，对我的指导“无以报答”。其实，我比他还高兴。一是我的好友验证了我的发明，且在主动推广，属于多中心的经验，进一步证实了这个发明的有效性；二是 LSQ 老先生的经历提示我，长期口服华法林预防房颤的患者，即使暂停华法林 2 个月左右也可能不会出问题。他跟前文所述的那位 LHX 先生的境遇完全不同。这可能与 LHX 先生有多发的血管病变而 LSQ 血管基础尚好有关。我的收获又将帮助到其他的患者。

如此的医患互动和互信，再次证实患者是医生永远的老师，而医生是患者永远的依靠。

第二节 长期口服抗板药的风险

进入 21 世纪以来，血管介入专业的发展如火如荼。今天的心内科专业人士已经“垄断”了冠脉狭窄患者的支架业务，而脑血管专业的介入事业也非常发达。据统计，世界范围内介入治疗脑血管病的病例数已经超越了开颅手术治疗的病例数。脑血管专业已经有脱离神经科或神经外科、自成体系的趋势。但是支架植入的普及会导致支架相关的抑血小板聚集药物（简称抗板药物）使用率急剧增加，从而使抗板药相关脑出血的发病率明显增加，这成为神经外科临床治疗的又一难题。同样地，这一情况也会影响慢性硬膜下血肿。而且选择何时恢复抗血小板药物，首先恢复哪一种抗血小板药物还都没有共识。而这种恢复抗血小板药物的决策可能决定患者的病情走向、病程和预后情况。

1. 首次尝试抗血小板药的恢复

JJQ 先生，64 岁，因心肌梗死放置冠脉支架并长期口服阿司匹林近 3 年。先前有脑梗死病史。平时自服倍林达（替格瑞洛，一种抑制血小板聚集药）。2019 年 3

月 14 日，他突然言语失逻辑，右下肢无力，不能独立行走。头颅 CT 检查显示左侧急性硬膜下血肿。收住院后反复询问、排除外伤史，查体意识清楚，不能对答，肢体可动，精神较差。停用倍林达，给予对症治疗。1 周后演变成左侧亚急性硬膜下血肿（图 3-5a）。我安排他住院，向家属充分交代病情和阿托伐他汀钙治疗的有关风险和益处后，给予患者他汀加激素治疗。1 周后患者血肿有一过性增大（图 3-5b），但血肿密度逐步降低，患者症状没有加重。借鉴前文 SCG 先生的经验，我们没有立即安排 JJQ 先生做手术。在与家属充分沟通后，又继续予患者他汀加激素治疗，之后患者症状逐步减轻，言语及右侧肢体功能恢复良好。然后我又根据花生四烯酸血小板聚集试验和 ADP 血小板聚集试验的结果，让老先生开始口服阿司匹林，叮嘱其注意事项。告知家属如果患者有持续而加重的头痛和恶心呕吐症状，就需要来医院的神经外科急诊就诊。随后我们安排他出院并嘱咐定期复查。1 个月后患者复查头颅 CT，血肿

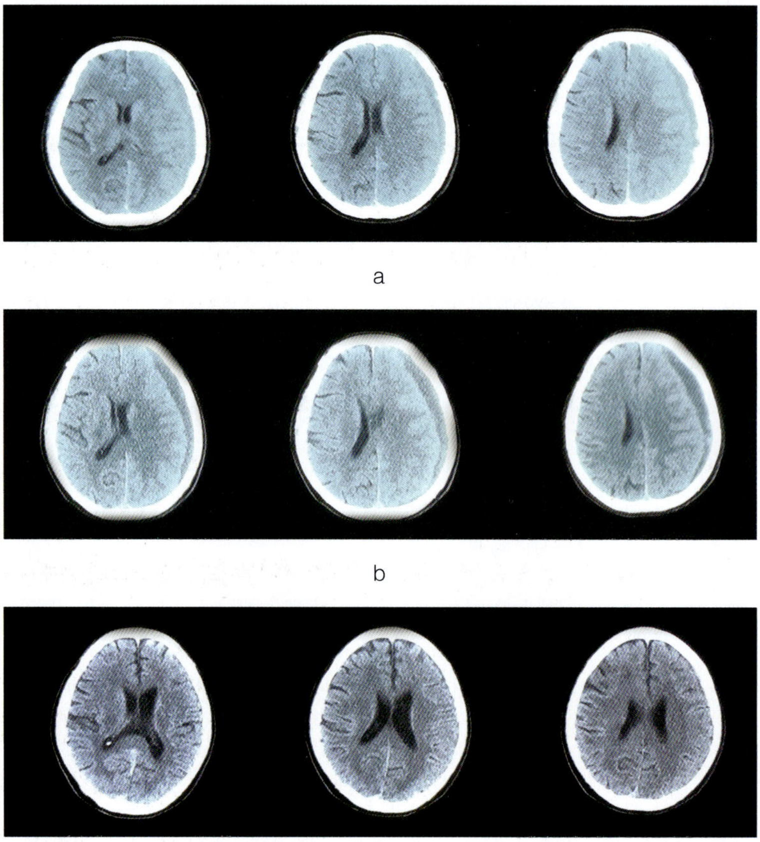

a

b

c

图 3-5　a. 头颅 CT 检查显示左侧亚急性硬膜下血肿；b. 他汀联合激素治疗 1 周后，患者血肿有一过性增大；c. 1 个月后头颅 CT 复查，血肿已完全消失。

已完全消失（图 3-5c）。老先生初次门诊就诊时不能说话，而这次复查依旧言语不多，但当得知自己已经完全治愈，他高兴得眉开眼笑。我跟他合了影，他突然坐得笔直，并且开口说话，言辞清楚，把陪他来的家人都给逗乐了。

接诊 JJQ 先生已经 2 个月了，我是第一次看到老先生灿烂的笑容以及他步履坚实走路的样子。我也格外高兴。其实，令我更高兴的是我已经初步掌握了如何给放置血管支架的患者停用抗血小板药物，以及如何桥接它们。其实这都是 JJQ 先生教会了我。

2. JHT 先生的再验证

JHT 先生，78 岁。他同时患有脑梗死、心绞痛和糖尿病，心脏有 7 个支架。长期口服阿司匹林。2019 年 10 月 24 日因双侧头部摔伤后短暂意识障碍入院。头颅 CT 检查发现有急性右侧硬膜下血肿，遂来院诊疗。由于血肿来得凶猛，患者出现意识不清，一开始就收到了神经重症病房。他的家属第一次看到这种阵势，很恐慌，甚至已经做好了后事准备。我们向家属交代病情，准备等他老人家度过血小板代谢期（7~14 天）后，再为他做手术；并且交代，如果病情急剧变化，可能当晚就得做一个边输血小板、边开颅的大手术，手术的风险极大。家里人考虑到老先生的基础状况，经过商量后决定拒绝手术治疗。好在我的团队已经积累了丰富经验，大家共同努力，通过脱水、维持较高渗透压等治疗手段，逐步让老先生的病情稳定了下来，没有发生新的出血。JHT 先生也逐渐恢复了意识。为了使他得到更好的照顾，我把他转出了重症病房，此时血肿已经变成亚急性血肿。我向家属推荐阿托伐他汀钙联合地塞米松治疗方案，告知他们可能还是无法避免风险。家属表示，只要不手术，什么治疗和结果都可以接受，这解除了我的顾虑。但是，确保 JHT 先生不出危险，我心里还是没有底。好在 11 天后头颅 MRI 显示，该急性血肿已变成慢性血肿，而且血肿在逐步减少（图 3-6a）。为了防止他的心肌梗死复发或新发，我们监测他的血小板聚集率，发现花生四烯酸诱导的聚集率已经达到 90%（抑制率 10%），此时我们的他汀加激素治疗仅 2 周，但是已经观察到血肿吸收。于是我再次决定在患者家属充分知情的情况下，开始恢复阿司匹林的口服治疗。此后我们间断监测他的血小板聚集率，确保抑制率不低于 10%。2 个月后复查，老先生的血肿已完全吸收（图 3-6b），而花生四烯酸诱导的血小板抑制率达到了 60%。出院至今，JHT 先生继续口服阿司匹林，随访至今没有出现危险。

JHT 先生的诊疗经历，教会我当遇到长期口服阿司匹林的急性硬膜下血肿老年患

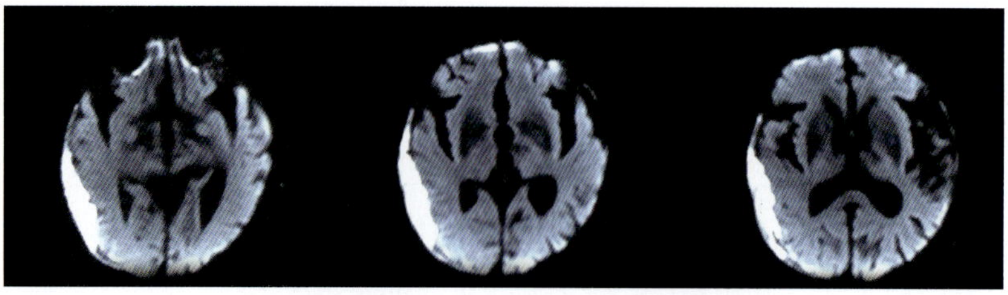

a

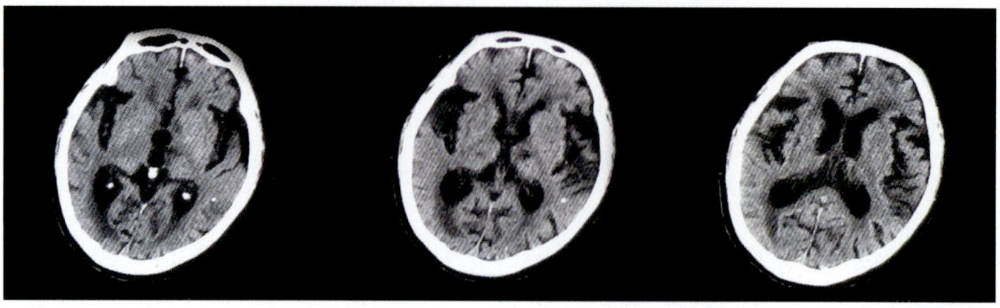

b

图 3-6　a. 11 天后头颅 MRI 显示该急性血肿已变成慢性血肿，而且血肿在逐步减少；b. 2 个月后的头颅 CT 复查，血肿已经完全吸收。

者时，该采取什么样的合理策略。这也再次验证了我用于 JJQ 老人的抗板药转接方法是正确的。这让我总结出了：在慢性硬膜下血肿治疗过程中，如果遇到长期口服抗板药或者因病情需要必须使用抗板药治疗的患者，应遵循“血肿吸收再抗板，抗板监测聚集率”的规则。后来的治疗经历也逐步验证了这条规则，我以此作为原则指导其他类似患者的治疗，转接均简单，而所获效果均可靠且相对安全。我真诚感谢 JHT 先生。

3. 阿司匹林和氯吡格雷的作用可能持续较长时间

ZY 先生 73 岁，因头部外伤 2 个月后头痛头晕求诊于我。他此前因冠脉植入支架长期口服阿司匹林和氯吡格雷。2017 年 8 月 13 日，他求诊于我时，头痛并以活动时明显，但尚可行走。从头颅 CT 上看，他的血肿位于右侧，密度不均，疑似多次出血，中线移位轻微（图 3-7a）。虽然血肿大小足以导致危险，但是 ZY 先生并不希望做手术。我尊重他的要求，但要求他停用阿司匹林和氯吡格雷，并且除监测肝功能之外，还应监测血小板的花生四烯酸聚集试验（AA）和 ADP 聚集试验（ADP）。结果显示 AA 为 8%，ADP 为 30%，为低凝状态，有较高出血危险。我开始使用他汀联合地塞米松复方治疗策略。好在他对治疗敏感，经过约 15 天的治疗已经可以看到血肿明显减少（图 3-7b），神经症状和体征也明显减轻。这给了他很大信心。他的血小

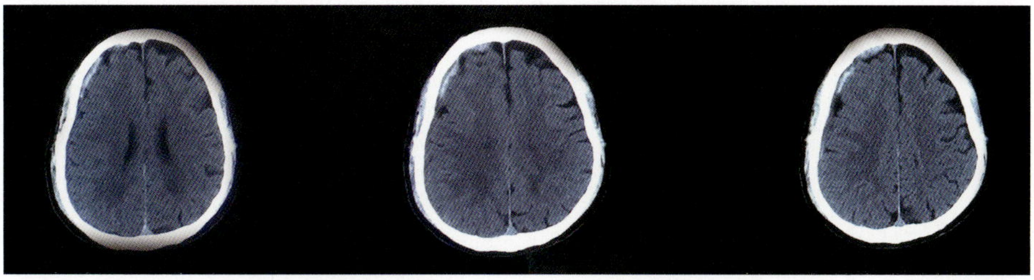

a

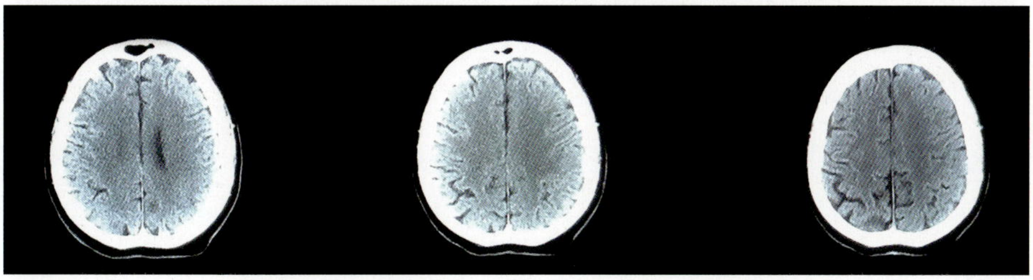

b

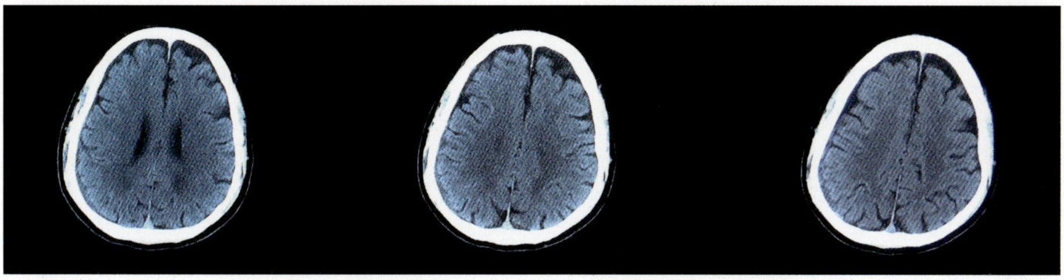

c

图 3-7 a. 第一次复查头颅 CT，见硬膜下血肿位于右侧，密度不均，疑似多次出血，中线移位轻微；b. 阿托伐他汀钙联合激素治疗 15 天后，头颅 CT 见血肿已然缩小；c. 再过 30 天，血肿几乎完全吸收。

板聚集试验检测，仍然是处于低凝状态，但是聚集率较半个月前有所上升，暂时不必恢复抗血小板治疗。我建议他再过半个月先恢复阿司匹林口服。第一次就诊时，老先生不苟言笑，颇为紧张。而面对这样的结果，则开始跟我说笑，仿佛变了一个人。后面的治疗就顺畅了，再过 45 天复查，他的血肿已经完全吸收（图 3-7c）。而阿司匹林和氯吡格雷也均恢复应用，预防冠脉再次梗死。

ZY 对抗板药很敏感，而且作用持久。通常认为，停抗板药后 7~10 天，血小板功能可重新恢复，此时即可恢复手术。但是，ZY 先生停药 15 天后，他的血小板聚集率仍低于 50%。因此我们在他汀联合地塞米松治疗的整个过程中，没有恢复抗板药。但是，我以花生四烯酸诱导血小板聚集试验（AA）和 ADP 诱导血小板聚集试验的结果来决策是否恢复抗板药，这一策略是否正确还有待时间检验。当 ZY 先生知道自己已经痊愈后，十分激动，在诊室中对我连连感谢。而我也是因再一次收获了抗板药的调节经验而对他心存感激。

4. 另一个长期口服双抗的硬膜下血肿患者

YSY 先生 73 岁，他的发病充分体现了一个长期口服双抗患者的危险。他没有外伤史。他自述是洗浴后头部不适，然后过了十几天病情加重后在当地医院查头颅 CT 发现的血肿，且有新鲜出血（图 3-8a）。此前，他因心肌梗死放置了支架，坚持口服阿司匹林和氯吡格雷长达 2 年。有高血压史。在找我就诊之前，曾经就诊过的其他医生给他开具了瑞舒伐他汀，一天一片（10mg）口服。他找我就诊时是 2020 年 1 月 16 日，当时他已经停用了阿司匹林、氯吡格雷，并坚持口服瑞舒伐他汀 40 天。我在门诊给他开具的头颅 CT 复查显示，他的血肿几乎已经消失殆尽（图 3-8b）。花生四

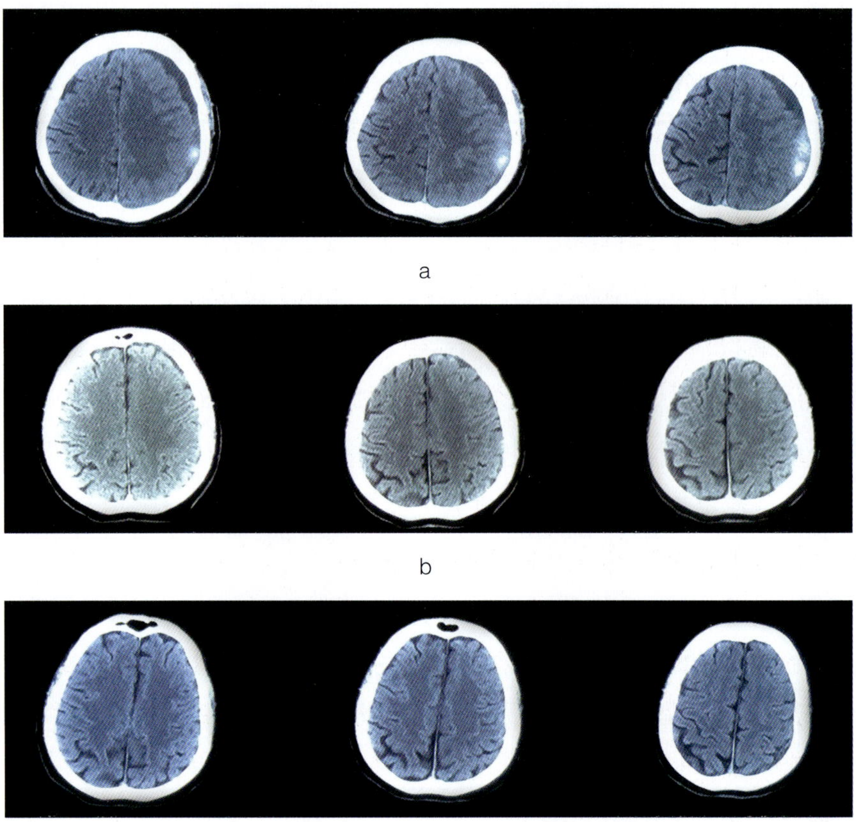

a

b

c

图 3-8　a. 头颅 CT 显示血肿，且有新鲜出血；b. 口服瑞舒伐他汀 40 天，可疑慢性硬膜下血肿即将消失；c. 约 4 个月后，血肿消失。

烯酸血小板聚集试验和 ADP 血小板聚集试验提示尚在可以不加抗血小板药物范围。之后因为新冠疫情暴发，老先生没有来复查。2020 年 4 月 6 日疫情进入平稳阶段后才再次来到我门诊复查。这次来诊步履轻快，神态自然。复查头颅 CT，结果显示他已经完全治愈（图 3-8c）。我嘱咐他即刻恢复两种抗板药。随访至今良好。

YSY 先生的发病及治疗过程提示我，长期口服双抗血小板药物者或许无须外力，自己的血压波动或者受热受凉即可诱发颅内出血。我们有必要进一步检查这类患者的脑血管系统，以排除基础病。另外，瑞舒伐他汀或许对一部分慢性硬膜下血肿患者有效。但这仅仅是个例，还需要更多的经验积累和总结。

5. 恢复氯吡格雷要慎重

目前冠心病患者、血管狭窄患者无论有没有支架植入，不少人均长期口服阿司匹林和氯吡格雷，俗称双抗。在出血性疾病治疗完成或稳定后，是两种药一起恢复？还是先后恢复？目前没有共识和指南可以遵循，具体到慢性硬膜下血肿，更无章可循。现阶段，我们还是靠原始的经验积累。

WFX 先生已经 69 岁，不苟言笑。首次就诊，并未见到 WFX 先生本人，是他女儿带着片子到专家门诊找到我。她是经人介绍（我也不知哪位朋友这样信任我）于 2019 年 4 月 30 日来我门诊就医的。当时老先生被诊断为低颅压性硬膜下血肿。我分析影像和原因后同意这个诊断。WFX 先生的片子显示脑萎缩比较明显，左侧有硬膜下积液，右侧枕顶部有一小圈异常信号，考虑这个就是硬膜下血肿（图 3-9a），他的头晕症状，就是这个引起的。追溯病史，WFX 先生没有任何外伤史，因此我推测他的硬膜下血肿与 WFX 先生每天晨起长时间擤鼻涕（至少半小时）这个习惯有关（我也是第一次见到擤鼻涕可能导致慢性硬膜下出血）。没有外伤史的硬膜下积液一般都是较长时间形成的，发病潜隐，因此暂时是无法确定其来源了。我让 WFX 尽量纠正这个擤鼻涕的习惯，同时鼓励他起来活动（张建宁教授的另一研究团队证实，活动可以增加机体的内皮祖细胞、促进血管生成），再试试我的他汀加小剂量激素方案。而此前的医生是让他头低脚高地静躺了半个月。我明显能感觉到家属的半信半疑，因为这个方案太简单了，而脑出血这个疾病对于一般百姓而言是大于天的疾病，难免会觉得匪夷所思。但是 WFX 先生头低脚高躺了半个月后，实在坚持不住了，家属还是乐于试一试的。我理解并微笑不语。结果半个月后 WFX 先生的头部不适明显好转，头颅 MRI 检查血肿几乎不见了，只剩下硬膜下积液（图 3-9b），患者的症状也在缓解。

家属对我的信任达到了顶峰。

再见WFX先生的女儿是2019年8月5日。她匆匆到病房找我，因为她父亲这次发生巨大硬膜下血肿了。原来老先生在右侧硬膜下血肿康复后，又发生了脑梗死。神经内科医生给他开了双倍剂量的氯吡格雷口服。但在口服抗板药中发生了头部轻微磕碰，就演变成巨大的血肿。我在急诊看到了WFX先生。查看WFX先生神志尚清醒，但问话基本不能答整句，精神似乎也不对，右侧肢体力量明显减弱。头颅MRI显示左侧巨大硬膜下血肿，中线移位明显（图3-9c）。我要立即将他收入院，但是WFX先生此时变得像个孩子，坚决不住院。在我坚持下，他家里做好了他的工作，把他哄进病房，但才进了病房不到2小时，他就自己跑回家了……WFX先生本就不苟言笑，现在因为左侧血肿压迫了语言中枢，就更不说话了。我看这种情况也无法住院管理，就在他家人承诺24小时陪伴、有问题随时到医院急诊寻求手术的条件下，让他先停用氯吡格雷，再启动一期阿托伐他汀钙联合地塞米松的试验性治疗。10天后复查，神经症状和血肿影像都明显好转，皆大欢喜。但是，几天后老先生家人又紧急将他送到急诊了，MRI检查显示血肿仍然巨大，与之前的MRI相比，至少是没有减少，中线移位仍然很明显（图3-9d）。关键是老人家的右侧肢体肌力变得更弱，只能一瘸一拐勉强走路。我看了他刚刚查完的头颅MRI后，很着急，告诉他老伴这种情况要立即手术，不手术非常危险。话音未落，他老伴已经吓得瘫倒在地上，他女儿倒还镇静，赶忙掐住她人中，一会儿才缓过劲来（脑外科的危险性好像因这个部位特殊而与生俱来。我们科一位老主任曾经告诉我，20世纪50年代在我们医院成立全国第一个脑外科时，总医院的坊间传言：脑外科的病不做手术是死，做了手术也是死。当时都没有人愿意做脑外科医生。尽管现在绝大部分脑外科手术都是安全的，但是这种传言对百姓仍然有影响）。我一边解释这个手术是怎么回事，告诉WFX的老伴和女儿钻孔引流手术属于中等风险，一边跟老爷子说准备住院做手术，谁知老爷子一听，扭身一瘸一拐地跑远了，场面顿时乱成一团。还好他女儿能稳得住场面，许诺回去做老爷子工作，尽快送他就医。2天后，老爷子终于在家人陪伴下住进了我的重症监护室。考虑到他的精神状态，我安排他住了单间。再反复跟家属和老爷子本人做工作。达成了先继续非手术治疗、非手术治疗无效再手术这样的“修正主义”治疗方案。

我嘱咐医生给老爷子把激素短暂加量，他汀不变。3天后似乎效果很好，右侧肢体活动和语言都有进步。但我们的治疗小组讨论后觉得老爷子脑梗死约半个多月，神经内科常规使用的抗血小板药物应该还得继续，否则硬膜下血肿没有危险，脑梗死反倒会出更大危险。现在情况好转，应该给他部分恢复抗血小板聚集药了。因此，我们谨慎地将原来双倍剂量的氯吡格雷恢复到单倍剂量。想不到次日一早，WFX 先生的病情突变：意识变深、右侧肢体力量更弱，彻底失语了。复查头颅 MRI 显示血肿增加，似乎还有新鲜出血（图 3–9e）。无奈再次准备手术。而 WFX 的夫人经过几天在神经外科见识一些抢救、手术，也能接受我们的方案了，老爷子此时基本不能言语，不能“逃跑”，也接受我们的治疗。于是，我们紧急给他做了钻孔引流术。术后继续口服他汀加激素，然后逐步调整减停药物，症状和体征持续好转，术后 7 天出院休养，但是血肿仍有残余，于是继续口服他汀加激素。2 周后，见到血肿腔中还有残存血肿，但占位效应很轻微，开始口服阿司匹林。WFX 先生最后一次复查头颅 MRI，显示血肿几乎吸收殆尽（图 3–9f），他汀加激素方案早已结束，阿司匹林持续口服，血小板聚集率在合适范围，老爷子已完全恢复日常活动。

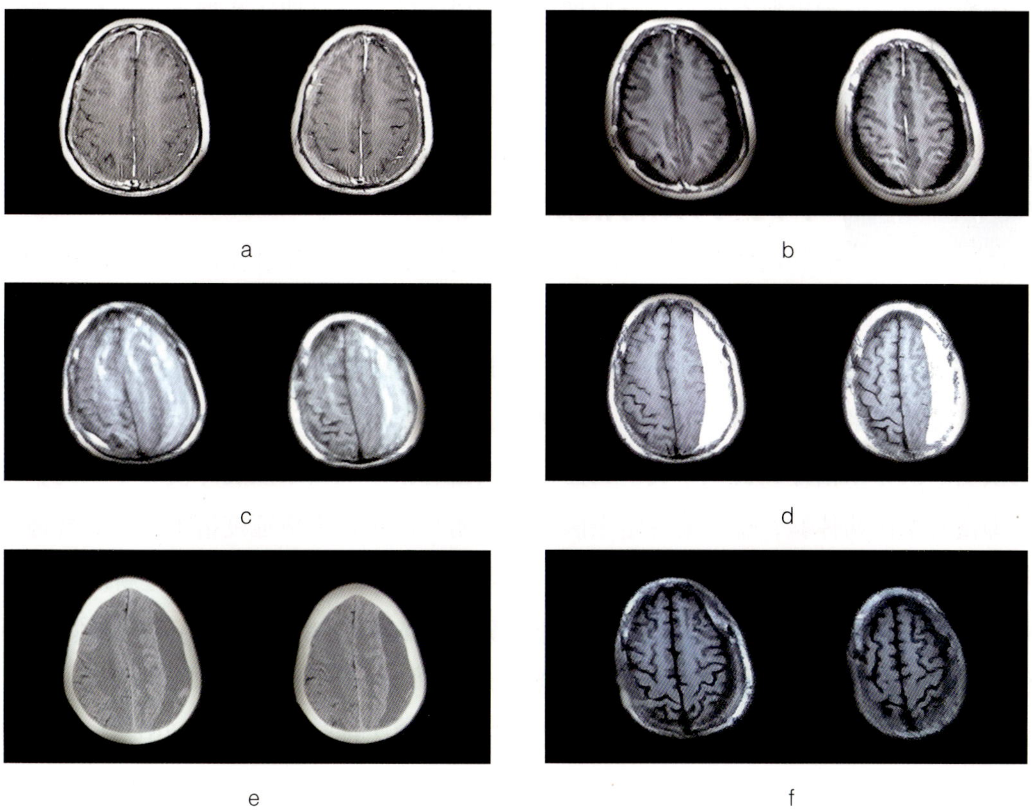

图 3–9　a. 头颅 MRI 检查发现患者脑萎缩较明显，左侧有硬膜下积液，右侧枕顶部有一小圈异常信号，怀疑此处是硬膜下血肿；b. 他汀加激素合用，半个月后患者头部不适明显好转，头颅 MRI 检查显示血肿几乎不见了；c. 头颅 MRI 显示左侧巨大硬膜下血肿，中线移位明显；d. 与之前相比血肿没有减少，中线移位仍然很明显；e. 复查头颅 CT 显示血肿增加，似乎还有新鲜出血；f. 头颅 MRI 显示血肿几乎吸收殆尽。

时。开聊之初，患者还准备了许多问题，但当医生跟患者聊到差不多 30 分钟后，不管患者满意不满意，多数就只会回答医生“Yes”和“Thank you”了。DBC 先生他们一家跟我的交流很简单。2 周后他们一家再来复查，皆大欢喜，血肿已开始变小。但是再过 2 周，女儿诉说他症状加重了，紧急查了头颅 CT 后让我再看，我发现在原来右侧的血肿腔中出现了多处高密度影，提示是新鲜出血（图 3-11b）。我问他有没有重体力活动，有没有吃活血化瘀的药，有没有再次受伤？DBC 红着脸不说话，而他女儿则快人快语地说他这几天有吃活血化瘀的中药，具体是什么药已经记不清了。但是吃完后，头痛就明显加重了。我再次对“中药”敏感起来。严令他不允许在血肿消失之前再服中药。后续治疗开始顺当起来，回访时总是得到 DBC 症状缓解的消息。但再过 1 个月后，DBC 一家又来门诊了，老先生还是满脸愁容，一点也不高兴。原来他的头痛头晕症状又加重了，他哀叹自己是好不了啦。他的女儿则向我抱怨说她父亲脾气变得怪异，动不动就发火。再次查找原因，才知道 DBC 老先生在某天心情精神都很好、症状已持续好转的情况下，自觉已经痊愈了，于是动手把一个老式大自行车（28 寸）从他家二楼搬到了一楼。用他女儿的话说，搬完后，他当时头部就一阵剧痛，到我门诊复查头颅 CT 发现血肿增加了，还再次出现了可疑的新鲜出血 (图 3-11c)。DBC 一定觉得自己是家里唯一的男子汉，这种粗活不应该由他娇弱的女儿和

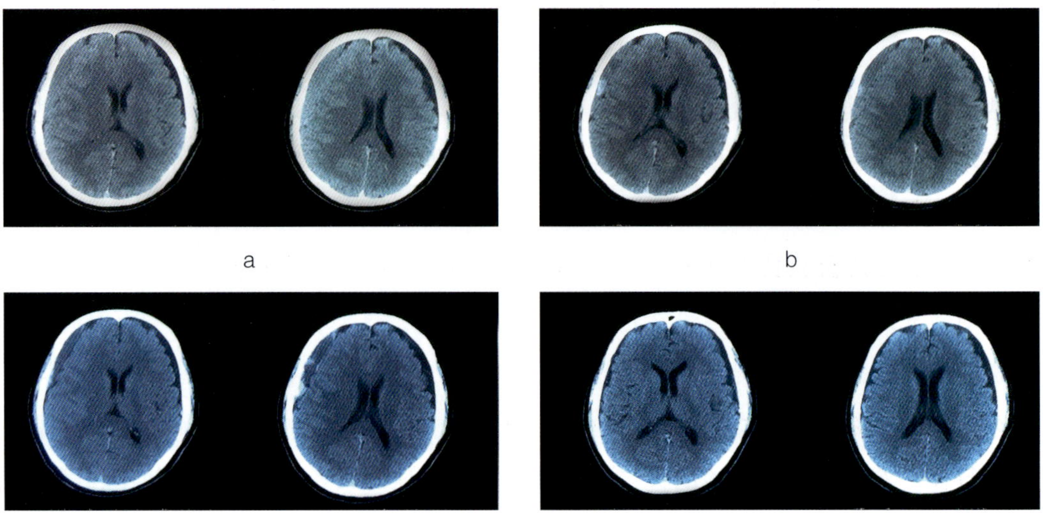

a　b　c　d

图 3-11　a. 第一次术后求诊于我时的头颅 CT，发现颅内右侧硬膜下血肿及左侧硬膜下积液；b. 他汀加激素治疗 2 周后的头颅 CT 显示，在原来的右侧硬膜下血肿中出现了多处高密度影，提示是新鲜出血；c. 在停中药、继续口服他汀后 1 个月，头颅 CT 复查再次显示右侧血肿腔中高密度影，疑似出血；d. 再过 1 个月后的头颅 CT，示右侧硬膜下血肿已完全消失，左侧仍有少量硬膜下积液。

夫人做，因此就惹祸了。我“批评”他不能手持超过5千克的东西时，他脸红红的，也不说话，估计心里也很懊悔。但此后他的病情确实稳定了。再过1个月复查头颅CT，他的血肿已经完全吸收（图3-11d）。只是如我预测，左侧硬膜下积液依然存在。后来DBC又来了几次门诊，主要是抱怨为什么血肿吸收了还会头痛，不适感剧烈。我开导他，告诉他因为他原来就有硬膜下积液这个“痼疾”，现在血肿吸收了，但是原来的积液以及积液的长期占位效应会导致轻度皮层质受压状况，积液应该不会立即消失，他需要自己调整心态，保持积极的生活态度。后来随访发现，他的积液观察1年都不曾变化，应该已经是稳定型积液，这种积液对神经系统影响较小，以后他的症状和体征应该会慢慢减轻。

我已经有一年多没有见到DBC和他的家人了，不知DBC还好吗？我祝福这个疼爱家人的汉子。

3. 爱他就听从他？还是拼命救治他？

2020年5月7日，LYH老先生被放在平车上推进我的门诊，三个女儿围着他。女儿的岁数也不小了。一般来说，来脑外科门诊就医者，多数是走着来的，少部分是坐轮椅来的，用平车推着来的极少。推着来也说明患者病情严重。我赶忙站起来去查看他的病情。其中一个戴眼镜的女士，简洁地跟我叙述他父亲的情况：老先生一向就身体不错，几天前还到处遛弯，目明耳聪的。因为今年春节后有次觉得头部不适，就去当地医院查头颅MRI，结果显示是双侧基底节梗死。实际上老人没有什么症状，但他还是按照医生的推荐自服一种中药。吃了近40天的这种药后，他的左侧肢体渐渐明显无力，也不能走路了。到了我们脑外科急诊，确诊是慢性硬膜下血肿，值班医生推荐他们一定要找我看看（得益于医院的宣传和自媒体的发展，这几年我们的这个特色治疗逐渐被科里同事接受，也被许多同行朋友所熟知）。家属上网核实后，觉得找我治疗是对头的，因此即使老先生住高层，无法走路甚至无法坐轮椅，几个姐妹还是合力把患者推过来找我看，我也不知她们是如何把患者从家里弄到医院来的。那天患者较多，我也没有时间详细去了解，只是很为这些女儿对父亲的关心而感动。我查看了老先生，见他完全清醒，对答切题，只是由于一侧肢体无力，无法活动并坐起来罢了。人肢体偏瘫后常常影响坐起来这一动作。这是因为一旦偏瘫，不仅是肢体无力，与无力肢体同一侧的躯干肌肉也会变得无力。而躯干肌肉无力，坐起来就支撑不住身体，想独立支撑就变得很困难。此时即使勉强扶起他，他也会歪向一边，无法坐稳。可见偏瘫对患者的伤害有多大，生活的质量完全变样了。考虑到老先生的血肿巨大、病情严重，我很想将他收住院密切观察，以免发生危险。但是当时正值新冠疫情严重，入院得做核酸检测，家属陪护同样受到限制，也得接受核酸检测。跟家人商量后，她们决定还是让父亲回家自己吃药和观察。我又把治疗方法写下来给她们，并让她们充分知情我们的试验性疗法的好处和弊端。我还特意告知家属一定要 24 小时不离人，一旦老先生病情发生变化，要及时到医院来急诊。家人非常痛快地答应后，推着 LYH 先生离开了诊室。

这已不是第一次我遇到疑似由同一种中药引起的硬膜下血肿了。该中药，又称三七总皂苷，是由经典活血药三七提取物制成的中成药，被许多医生（中医为主，还有少部分西医）用来做脑梗死、心肌梗死患者平稳期的治疗用药。LYH 先生此前完全正常，在没有任何外伤史情况下，吃这个药 1.5 个月后突然出现硬膜下血肿。我有理由高度怀疑 LYH 老先生的硬膜下血肿的发生和加重与此药有关。从他的头颅 MRI 看，血肿位于右侧硬膜下。信号均匀，提示血肿从发生到累积，至少有 20 多天时间了（图 3–12）。

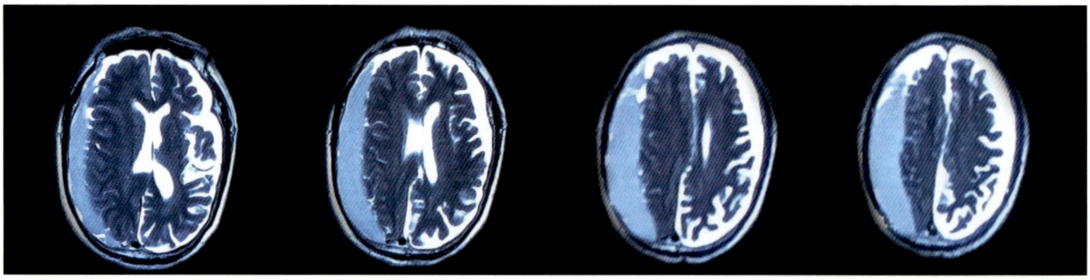

图 3–12　头颅 MRI 显示血肿位于右侧硬膜下腔，信号均匀，提示血肿从发生到累积，至少有 20 多天时间了。

我一直惦念着老人家，并通过助手了解到老先生头痛及右侧肢体偏瘫症状没有变化，接下来的 1 周，我被告知说老人家的翻身比以前有力了。正当我期盼老人家经过 2 周的治疗其症状进一步改善时，我的助手突然来电告知我，老人的家属报告，老人家呕吐了几次，但人还清醒，问我怎么办。我当时第一闪念是他汀加激素治疗对老先生无效，他的血肿肯定增大了。我马上让助手联系 LYH 家人送他到急诊来，并跟我们的脑外急诊医生打了招呼，准备紧急收治 LYH 并做手术治疗。但是，LYH 没有来。我的助手再次联系他们，LYH 的家人回答：他们家的家族传统和信仰让他们决定人生有命、顺其自然，因为老人清醒时有过嘱咐，一旦重病就无须救治了。因此，他们家决定不送老人来医院了。我感到非常惋惜，但是理解家属的决定，也尊重他们的决定。只是我觉得这是良性病，做一个小手术就可以有重大转机，稍微积极一点或许就有希望。但是，老人的家属是了解钻孔引流术的，权衡再三还是放弃。我感到十分的遗憾，并抱着老人家治疗没有停止、可能会有转机的幻想。但是，再过 3 天，没有见到老人，也没有见到老人家属。我的助手主动联系老先生家人，看看我们在治疗上能否给他们一点帮助。遗憾的是老人的家属告知我们，LYH 已经于当天去世了……

得知信息，我一整天都精神颓丧。在专注研究慢性硬膜下血肿治疗以来，我已经见到三起不幸（其他两例另文描述）。我在思考，LYH 先生的去世是与他汀加激素治疗有关的，但这不意味着他汀加激素治疗可以致死，而是他汀联合激素的治疗还没有顺利完成，还没有能够充分发挥作用。但这就是现代医学的客观事实与残酷。尽管医学伦理学规定患者利益第一，应尊重患者的利益和公正。但是，当医生面对的是已经失去抉择能力的患者，以及因受限于医学知识匮乏、对医生又缺乏足够信任的患者家属，他们又面临艰难的医疗决策时，我国不容乐观的医患关系就会在医护人员的心里放大、不断警示我们医护人员：危险时，我们得尊重患者及其家属的意愿，否则医生有时会陷入医疗官司。

我为医者的无奈和不幸去世的 LYH 先生感到无限悲哀。医者是多么的无力。我再次呼吁给硬膜下血肿患者开具活血化瘀处方的医生，请一定充分了解慢性硬膜下血肿的出血性特性，硬膜下血肿不适合使用活血化瘀方治疗。

第四节 过度用力导致病情加重

1. 过度锻炼的退伍军人

我对 YLW 先生印象深刻。他 37 岁，不算高，但体格壮实，站在那儿就像一堵墙，一张口说话就显得淳朴。他告诉我，他是干体力活的，在仓库帮人家装卸东西，一天过手几吨重的物件，不小心被一麻袋的东西砸了一下脑袋，当时并没有大碍，但是，十几天后开始头晕。20 天前下班在家突然不省人事，家人将他送到天津市某医院时，医生下了病危通知书，紧急做了钻孔引流手术，第二天就醒了。复查时他自己觉得没有什么症状，但是，医生告诉他血肿又长得跟原来一样大了，为左侧巨大硬膜下血肿（图 3-13a），要给他做第二次手术。这第二次发病跟第一次发病血肿一样大的情况下，症状却变轻，是一种大脑自适应情况。但是即使没有症状或者症状很轻，也要担心患者因外力或用力导致的危险。因此，患者不得不接受了第二次手术。但不幸的是，第二次手术完以后还没有拔引流管，他又再次出现了右侧硬膜下血肿，面临做第三次手术。他实在不愿意再做一次手术，就从网上找到我，求我帮他诊治。2018 年 7 月，他到我门诊来求诊。我看他的血肿不算小，位于右侧，把右侧脑室挤小了，沟回也被挤得几乎消失了（图 3-13b）。他的症状还不算重，有头晕和头昏，但走路吃饭都无碍。

我给他制订了治疗方案，让他定期回来复查，有情况可以急诊。刚开始很顺利，他觉得头痛头晕一天比一天好转。我逐步了解到 YLW 先生是一名退役的武警战士，兵龄 4 年。复员后自己愿意干体力活，就找了这样一个搬运工工作。现在生病了，这样的活就干不了啦，他也没有医保和五险。我安慰他，我的治疗不会让他花多少钱，让他振作起来。采用我的他汀加激素治疗方案后，头颅 CT 复查显示血肿在逐步减少（图 3-13c），连我都觉得他应该会是我这些血肿巨大的患者中飞速治愈的一个。想不到，治疗持续了 1.5 个月、一切都向着好的方向发展时，他突然来我门诊，满面愁容。原来他头痛再次加重，症状几乎跟以前一样了。我看最新的 CT 后发现他的血肿比上次增大了，而且出现了血肿内的高密度影，显然还有新鲜出血（图 3-13d）。我问他最近做了什么？他自己都不好意思了，说他吃激素后一方面身体发胖，饭量增加，觉得肥胖很难受；一方面觉得精神体力都恢复得差不多，自己又回到从前了，而自己是武警老战士，在部队养成了跑步习惯，因此，近一周来开始每天跑 5 000 米，这两天还加上了武装越野的分量跑……然后就突然头痛、头昏了。我觉得又好气又好笑，但是唯独没有怪罪他。因为他太想早点康复、再去奋战到劳动中养家糊口了。而且一般慢性硬膜下血肿患者都会疲累得不能活动，哪知道还有主动去剧烈运动的人。况且任何一本教科书、任何一个国内外神经外科同行都没有发表过剧烈运动导致硬膜下血肿复发的病例。我真诚感谢 YLW 先生。是他又教会了我一个知识：得了慢性硬膜下血肿，可以活动，也可以锻炼，但千万不要剧烈运动。

我给 YLW 制订了新的治疗方案，并嘱咐他减少运动量，但不是不能运动。经过再一个 4 周治疗，他的血肿彻底吸收干净了（图 3-13e）。我告诉他，我曾经也是一名军人，为他的坚强而感动。3 个月后，他完全康复了，做什么工作都可以。他非常感动地给我鞠躬表示感谢。

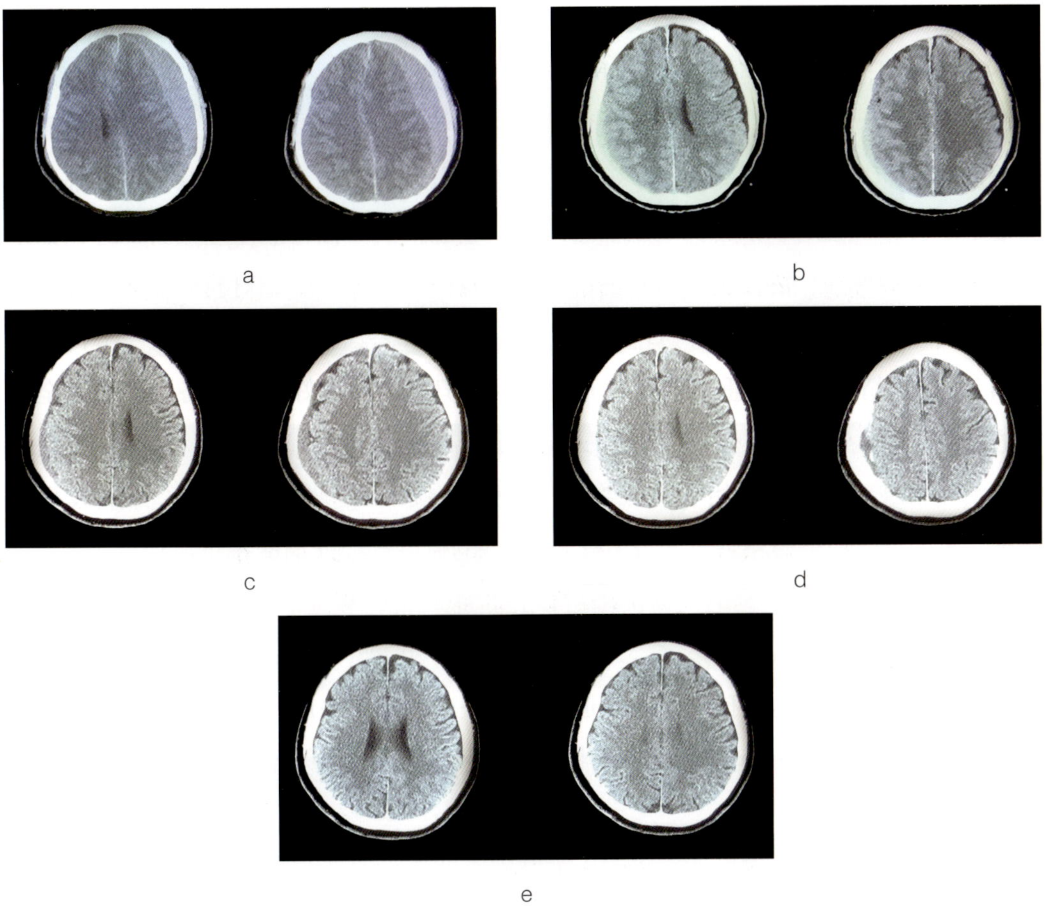

图 3-13 a. 第一次术后复查头颅 CT，显示左侧巨大硬膜下血肿；b. 第二次术后复查头颅 CT，在原血肿对侧部位又出现了右侧硬膜下血肿；c. 接受他汀加激素治疗方案后头颅 CT 复查，血肿在逐步减少；d. 在长程越野跑步后头痛，复查头颅 CT 见部分血肿层面出现了高密度影，提示再次出血；e. 经过再一个疗程的他汀加激素治疗，头颅 CT 复查见右侧血肿完全消失。

2. 为什么我会告诫患者不能提 5 千克以上的重物

ZX 才 29 岁，因剖宫产 3 天后脑出血，于 2019 年 1 月 29 日从外院急诊转入我的神经重症病房。产后脑出血我们收过不少，多数是由于出血后凝血机制障碍产生大脑大静脉窦栓塞引起的继发出血，非常凶险。但是 ZX 好像不同。她的头颅 CT 显示她的出血位于右侧硬膜下腔，密度较高，为 3 天内的出血。中线向左偏移，左侧脑室偏小（图 3-14a）。她的凝血功能检查没有异常，稍后的脑血管检查也表现正常。我们把她最亲近的人都问了个遍，也没有问出头部外伤史或者其他部位的磕碰史。我当时还想，她要是顺产，用力增加腹压，还是可能导致出血的。可她是剖宫产啊，怎么可能？我一直以为她脑血管可能有问题，只是暂时查不出来而已，心里为她感到惋惜。

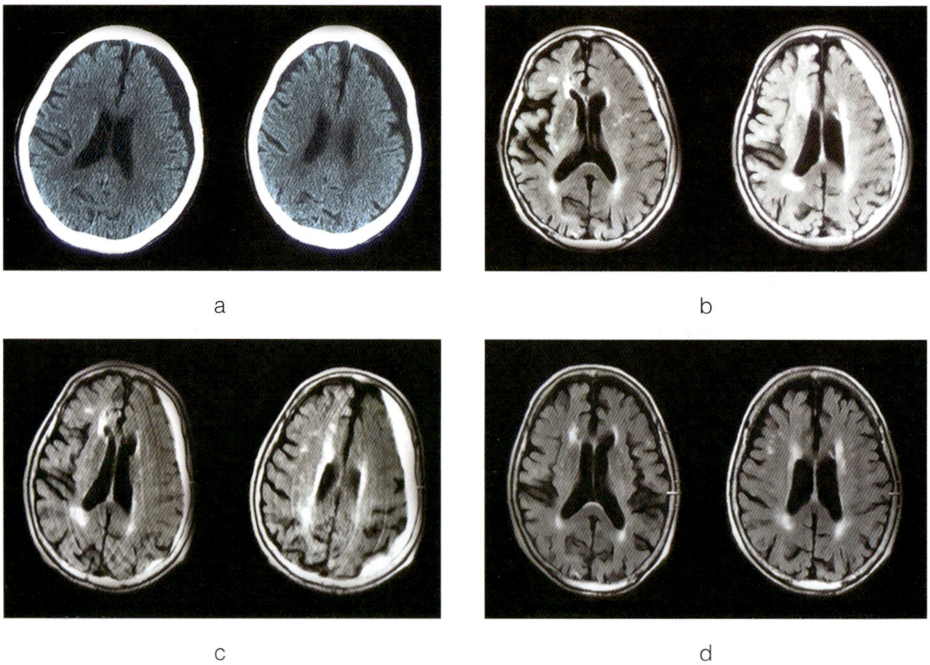

图 3-16　a. 首次就诊头颅 CT 检查，分不清是慢性硬膜下积液还是慢性硬膜下血肿；b. 患者自己在当地做头颅 MRI，确定是慢性硬膜下血肿；c. 应用他汀加激素治疗 2 周后复查头颅 MRI，血肿未见明显减少，反而似有增大；d. 坚持完成他汀加激素的 4 周疗程后，再持续单独口服阿托伐他汀钙，6 个月后复查头颅 MRI，见血肿消失。

伐他汀钙。治疗持续 2 周后，复查头颅 MRI 未见血肿明显减少，反而似有增大（图 3-16c）。但是，老人家自觉症状减轻，这使得我和她家人都觉得有必要再坚持，而在继续坚持 1 个月后，她的血肿开始明显缩小了，肝功能复查也没有任何问题。就这样，老人家刚开始还每月来复查一次，后来就委托孙辈们送她的检查结果来了，终于在治疗了 6 个月后，血肿彻底消失（图 3-16d）。后来我没有再见过老人家，只能委托她的家人带去我的祝贺。

实际上，我也是在默默祝贺自己。前文已经说过，国外报道的这样的超高龄老人无论是手术治疗还是非手术治疗，其疗效都非常不容乐观。而在我的治疗下，患者以如此小的代价就获得了如此圆满的结果，不能不说这是我们这个疗法的胜利。而且以我们十几例的宝贵经验看，单纯口服阿托伐他汀钙就能起到神奇疗效的，多数发生于这些超高龄老人。或许是超高龄患者的脑萎缩相对严重，反而给他们的颅内占位性出血留下了缓冲的空间，使得他们更能耐受治疗的起效缓慢。这个病例还提示我们，在用头颅 CT 检查不能区分是硬膜下血肿还是硬膜下积液时，以头颅 MRI 检查，可做进一步鉴别。而慢性硬膜下血肿主要是靠影像学鉴别诊断。

我们正在对一些超高龄患者的治疗情况加以研究和总结，期望能得出更有价值的医学结论。

3. 他永远不知道我们对他的尊敬

XYZ 老人可能一辈子都不知道他是如何生病，又是如何治好的。因为他已经被确诊为阿尔茨海默病多年，这些年他都生活在自己的世界里。

XYZ 老人是 2015 年 12 月 19 日入院的。入院时神志不清。当时我们的阿托伐他汀钙联合地塞米松治疗刚开始进入临床初试阶段。老人家 92 岁，个高，清瘦，大眼，头发凌乱，双腿乏力，卧床推入。我刚开始不知道他是什么身世，只知道他的诊疗费用都可以报销，不必拘泥于医保还是非医保，国家会管他。我看到的他眼神呆滞，无法交流。但他却时不时来一句："TMD，毙了他！""某总，敬礼！"我从住院医生那儿了解到更多故事：原来老人身世不凡，是共和国某位著名元帅的警卫员，跟随元帅参加过解放战争和抗美援朝，但他本人并不是高干。随着国家开始给参加过革命尤其是早年参加过革命的健在老人落实政策，他成了受益者。但是，这段光辉历史他再也无法复述，他的记忆之盒似乎已经被撕成碎片，导致他只能零零散散地说出一些看似不着边际的语句。我自己除了在中学和大学期间学过中国革命历史，还零零散散读过许多关于这位著名元帅的革命事迹。他是一名经历百战而毛发无损的"战神"，堪称奇迹；他也因为为百姓困苦呼吁受到冤屈，但也因此备受百姓爱戴。很可惜，他最后受迫害致死。而他的警卫员，高寿到 92 岁，虽然已经失智，但身体各项功能均保持的不错，这可能是生活对他和老帅最好的回报。我们团队的医生都非常尊敬这样一位特殊患者，大家决心全力治好他。

老人的头颅 CT 显示双侧都有硬膜下血肿，而且都位于偏枕部位（图 3-17a）。如果手术，可能双侧都要做，这就会在手术台上花费较长时间。局麻怕他不配合，并且会增加痛苦、出血和感染风险。但如果上全麻，又怕增加并发症。跟家属充分沟通后，家属认为老人年岁已高，手术风险不能接受，决心接受我们新发明的他汀加激素非手术疗法。幸运之神再次降临。老人家的治疗非常顺利。1 周后基本就能被扶着坐起来，并开始慢慢下地。情况明显改善后，老人的家人决定接他回家休养。我们将后续治疗方案告知以后，专门嘱咐一位年轻的医生做好随访，以提供持续的医疗帮助。约 3 个月后，老人的家人带他来医院复查。尽管他仍然眼神空洞，无法交流，但是行

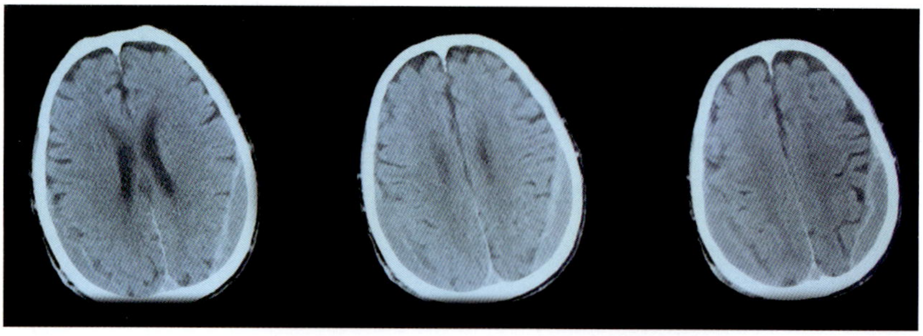

a

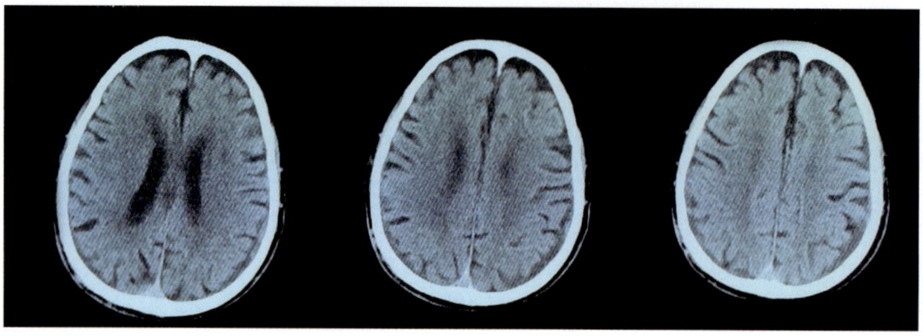

b

图3–17　a. 首次就诊时，头颅CT显示双侧都有硬膜下血肿，而且都位于偏枕部位；b. 他汀加激素治疗满3个月后头颅CT复查，血肿已完全消失。

走步态已基本正常。头颅CT复查结果显示，血肿几乎完全消失（图3–17b），已无须针对血肿进行治疗。我们的心意完全达到。

岁月流逝，有人早已牺牲，有人还继续活着，但活着的，却失去了对现实生活的反应，而只活在自己过去的时间碎片中。作为医生，又是后人，我们从来不是生活在真空里，我们心中有国家，有民族，更有英雄。机遇垂爱我们，让我们近距离接触建国英雄，我们有责任学习历史，做好专业，不负先人。

4. 我理解他的随性

人这一生，要是能高寿且高出人群的平均寿命很长，一定是具有自己的独特之处，值得旁人借鉴。YER是一位98岁的老人，也是我迄今治疗过的最年长的慢性硬膜下血肿患者。2018年8月31日，老先生由一群家属陪着来我门诊看病。因为他自己的儿子也已老迈，陪着来的主要是孙子。其中主事的孙女（看上去至少四五十岁）说，她爷爷因为一两个月前头部不慎受伤而导致头晕、不适，在家人劝说了差不多7天后，这才愿意到医院来看病。我目测老人身高接近1.8米，头发不算茂密，仅是花白，身材清瘦，身板笔直，气度不凡。原来老人年轻时是一个工程师，工作顺利，退休后就过着神仙日子：要么是呼朋引伴地去看戏，要么跟三五朋友下馆子。他耳聪目明，腿脚利索，看上去竟像是60多岁的年轻老头，谁也想不到他已98岁高龄。而且跟他平辈的伙伴多数已经不在人世，他呼朋引伴，也多数只能跟比自己小很多的年轻老人一块儿玩……我看了他的头颅CT检查结果，发现血肿位于左侧。虽然量不是很大，但是老人家脑萎缩并不算厉害，因此，这个体积的血肿已经导致脑组织一定程度受压，只是没有中线的明显移位罢了（图3-18a）。老人家症状也很明显，头痛难忍。我建议他短期住院治疗，这样可以缩短病程。老爷子一听就不干了，说一辈子几乎没有住过院（我听了心底暗暗称奇：如果全中国尽是这样身体健康的老人，我们何愁医保不够用？何愁国家兵不强？国不富？何愁列强环绕？），不愿住院被管束。我赶紧跟他的孙女使眼色，我们做了良好的合作，边哄边威胁地把老人家弄进了医院。之所以这样做，一方面是我真心希望老人家好，继续潇洒健康；另一方面因为这是我治疗过最高龄的慢性硬膜下血肿患者，我不愿意轻易地让这个创纪录的患者从我身边溜走。我们达成君子协议，如果1周内症状和体征明显好转，马上让他出院。但出院后必须24小时有人跟着，并且不允许做剧烈运动。老爷子一一答应，这才住进了我们的普通病房。

我跟他家人商量后，用的是阿托伐他汀钙联合激素的复方治疗。治疗效果神奇：当天用药后老人家就觉得头痛头晕的症状明显好转，3天后，几乎就没有症状了。他开始闹腾着要回家。好不容易按住他住院满6天，再也按不住他了，他非得出院不可。头颅CT复查发现他的硬膜下血肿已经明显减少（图3-18b），我也就履行承诺让他回家。想不到15天后，老人家又由家属陪着回来找我，向我求助。原来，老人家头痛症状又加重了。我给他再次复查CT，意外发现老人家的血肿又增加了，而且好像有新鲜出血（图3-18c）。追问病史，他孙女不好意思地跟我道歉，说是谨遵我的医嘱，24小时不离人地跟着老爷子，不许他做任何剧烈运动。但老爷子太任性，昨天非得上街溜溜，不让走就闹。最后一不留神，老爷子自己绕开了家人的“监管”偷偷上街，打了个车去洗浴中心洗浴按摩。由于他要躲着孙辈们的监督，自己个子高，又走得匆忙，头就磕到了出租车的门框……结果当天晚上就不舒服了。今天再来求助。我不留情面地说了老爷子，这次不必哄他，他就同意住院再次治疗了。又经过一轮的他汀加激素治疗，他的症状和体征再次好转，并再次任性地要求出院。但他肝功能出现了异常，因此给他带了保肝药，要求他的晚辈们无论如何要带他来规律复查头

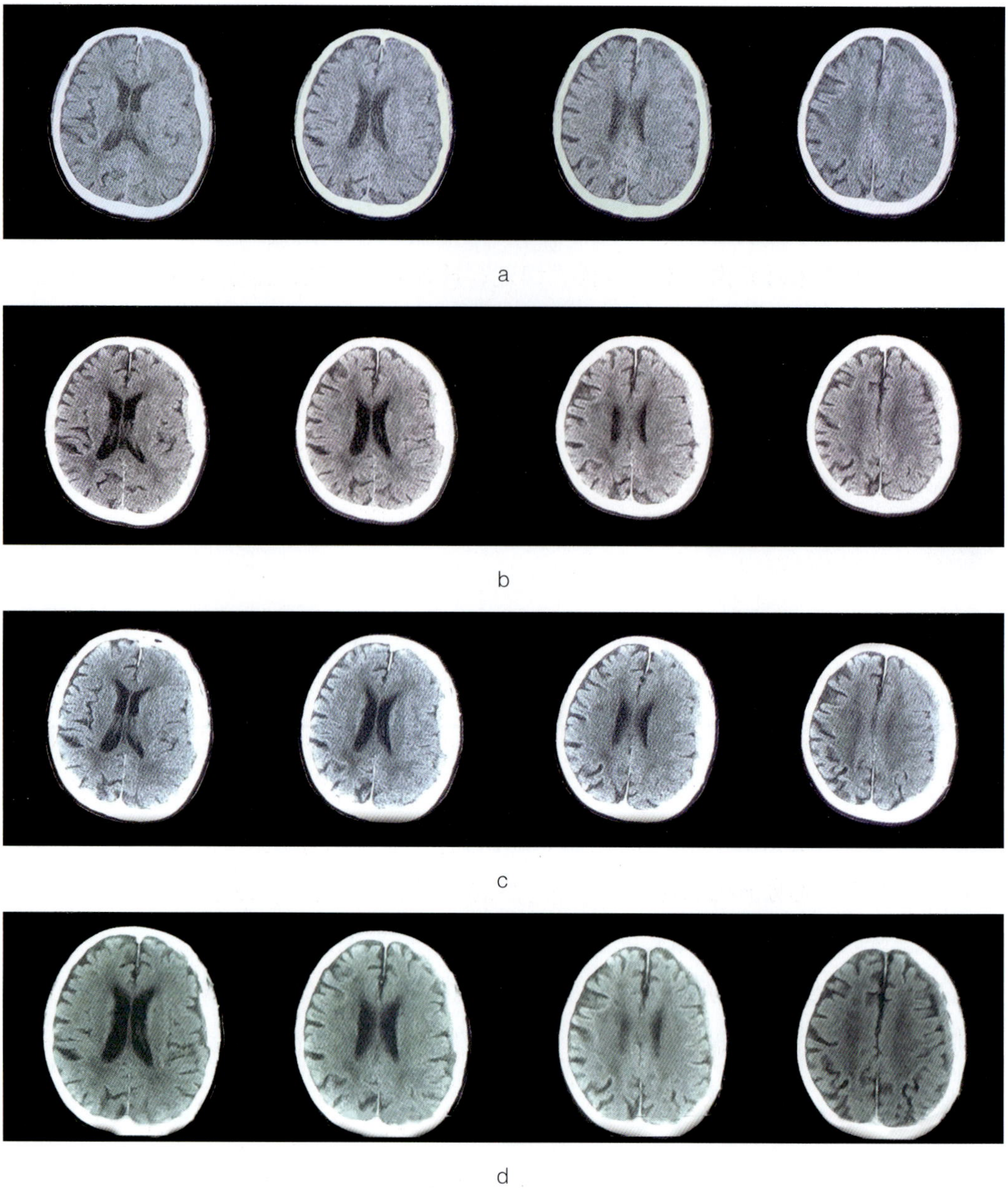

图 3–18 a. 首次就诊的头颅 CT 检查，发现血肿位于左侧硬膜下腔。虽然量不是很大，但血肿已经导致脑组织一定程度受压，中线没有明显移位；b. 使用他汀加激素治疗仅 6 天，头颅 CT 复查发现他的硬膜下血肿已经明显减少；c. 出院 15 天后，复查头颅 CT，血肿腔中出现高密度影，提示再出血；d. 二次短暂住院后 1 个月复查头颅 CT，血肿基本消失。

颅 CT。但是，老人家只在出院后的第 1 个月复查了一次头颅 CT，显示血肿较出院前再次明显减少（图 3–18d），肝功能也正常了，家属反馈说老爷子也没有症状了。但在那以后，老爷爷再也不愿意复查头颅 CT 了，家人也没有办法。很可惜之后再也没有拿到老先生的复查结果。但是，通过跟他孙女的沟通，我了解到老人家已经完全康复，回到了以前自由自在的生活。很是欣慰。

人生可以分为很多种，如果仅以快乐和不快乐简单划分，可以分为快意人生和憋屈人生。YER 先生一生潇洒，生活随性，不受羁绊，几乎不踏足医院，真乃半个神仙，他拥有快意人生。既然已经是快意人生了，他不愿意回医院复查就不回医院复查吧。我们做临床研究再困难，也得理解这样的老人家。现在社会压力骤升，人人自危，如果再过那憋屈人生，凡事缩手缩脚，畏缩不前，即使长寿，又怎么能够谈得上快乐二字？我深深祝福老人家，愿他再活一百岁。

第六节　几种少见类型的慢性硬膜下血肿

1. 甩鞭样损伤也可以导致慢性硬膜下血肿?

甩鞭样损伤是指行进中突然躯体向前而头部则相对向后导致的一种损伤。它可以不必有头部着力点，因为在躯干和头部之间存在运动的速度差，头部运动滞后于躯干运动，可造成脑组织或颈髓损伤。甩鞭样损伤尤其常见于汽车行进中的突然加速，在车祸中，没有任何防护的乘客特别容易发生这类损伤，而且常见颅颈交界伤。

YKB 先生就发生了这样的甩鞭样损伤。他在去外地探亲途中，所乘坐的汽车被追尾了。一个突然的冲击导致躯干继续向前运动，但头颅运动相对较慢，发生了甩鞭样损伤，他当时就头昏脑涨。可是在当地医院没有查出任何异常，但给予了输液治疗（具体不详）。随后复查头颅 CT，出现了硬膜下血肿。而且是左侧硬膜下积液、右侧硬膜下血肿(图 3-19a)。他不愿在当地治疗，转回到天津某医院诊疗，该医院神经外科医生见到这么大的血肿，就跟家属商量，要给老人家做手术。可老人家症状轻微，年龄高达 85 岁，坚决拒绝手术。2018 年 9 月 21 日，他辗转挂号来我门诊。在门诊时一肚子委屈："我没有受伤，就是坐在车中被狠命扯了一下，我又没有脑出血，又没有受伤，干吗给我输液？是输液输出血来了。"说实在的，我是第一次遇到这种损伤机制导致的硬膜下血肿。他头部没有明确碰撞，也没有脑损伤导致出血证据，从未发生意识障碍，但确确实实出现了硬膜下血肿，还合并硬膜下积液，尽管他没有任何硬膜下积液形成的有关病史，也无法用外伤来解释这个硬膜下积液。我们只能推测他可能是先有硬膜下积液后发生血肿。或许是因为他年龄大，导致局灶的脑组织供血不足和脑萎缩，以致引起硬膜下积液？因为整体上YKB先生记忆清楚、反应正常，没有痴呆表现。血肿或许是因老年人大脑萎缩，颅内空间相对较大，晃动导致桥静脉破裂引起？实在无从考查。YKB先生也提供不了受伤时在外院拍的头颅CT片，所以无法知晓当时的脑损伤情况。但无论如何，在没有证据显示患者存在初发脑外伤情况下，输液治疗确实有点草率。但如果说输液引起了慢性硬膜下血肿，则属于“史无前例”，几乎是不可能的。无论如何，YKB先生对那家医院的误解已经形成，在我接过他的诊疗任务时，他的慢性硬膜下血肿已经成型了。既然无法究本溯源，

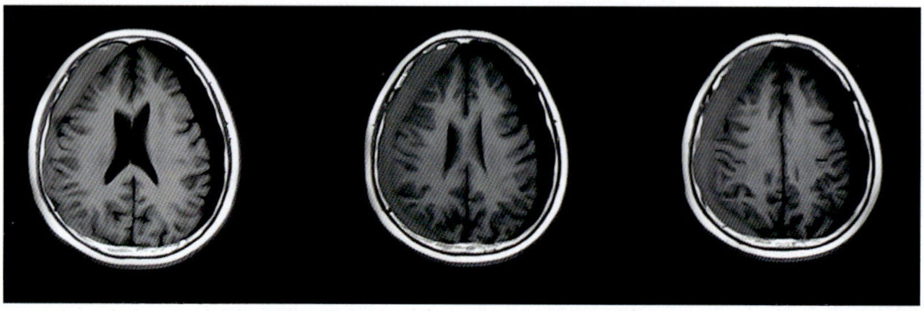

a

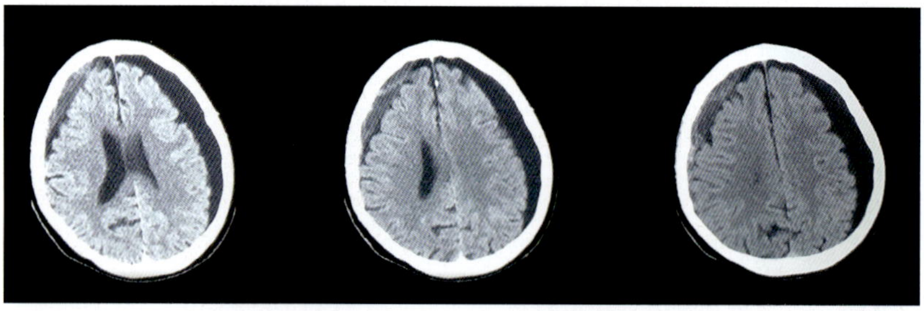

b

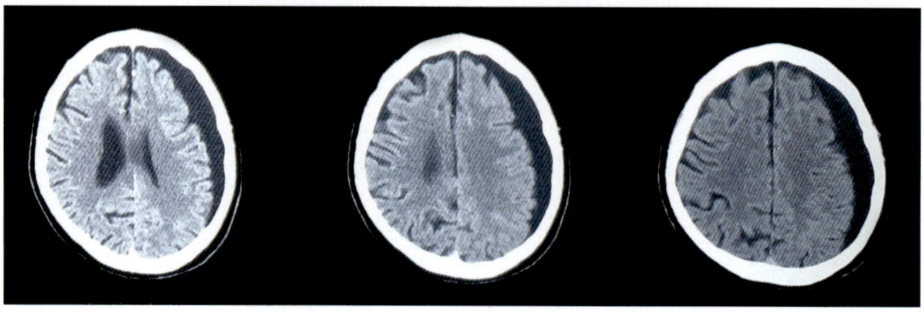

c

图3-19 a. 首次到我门诊就诊出示的这张头颅CT，显示为右侧硬膜下血肿，左侧硬膜下积液；b. 他汀加激素治疗2个月后复查头颅CT，见血肿已吸收殆尽；c. 半年后复查头颅CT，显示血肿完全吸收，但仍残余左侧硬膜下积液。

就先按照慢性硬膜下血肿给予治疗。经 YKB 家人同意后，我们给患者以他汀联合糖皮质激素治疗方案。好在 YKB 先生对我们采用的复方药物治疗非常敏感，治疗 2 周即见血肿明显吸收，2 个月后已经吸收殆尽（图 3-19b）。由于他没有任何症状，复查的依从性受到了影响，拖了半年他才回我门诊进行复查，结果血肿已经去了“爪哇国”。遗憾的是，头颅 CT 复查结果仍然显示存在左侧硬膜下积液，但与以前相比也没有扩大，属于稳定型（图 3-19c）。YKB 先生终于痊愈。

只是这个硬膜下血肿是否是车祸引起的呢？以上叙述已经表明，跟车祸有关；但医生能否开具“车祸引起硬膜下血肿”这样的证明？还好对方司机没有赖账，省却了患者与家属好多麻烦。YKB 老先生也不再抱怨了。人与人的矛盾就是这样，各退一步天地宽。

2. 100% 完全无症状患者的治疗

绝大多数慢性硬膜下血肿患者都会或多或少地表现出一些症状。我们与重庆西南医院神经外科的冯华教授合作统计过 1 600 多例患者，发现最常见的症状是头痛头晕，完全没有症状而偶然确诊的患者极其少见。ZLT 先生竟然就是这样一个患者。老先生 88 岁，没有任何外伤史，也没有任何症状。前几年他得了左侧脑梗死，导致言

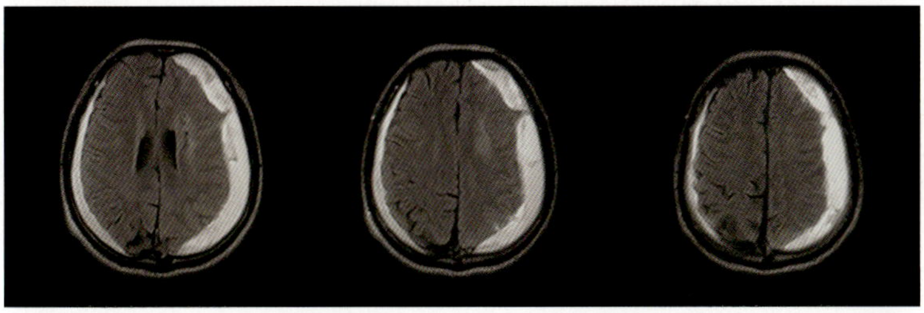

a

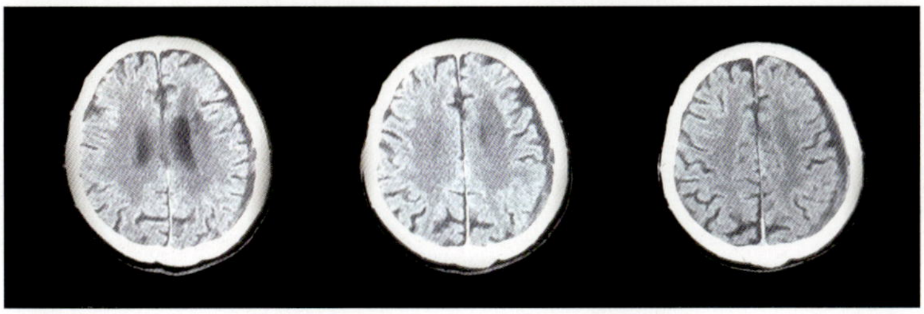

b

图 3-20 a. 复查脑梗死时做头颅 CT 检查，偶然发现左侧为主的双侧硬膜下血肿，但却没有其他神经症状体征；b. 他汀加激素治疗 1 个月，复查头颅 CT 见血肿基本吸收。

语偏少、语速偏慢，他是在定期复查脑梗死时偶然发现他有左侧为主的双侧硬膜下血肿，但却没有任何头晕头痛、肢体活动不利以及精神症状（图3-20a）。由于他的亲家YKB先生经过我的治疗治愈了，YKB先生的女儿，也就是ZLT先生的儿媳妇想起自己的公公也是同样的病，就抓紧和家人陪伴着送来让我诊疗，希望我也帮助治好她公公。

2019年10月26日，我将ZLT收入院，并对他进行治疗前的评估：患者意识清楚，除了言语偏慢外，几乎没有异常神经症状和体征。在排除糖尿病、肝肾功能障碍和股骨头坏死等异常后，我建议他采取规范他汀加地塞米松治疗4周后转单用他汀的治疗方案。结果，ZLT先生对该联合用药方案非常敏感，2周复查头颅CT见血肿吸收明显。再接再厉治疗1个月，血肿基本被吸收（图3-20b）。

ZLT先生的治疗全程都很平稳，他自己也无药物相关不适，没有接受手术即获得良好的结局。虽然治疗前后他都没有症状，但是在来我处就诊前，其他医生均告知他要手术治疗，而家人很担心他高龄不能耐受手术风险，因此忧心忡忡。如今借助非手术的药物治疗获得痊愈，ZLT和家人都非常享受这样的就医体验，我的治疗也得到了他们的高度认同。当家人表示要谢谢我时，我真诚地说，如果愿意谢谢我，就给我推荐同样的患者，治愈更多的患者是我最希望得到的感谢。

这种表态并非源于刻意向患者表现我有多么高尚，而是慢性硬膜下血肿是一种神经外科小众疾病，经常被忽视。而且医生、患者及家属对该病的认知有几种极端化倾向：① 许多医生认为这个病很好治疗，没有技术难度；② 许多患者及家属完全不知道这个病的危险；③ 许多内科甚至中医科医生认为患者可以通过吃中药活血化瘀治愈这个病。而实际上求诊于我的患者有1/3左右是来自其他人治疗失败或者没有把握治疗的，另有一部分患者是吃了不该吃的药导致病情加重甚至出现生命危险的，还有一部分患者由于不知道该病的风险、没有及时就医，来我院就诊时已经面临脑疝，不手术就会死亡。真正像ZLT先生这样没有症状体征的患者极为少见。他的血肿巨大，即使没有症状，这也是一个不定时炸弹，及时拆弹就可安然无恙。而患者或患者家属将他所信赖的医生推荐给另一患者或家属的口口相传模式，在我国迄今还是最为可靠、可信的医生推荐模式。医学由于其特殊性，其宣传尺度需要严控。过度的拔高和不恰当地外延宣传医生的专长，都可能误导社会大众。新媒体时代，口口相传仍然是最可靠、可信度最高的宣传方式，来自老百姓的口碑胜过所有奖励。

ZLT先生教我认识了罕见的无症状无体征的慢性硬膜下血肿患者，拓展了我对该病的认识；而他的家人则教会我应该珍惜患者的口碑。

3. 砸到腰却发生硬膜下血肿

WWQ 先生，34 岁。他的发病史很离奇：他在北京担任健身教练，自己工作之余，也要做训练以保持工作状态。有一天他在练习时不慎将杠铃砸到了腰部，当时只是觉得腰部剧疼。但是过几天腰没事了，头开始痛起来。他先后去过北京两家医院的神经外科，因为病史太过离奇，在其中一家著名医院还做了血管造影以排除是不是脑血管病，结果都是阴性。只能用腰部被砸，导致瞬间的腰池压力增高、进而脑部小血管破裂、微量出血积少成多地形成了血肿来解释。其道理跟前文描述的长期擤鼻涕、长时间用力、长时间顺产分娩导致腹压增高应该是类似的，都是突然或持久的颅内压力变化所致。好在他的血肿不大，从 CT 上看只是一细条。尽管如此，左侧脑室受压已经看不到了（图 3-21a），导致他头痛明显。北京的医生觉得暂时不做手术也可以，而且按照我的方法给予 WWQ 先生他汀治疗，但折腾了 2 周多，血肿一点都没有变小。更导致他精神不振，愁苦不堪，十分担心年纪轻轻就因一个硬膜下血肿而倒下。他的医生认识我，见他如此焦虑，就建议他到天津找我看看。医生的推荐对于患者而言还是很有力量的，除了天津有几个名中医经常吸引外地患者千里万里求医，一般人很难想象还会有人从北京跑天津来看西医，何况是非著名医生。2016 年 2 月 28 日，他专程买了高铁票到天津来看我门诊。我见他带着深深的顾虑，脸上满布愁云，就安慰他，只要按我的方法定时服药和不要违背我总结出的注意事项，如果他的病情在 2 周内不加重或减轻，他就有治愈的希望。我虽然不能保证百分之百治愈他，但是治愈的可能性很大。他这才心宽了许多。我给他实施了阿托伐他汀钙联合地塞米松治疗。2 周后他如期来到天津，一进门就很高兴地告诉我，他的头痛明显减轻了，我对着他带来的 CT 复查影像，告诉他血肿在哪、大小变化，指出血肿已经明显减少。他脸上的阴霾一扫而光。接下来我把随访时间拉长，让他 1 个月以后再来。又过 1 个月，他再来天津门诊时，复查 CT 见血肿已经消失，仅留下一点点硬膜下积液（图 3-21b）。他对我表示衷心感谢，说这次出血对他打击很大，工作也耽误了。在北京生活太不容易了，他已经辞去工作，明天就回吉林老家了，准备在家乡做自己喜欢的事。他说，医生，我没有什么可以报答你的，看你那么看重这些 CT 片，就把我的检查影像全部留给你吧。

我知道这次受伤导致了他心理障碍，现在血肿消失了，应该有助于他心理健康的

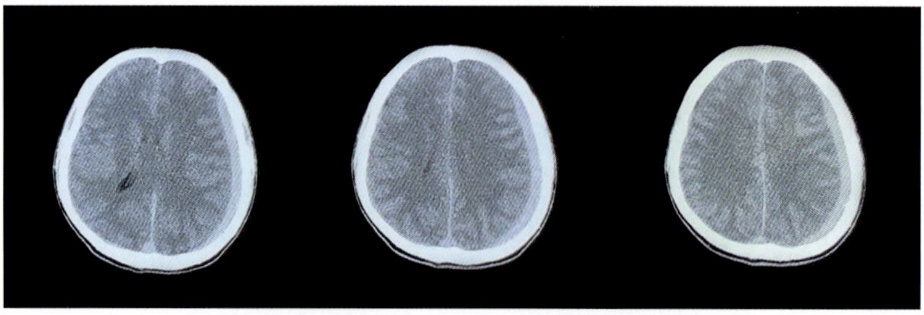

a

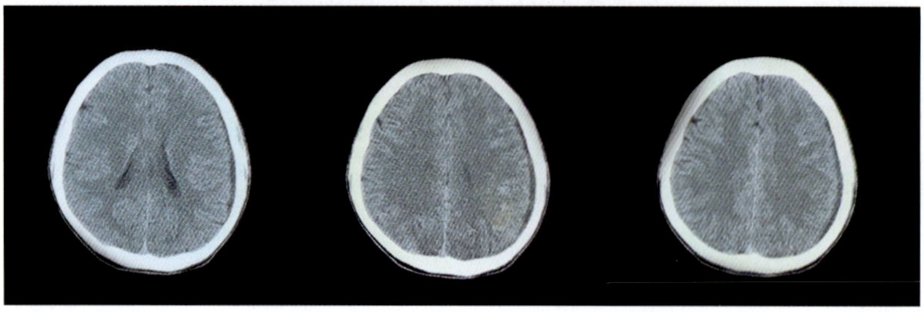

b

图 3-21　a. 患者初次在北京就诊时的头颅 CT，显示左侧硬膜下腔一细条状的血肿，左侧脑室受压消失；b. 应用我的他汀加激素治疗方案约 6 周，血肿几乎完全吸收，仅余稍宽的蛛网膜下隙。

恢复。他很想忘了这次磨难，如果他拿着这些 CT 片出门，很可能转身就会找个垃圾桶扔了。因此，我留下了他的所有资料，告诉他随时可以回来找我。

这是我见过的一个深受疾病困扰且发生原因离奇的慢性硬膜下血肿患者，也是我治疗的来自北京的十几个患者之一。但愿他以后的生活能顺利平安。

4. 一次醉酒，几乎让治疗前功尽弃

前文我已介绍过几例由于长时间用力或者颅内压力改变导致的硬膜下血肿，原因离奇而少见。而 ZSM 先生在治疗中的再出血原因，也可以冠以“离奇”称号。至少我没有见过相似的文献记载。

ZSM 先生 63 岁，是一个退休工人。他唯一的女儿在外地上大学、成家，他和老伴在天津相依为命，经常通过电话跟女儿联系。这次女儿刚刚生了孩子，要不是因为外伤后发生硬膜下血肿，他们两口子可能就去重庆看小外孙了。但现在 ZSM 先生头痛，精神不佳，要在天津看病，走不了让他心情十分沮丧。他最初是在别的医院就诊，医生看了他的 CT 影像，认为他已经达到手术指征，毫无疑问需要手术治疗。但是，ZSM 先生则因为自己还能如常走动，清醒，就央求医生给自己使用非手术治疗。

ZSM 两口子都是和善的人，ZSM 戴着眼镜，一幅憨厚的样子，话没有出口就带着谦和的微笑，说话声音慢且清楚，他们这样低眉善目地恳求医生，我估计很难有医生会拒绝他们的请求。于是，这位天津医生就把他推荐到我这里来了。

他是 2018 年国庆后上班的第一个门诊日来找我的。我看他的 CT 片上血肿不算大，就在左侧大脑的硬膜下腔形成弯月一样的一个占位，中线移位不明显（图 3-22a）。但是他头痛剧烈。他低声问我有用药物治好的希望吗？我安慰他俩别着急，把他收住院，再努力帮他“解决”掉这个血肿。因考虑到血肿不大，充分知情后，给 ZSM 先生使用了他汀加激素方案。1 周后，即见到老先生的症状减轻。2 周后复查，见血肿明显减小，甚至有多个层面都看不到血肿了（图 3-22b）。我和他两口子非常欢喜。我以为再来复查时，他的血肿会完全消失了，心里一片乐观。想不到 10 天后，他和老伴火急火燎地来到我门诊，说他这两天症状明显加重，特别着急。我赶紧问，是不是又受伤了？说没有。我又问他有没有提重物？答案是也没有。老伴心急，问我喝酒能导致再出血吗？我顿时打一激灵，问他是否喝了活血化瘀酒？他老伴一边嗔怪着 ZSM，一边告诉我，上次在我这看完回家后心情大好，症状体征几乎没有了，就被两个原来的同事拉着去喝了酒，三人喝了一瓶酒，路上并没有磕碰，但回来后头痛就

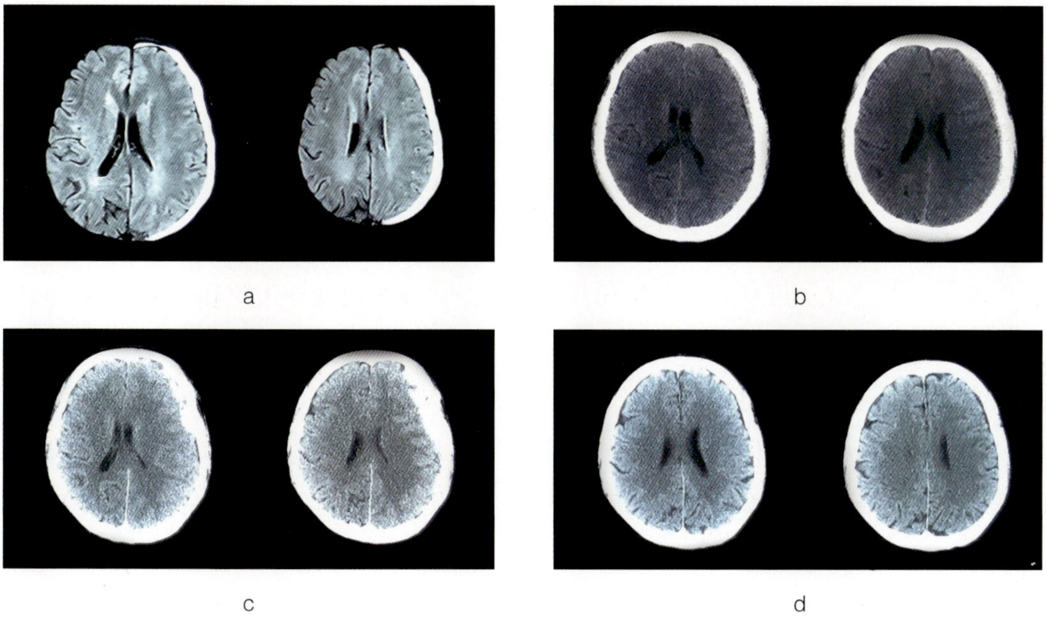

图 3-22　a. 首次就诊于我门诊时的头颅 CT，显示左侧硬膜下血肿呈弯月样占位，中线移位不明显；b. 他汀加激素治疗仅 2 周，头颅 CT 检查显示血肿已经大幅减小；c. 喝烈性酒后头痛，复查头颅 CT 见原硬膜下血肿腔中有新鲜出血；d. 从我科二次出院后约半年，复查头颅 CT 见左侧硬膜下血肿完全消失。

复发了，在家门口医院复查 CT，发现原出血部位又出现了新的出血，血肿量增加了（图 3-22c）。难怪他的症状会加重。但是 ZSM 怎么也想不起来自己喝的是什么酒了，想了半天，只说得出来是烈性白酒，不过肯定不是那个著名的北方药酒。我只好再次把 ZSM 收进医院，再进行一轮他汀加地塞米松治疗。该疗法再一次显示了力量，1 周后症状缓解，他又出院了。再过 1 个月回来复查时，他的血肿明显减小；最后一次到我这里复查时已经过去大半年了，CT 显示原先困扰他的硬膜下血肿已经消失（图 3-22d）。夫妇俩千恩万谢，说以为好不了啦，而女儿生完孩子还在月子期，不能回来照顾父亲，一打电话就两头哭，现在终于好了。而这时 ZSM 先生站起来，憨笑着告诉我，他想起来了，那天他们三个朋友喝了一瓶 52 度的金六福酒，没有醉。

ZSM 没有再次受伤，也没有醉，仅仅喝了一点金六福就再出血了？难道金六福也有抗凝作用？这下把我给弄懵了。哎，慢性硬膜下血肿的发病原因真多啊。不过如果金六福酒有这个功能，只要肯做广告，请 ZSM 先生现身说法，肯定卖得比那个某某药酒强。不过，喝高度白酒到底能否诱发硬膜下血肿？这还有待进一步研究。

5. 多医院专家对他的治疗意见不同

CZD 先生的儿子非常孝顺。也因为他的孝顺，让我有幸参与了他父亲的一次颇为传奇的治疗。CZD 先生是江苏泰州的一名患者，在初期轻型脑外伤后并没有出现颅内异常。2 个月后他出现了头晕头痛，精神异常。头颅 CT 检查确诊为慢性硬膜下血肿。由于血肿量较大，脑室受压明显，中线显著移位（图 3-23a）。很快，他在就诊的南京某医院接受了钻孔引流术，术后复查血肿清除良好。但是，术后 1 个月患者言语不清，复查头颅 MRI，在原来的血肿位置发现了一个疑似脓肿的占位病变，强化 MRI 的表现为圆圆的、周边有一个明显强化的占位，简直就是脓肿（图 3-23b）。但是所有了解他病情的医生看到这个影像都会疑惑，患者没有发烧，没有感染的神经症状和体征，这可能是脓肿？好在这位患者有一个孝顺又能干的儿子。我从 CZD 先生本人的资料上看，他也就 51 岁，结婚再早，儿子多半也就 20 来岁。但就是这位年轻的儿子拿着他的资料，带着患者，先后辗转南京、上海，到我国数家顶尖水平神经外科求教，包括江苏省人民医院、南京脑科医院以及上海华山医院。其中，南京有位神经外科医生一边让他开始口服立普妥（阿托伐他汀钙），一边建议他手术；但是多数医生建议先观察；而华山医院的神经外科专家则根据患者症状不典型，暂时没有危险，建议他先对症处理，口服立普妥，密切观察。2018 年临近国庆的时候，他从好大夫在线上找到我，并发来片子，希望我给他一点建议。我完全赞同多数神经外科医生的意见，认为患者症状轻微，没有颅内感染的典型症状和体征，找我咨询时也就刚刚口服立普妥 1 周左右，症状已经明显减轻，虽然影像学诡异得类似脓肿，但也可能就是血肿残余导致血肿周围炎症，在强化影像上“模拟”出脓肿的样子。如果不是脓肿，

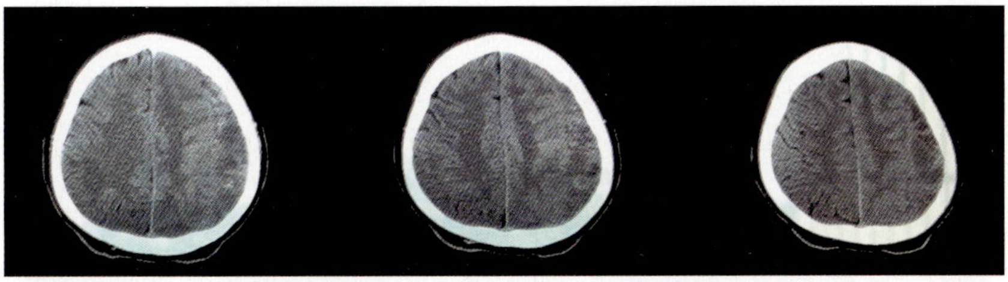

a

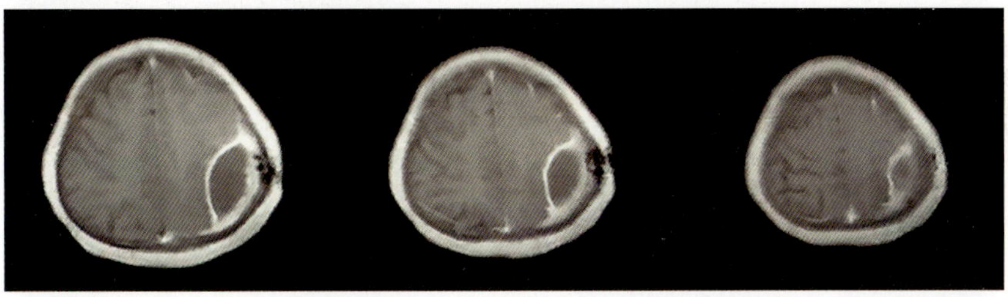

b

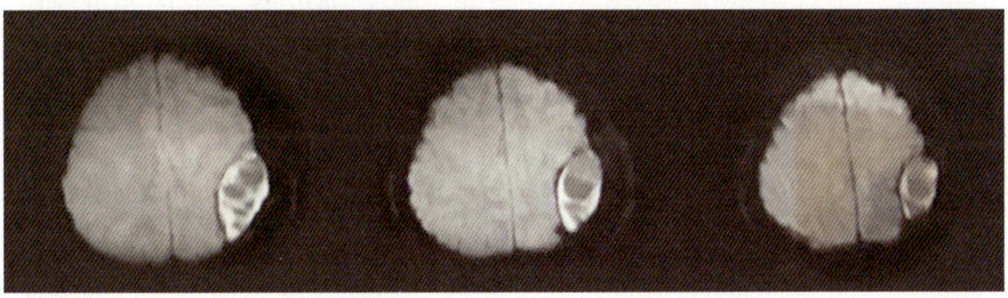

c

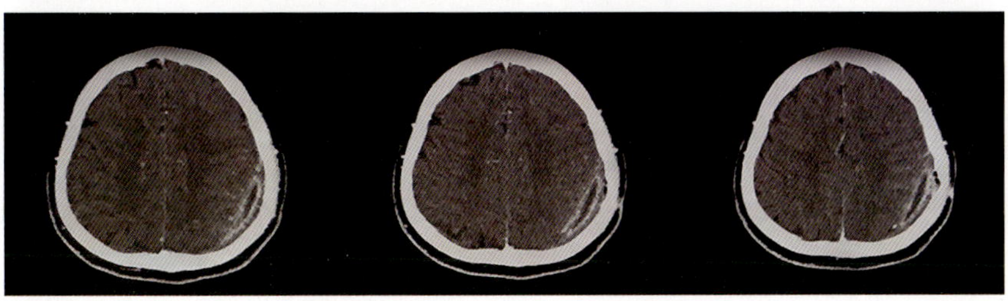

d

图 3-23　a. 首次就诊查头颅 CT 被确诊为慢性硬膜下血肿，血肿压迫脑室，中线显著移位；b. 术后 1 个月复查强化头颅 MRI，在原来的血肿位置出现圆形、周边有明显强化的一个占位，类似脓肿；c. 头颅 MRI 弥散序列排除了脓肿，提示为血肿；d. 口服单药阿托伐他汀钙 1 个月后，头颅 MRI 显示血肿已经显著缩小。

通过口服立普妥，甚至加适量地塞米松联合治疗来处理可能会有效。患者久病成医，知道 MRI 的弥散像可以比较准确地鉴别脓肿，于是又做了磁共振检查。南京的弥散 MRI 报告明确排除了脓肿，提示为血肿（图 3-23c）。他的儿子得到了很大的宽慰，最后选择口服单药立普妥治疗、回家休养。再过 1 个月，我主动联系他，他给出的头颅 MRI 最新报告显示那个可疑的占位已经明显缩小，仅剩一点点残余了（图 3-23d），这也充分证实了这个可疑为脓肿的占位，实际就是血肿的残余，口服阿托伐他汀钙有效。最后医患皆大欢喜。

在这里我要特别表达我对周良辅院士的敬意。周院士作为中国神经外科的集大成者，把华山医院神经外科建成我国顶尖、国际一流的专科，蜚声世界。但是周院士从来不局限于自己范围内学科的发展，而是致力于扶持和指导我国其他地区的神经外科共同发展。他长期担任我们中枢神经损伤与修复教育部重点实验室的学术委员会主席，并在主持 2019 年的中枢神经损伤与修复教育部重点实验室学术年会时，对于我们的阿托伐他汀钙治疗成果给予了重点表扬，认为这个方法可靠，他自己就在治疗中实践过，而且中国多数医院的神经外科医生已经在使用。“这样的成果比发表高分 SCI 论文都强”，这是周院士对我们的直接鼓励。这个叫 CZD 的患者，跑遍了南京、上海定不下来诊疗方案，最后是在听了华山医院神经外科的意见后才痛下决心选择保守治疗，我相信一定是周院士对华山医院的神经外科同僚们专门提到过我们的发明，使得这个来自天津的创新疗法，也在这个中国顶级医院的神经外科造成了一点点影响。而我有幸在这个患者的诊疗中当了一回参谋，与华山和南京的顶尖同行持有相同的意见。我们事先并没有沟通，相当于 CZD 给了我们“闭卷考试”，最后我的答案与高手相同，实在是感到非常荣幸。

我衷心感谢 CZD 父子俩给我的信息回馈，他们在教我成长。

6. 我让一位研究生的父亲健康地回到了家乡

2019 年国庆长假后第一个工作日的早晨，我刚刚交完班，准备工作，就接到本院一主任的求助电话，说他的一位女研究生的父亲来天津看望女儿期间突然晕倒，急诊确诊为慢性硬膜下血肿，现在人已经被紧急送到我的 NICU 病房，请我多关照。我赶到病房看望患者。患者 ZEC 先生黑瘦，病房医生刚刚使用了脱水药，他已经清醒了，但精神仍旧萎靡。他今年才 57 岁，是从山西来津探望在我院读研究生的女儿并共度国庆佳节的。病情加重的那天早上，女儿发现他精神头不对，频繁头痛且左侧肢体活动不利，立即送我们医院急诊室就诊，结果晕倒在急诊室。但是，无论怎么询问病史，都问不出任何外伤史。查看他的头颅 CT 影像，见到一个巨大的右侧硬膜下血肿，为等密度，右侧脑室几乎已经消失，中线移位明显（图 3-24a）。我见到脱水药对患者效果良好，就跟家属商量，能否在我们做好手术准备前提下，先尝试非手术治疗？患者目前在 NICU，有专职护士和设备监护，即使有病情变化也会被及时发现，不容易出危险。以 7~10 天为限，进行非手术治疗，如果病情缓解，我们就安排患者出院吃药，不好就安排患者手术。家属毕竟有医学背景，知情充分且顺利。于是就给 ZEC 先生实施了阿托伐他汀钙联合糖皮质激素治疗，结果出乎意料的好。第二天，ZEC 先生就说他没有头痛症状了，左侧肢体活动也多了起来。到第三天，他头痛完全消失，左侧肢体活动已经完全恢复正常。到第 10 天时的 CT 复查，显示血肿明显开始吸收（图 3-24b）。于是，我把患者转到普通病房，继续非手术治疗 1 周，并做血管检查以排除脑血管病变。在普通病房的 1 周治疗结束后，患者已可以下地行走。就嘱咐患者带药出院，回家休养了。

然而我对患者的发病仍充满疑惑。再一次跟他女儿聊病情时，我才了解到，原来 ZEC 先生是一位重体力劳动者，在老家一钢铁厂做铲砂工，铁砂极其沉重，他这样比

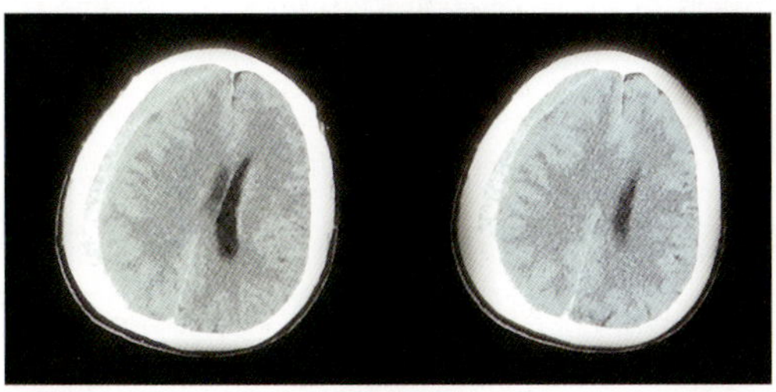

a

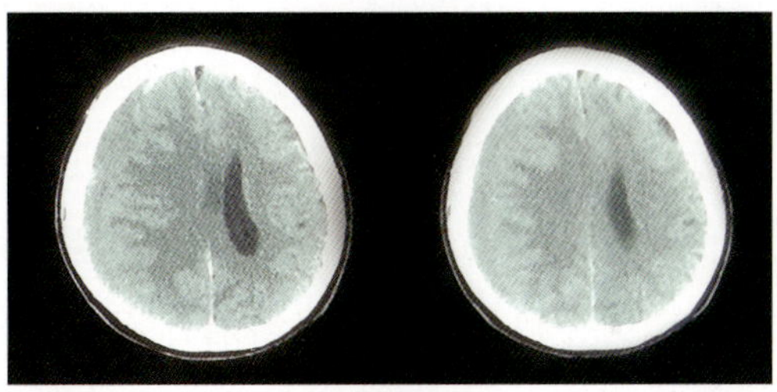

b

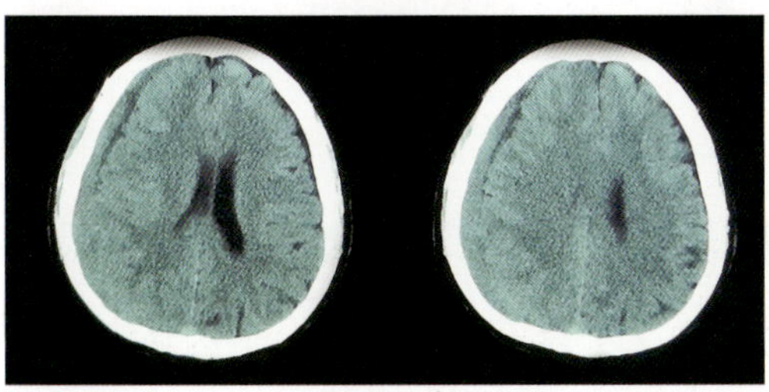

c

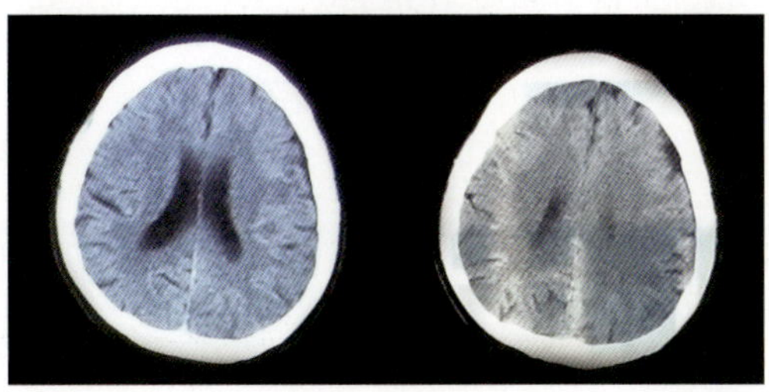

d

图 3-24　a. 首次就诊时头颅 CT 影像，见到右侧巨大硬膜下血肿，为等密度，右侧脑室几乎消失，中线移位明显；b. 在我科住院治疗第 10 天时的头颅 CT 复查，显示血肿明显开始吸收；c. 出院 1 个月后头颅 CT 复查结果显示，侧脑室形态、脑组织受压情况明显改善，患者持续恢复中；d. 受新冠疫情影响，2020 年 4 月 29 日复查头颅 CT，见血肿完全消失。

较瘦弱的人，每天经手铁砂上千斤，最近两三个月来，总感觉体力不支。我这才想起来，这不就是另一种持续用力的方式？患者持续用力，导致腹压增高，影响颅压。尽管没有任何外伤，也没有脑血管病异常基础，但是根据以前的病例经验，可能这就是他的发病原因。我要他女儿禁止他父亲再从事这么繁重的劳动，应该在家静养一段时间。1 个月后头颅 CT 复查结果显示，他的侧脑室形态、脑组织受压情况明显改善，正在持续恢复中（图 3-24c）。今年受新冠疫情影响，患者待在家中好几个月后才去复查，最新的结果显示血肿已经完全吸收，患者也已经完全康复（图 3-24d）。

我用了最小的代价，让这个并不富裕的家庭免遭更大的困难。而我也从这个病例中又一次证实：持续用力是慢性硬膜下血肿的发生原因之一。希望后来者能够验证这个发现，我们共同改写教科书。

7. 让人哭笑不得的发病原因

2019 年圣诞节，患者 YY 的儿子从好大夫在线发来求助信息。他父亲 YY 是山东某市人，今年 72 岁，因为头痛到医院看病，医生给他开了头颅 CT 检查，见左侧硬膜下血肿，血肿量较大，中线移位十分明显（图 3-25）。当时除了头痛，语言行走竟都没有问题。山东的神经外科同行着急地要给他做手术，他和他的儿子都很犹豫。他儿子从好大夫在线找到我，着急地问我要不要手术。我看血肿巨大、中线被推挤移位超过了 1 cm，血肿密度较高。因此虽然症状不重，但是毕竟我只是网络诊疗，不能细致检查他有没有神经体征。因此我也和山东医生一样，主张给老人做手术治疗。追溯发病原因，他儿子否认他父亲有头外伤史，也没有口服抗凝药史。但是，他告诉我，10 天前他父亲跟他母亲开玩笑，被老母亲打了一巴掌，然后就头痛头晕了。因此，这一巴掌竟是导致其发生慢性硬膜下血肿的主要原因。我不好意思问患者的儿子，他母亲是否是传说中的武林高手？

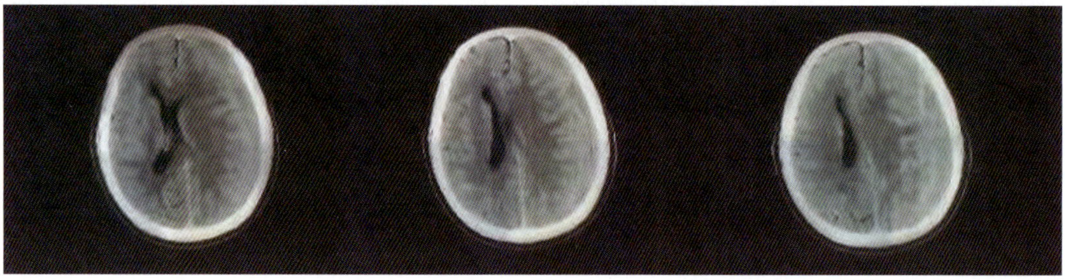

图 3-25　患者被打一巴掌后 10 天，头颅 CT 检查见左侧硬膜下血肿，血肿量较大，中线移位十分明显。

大约 1 个月后我再联系患者，说是已经做完手术康复中，而且幸运的是，老人家做完手术效果良好，也没有复发。我又提醒他要注意查一下脑血管，看看有没有先天异常。不过多数是查不出的。这个病例的发病原因提醒我们，对于一个很可能存在脑萎缩的老人，头部的突然受力可能导致脑摆动，进而引起连接脑组织和颅骨之间的微小桥静脉撕裂，以致小血管破裂出血。我可能永远也不知道这位厉害的母亲到底是不是练家子，也不知道她那一巴掌的力度有多大，但是我更相信，老太太也是一个普通人。只不过一次突然的挥手攻击，极容易让没有防备的人突然受伤，更不要说受力者是一个古稀老人。这或许就是民间传说中的“寸劲”？我估计 YY 的老夫人自己也没有想到，一个“寸劲”就让丈夫倒下，还开了颅。因此，开玩笑有时真会惹祸。

8. 拳击手的慢性硬膜下血肿

拳击是一项很受大众喜爱的运动，但国内外报道拳击手出现硬膜下血肿的病例在我印象里不算多。WZ 就是这样一位因拳击运动得了慢性硬膜下血肿的患者。

WZ，37 岁，北京人。他平时酷爱拳击。他应该不是职业选手，而是业余选手。2018 年 8 月底 9 月初，由于拳击实战训练导致头部受伤，因为当时并没有感觉到严重症状，他在 9 月份依然保持其他项目的训练，并整整坚持了 1 个月。2018 年 10 月 7 日他感觉头部不适，却说不清怎么不舒服。于是，他就近到北京某医院急诊拍了头颅 CT，当时就确诊为左侧硬膜下血肿。但是，血肿不大，WZ 先生也不想做手术。他不知听了哪个医生的建议，没有做任何治疗，就回家休息观察，拟 1 个月后再看看情况。但在这个月内，他依然保持骑单车、打球等相对剧烈的运动，头部没有再受过创伤。1 个月后，复查头颅 CT 血肿仍然存在，而且头部开始有撕裂样头痛感。2018

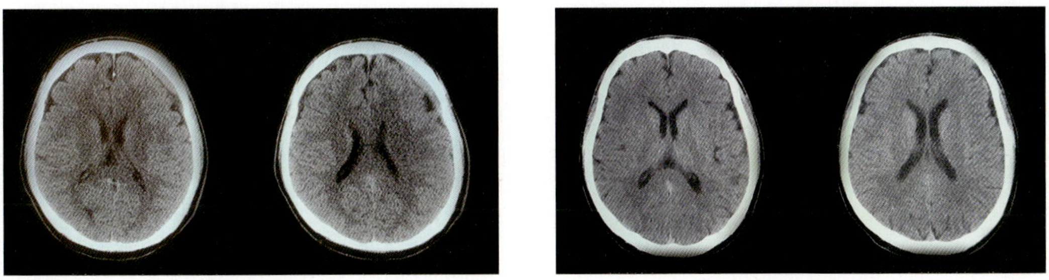

a　　　　b

图 3-26　a. 发现硬膜下血肿后，观察 1 个月复查头颅 CT，见血肿大小未变；b. 口服立普妥 1 个月后复查头颅 CT，见血肿基本消失，但留有蛛网膜间隙增宽。

年 11 月 12 日他第 3 次接受头颅 CT 检查，发现依然有血肿且伴有轻微的头晕（图 3-26a）。从此他开始每天口服立普妥，并坚持了 1 个月。2019 年 1 月 8 日复查，血肿吸收良好，但是可见蛛网膜间隙增宽（图 3-26b）。而后头疼、头胀和轻微头晕并没有完全消失，在剧烈运动后仍有加重趋势。2019 年 6 月复查头颅 CT 仍可见原来血肿部位有局部的蛛网膜间隙增宽表现。

我国尚缺少拳击手与脑损伤关系的文献报道。而国外曾经报道 30 名业余拳手训练后被随访一年。这一年中，有 20 名拳击手退出了训练；剩余 10 名中，1 名发生癫痫，但用药物可控；1 名发生了慢性硬膜下血肿。国外有学者认为，发生慢性硬膜下血肿与先天的颅骨发育不对称有关系。但我并没有看出 WZ 的颅骨发育异常，因此，我没有理由推测 WZ 先生发生慢性硬膜下血肿是由于其本身颅内结构异常。但结合国外研究报告，我们可以得出的结论是，拳击运动有危险，一定要在保护和规范训练下进行。尽管阿托伐他汀钙可以治疗慢性硬膜下血肿，但是对慢性硬膜下积液却无效。

做拳击运动的人，要么保护好你的头部，要么你必须是特殊材料做成的人。慢性硬膜下血肿可能是拳击手容易得的病。

9. 他拿拳头把自己砸出了慢性硬膜下血肿

ZDQ 先生 70 岁，3 年前因左侧脑梗死，导致言语不清晰，为运动性失语，从此经常因为自己的表达让人听不懂而着急。他的行走也较以前慢了一些。由于脑梗死，他从此长期口服阿司匹林。这次发生硬膜下血肿后语言更差，再次出现右侧肢体力弱。好在他的儿子是影像科医生，第一时间发现了他父亲的异常。而恰巧他所在医院的神经外科主任曾经有介绍过几个患者给我，并已成功治愈。因此，这位神经外科同行先期已经让 ZDQ 先生吃上了阿托伐他汀钙，而过了 1 周，ZDQ 先生自我感觉并没有好转。这位神经外科主任就联系我，并让 ZDQ 先生的儿子带着他找我来了，希望能给患者进一步指导。2020 年 3 月 31 日，老先生的儿子第一次带着他进我门诊看病。我查看了老先生的 CT 片，见他的血肿分层排列，提示是多次出血导致的；而左侧脑室已经受压消失，中线移位尚可（图 3-27a）。老人家现在言语比以前更加困难，走路也不如以前利落，很是着急，见了我的面，想表达又表达不出来，急得脸红脖子粗。而我有了以前的一些经验，对他的治疗也就了然于心。先安慰老爷子别着急，告诉他病一定会好。然后就叫他先停阿司匹林，再在原来口服阿托伐他汀钙的基础上加上小剂量的地塞米松治疗。2 周后，ZDQ 先生再次由他儿子陪着来我院复查。

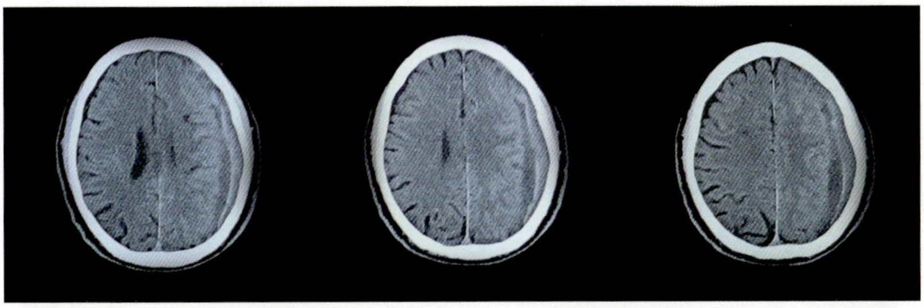

a

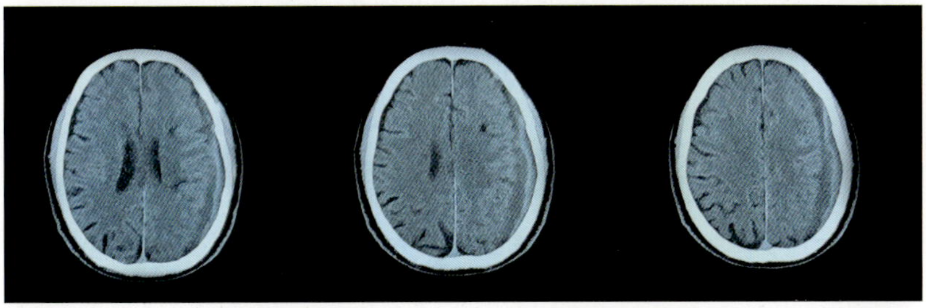

b

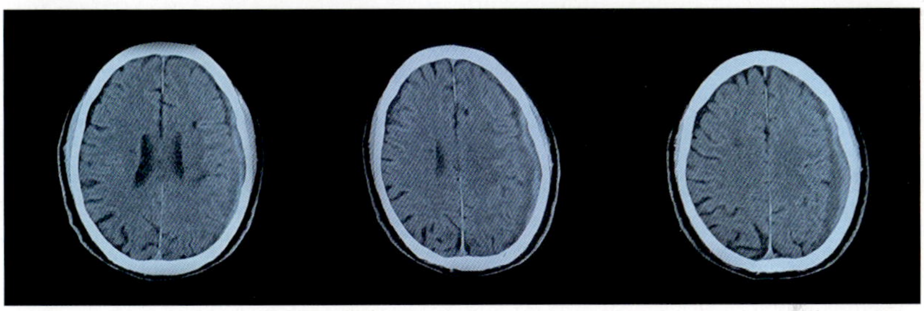

c

图 3-27　a. 自服阿托伐他汀钙 1 个月后复查头颅 CT，见左侧硬膜下血肿分层排列，提示是多次出血导致的，左侧脑室已经受压消失，中线移位尚可；b. 他汀加激素治疗 2 周的头颅 CT 复查，显示血肿已开始减小；c. 他汀加激素治疗 4 周，加单用他汀 2 周，复查头颅 CT，见血肿进一步缩小。

结果完全跟预期吻合：老人家的症状迅速改善，走路利索了，头痛减轻，血肿也开始缩小（图 3-27b）。再过 1 个月复查，头颅 CT 显示他的血肿就剩原来一半多了，脑室形态基本恢复了正常 (图 3-27c)。

当看到没有手术的 ZDQ 恢复得比较好时，他儿子有点迷惑怎么这么简单的药会有这样神奇的疗效。我有点故作神秘地告诉他“大道至简”。但实际上这是我在张建宁教授持续指导和支持下、在近 400 例患者治疗的基础上得到的宝贵经验，是摸索了近 10 年的结果。

我反问他，让他再仔细回想一下，他父亲是怎么得病的。他怎么也想不起来他父亲有任何外伤史。我用我一个患者用健身锤把自己砸出硬膜下血肿的事例启发他，他突然想起来，说他父亲近年来养成了用自己的拳头砸头的习惯，而且砸得很响，好像就是在一次猛烈砸头后的次日感到不舒服的。我不经意间又找到一种老年人发生慢性硬膜下血肿的原因，长期口服阿司匹林者，可千万不要轻易砸自己的头。

第七节 关于他汀治疗问题的不完全答案

他汀是一种降脂药，其中立普妥（阿托伐他汀钙）引入中国已经超过 20 年。而后其他类型的他汀如辛伐他汀、瑞舒伐他汀、匹伐他汀等多种类别的他汀也陆续面世，国产的仿制药也纷纷上市。刚开始，他汀类药物价格不菲，我国人民能够长期口服他汀类药物的比例极低。但是随着我国心脏支架、颈动脉支架和颅内动脉支架植入术开展得越来越多、越来越成熟，长期口服他汀的人员也逐步增加。我们的阿托伐他汀钙治疗慢性硬膜下血肿项目研究成果成功发表后，引起许多临床同行的关注。他们常会问我三个问题：难道就只有阿托伐他汀钙治疗慢性硬膜下血肿有效，其他类型他汀就无效吗？长期口服阿托伐他汀钙的患者，他的血肿仍可以用阿托伐他钙治疗吗？长期口服阿托伐他汀钙或其他他汀是不是就可以预防硬膜下血肿？

很遗憾，实际上直到现在我和张建宁教授还无法圆满回答这些问题。因为不同他汀的疗效和安全性比较，需要有大样本的随机对照临床研究；而要知道长期口服阿托伐他汀钙的硬膜下血肿患者是否还能用阿托伐他汀钙进行治疗，也需要对口服阿托伐他汀钙的人群进行长期的追踪随访，统计长期口服阿托伐他汀钙的慢性硬膜下血肿患者的临床资料，包括影像学资料，在严格的统计分析基础上才能得出正确结论。而要考察长期口服阿托伐他汀钙能否预防血肿发生，则需要长期随访一批没有外伤、没有其他基础病尤其是没有凝血机制异常的患者，然后统计这个人群的慢性硬膜下血肿新发病率，这就需要心内科、代谢科、影像科、脑外科等齐心协力合作……目前我们的精力、财力以及患者数量都不足以去做这些研究，无法给出准确的答案。但是我可以给大家举几个患者为例，包括长期口服其他种类他汀，因患硬膜下血肿换成阿托伐他汀钙后治疗有效的以及长期口服阿托伐他汀钙，得了硬膜下血肿后继续口服阿托伐他汀钙治疗，但需要优化方案的等多个患者的案例。目前的答案应该是：不能否认也不能肯定其他他汀对慢性硬膜下血肿无效。而我的 400 例患者的治疗经验主要来源于立普妥（阿托伐他汀钙），效果确切。从这几个病例看，长期口服他汀类药物似乎不能避免发生外伤后硬膜下血肿，但这类患者发生慢性硬膜下血肿后，联合阿托伐他汀钙及糖皮质激素治疗似乎能发挥更好的作用。

1. 与几乎失明老伴相依为命的患者的治疗

HYX 先生，76 岁。他的整个治疗咨询都是由他夫人通过好大夫网络完成的。从交流情况看，我推测老两口都是高级知识分子，但没有跟晚辈一起生活。原因是负责跟我交流的妻子是一个因视网膜病变近乎失明的老人（视网膜色素变性患者，一级视力残疾，几乎失明），她每次从网络上发信息给我，回答都会滞后，可能是打字非常困难。但她从来都是叙述条理清晰、谦恭有礼，而且所拍照上传的影像学 CT 摆放端正且拍照基本清楚，那认真劲儿，应该是独立生活的理工科知识分子才具备的。

HYX 先生是 2019 年 5 月 16 日找到我咨询的。他因乏力、嗜睡而摔倒，原因不明。他原有脑梗死，一侧肢体活动原本就差。这次在医院检查，又诊断为慢性硬膜下血肿，此时已经有生命危险。当即在北京某大医院实施钻孔引流术，引出陈旧血 80 ml 后清醒。2 天后拔管，无并发症，可自动行走。但是，3 周后 CT 复查显示老先生的血肿吸收并不理想，脑膨胀不良（图 3-28a）。患者感觉无力并且食欲不振。当地医生给的医嘱是多喝水，并选择阿托伐他汀钙口服。而患者曾经因高血脂持续服用瑞舒伐他汀数月，每天 5 mg。此次发病前已停用瑞舒伐他汀而转换成阿托伐他汀钙。服药 3 天后，患者自觉症状没有减轻反而加重。我鼓励他继续服用他汀。但是患者服用他汀后有不适感觉。我同意他把每天 1 次 20 mg 的他汀口服量，改成 1 次口服 10 mg，每天 2 次。在继续坚持服用阿托伐他汀钙后 2 天，自觉症状又有减轻趋势。1 个月后患者复查 CT，见残余血肿已经明显减少，而血化验并没有出现明显异常。后续治疗就变得顺利起来。但是，由于两位老人家出门去医院复查非常困难：一个行动能力差，一个视力差。因此每次我都提前嘱咐他们该复查哪些指标，而且在看到治疗初步起效后，没有为了收集资料让他们频繁复查，而是尽量拉长了复查的时间，好让他们减少来回医院的折腾。我不能想象一位视力几乎全无的老人和一位病病歪歪、一侧肢体活动困难的老人家，是如何应对到医院排队挂号、看病和做检查这些流程的。何况还是在北京的医院。北京的医院实际上是全国人民的医院，不管是哪家医院，水平都很高，也几乎都涌满了来自全国各地的患者，挂个号最少也得排队 1 小时以上。

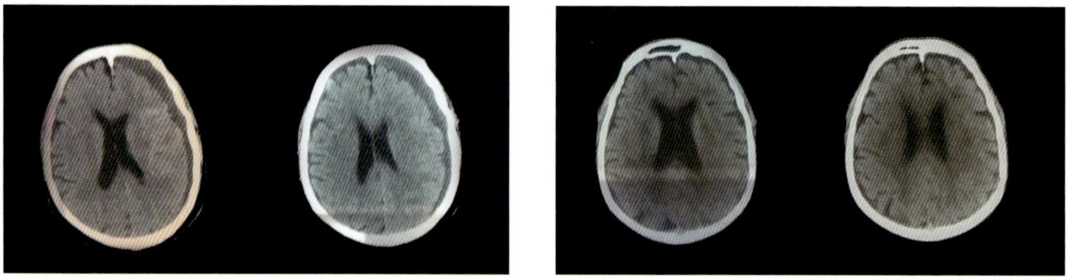

a　　　　　　　　　　b

图 3-28　a. 术后 3 周复查头颅 CT，显示血肿吸收并不理想，脑膨胀不佳；b. 单独服用阿托伐他汀钙 4 个月复查头颅 CT，见血肿基本消失。

而对这样的老人家而言，看病不是难，是太艰难。好在两位老人家比较乐观，我让患者尽量保持一定活动量，他们就每天尽量在小区里安全地步行 15 分钟。此外，家里还设了台球桌，老爷子每天坚持打台球 1 小时。老人家积极向上的乐观精神感染着我。我们国家老年人越来越多，而现在的综合治理体系还不能保证老年人都得到满意地照护。但我们应该向前看，因为一切都在完善中。而作为医务工作者，尽力做一些力所能及的事情帮助老年人，也是帮助国家完善治理体系的一个善举。

苍天不负我和我的患者，在经我指导治疗约 4 个月后，老人家的血肿彻底消失了（图 3-28b）。我的付出没有白费。我和老人家相互真诚地祝贺。这位几乎视力全无的 HYX 的老伴，艰难地打出了以下文字，一直到今天还温暖着我。

江主任您好！非常感谢您的关心和责任心。

患者因症状改善及家属身体原因，暂未复查 CT。

自本月 20 日起，立普妥改为每次 10 mg，每日 2 次，饭后半小时服用。症状明显好转，体力和食欲明显改善。每日步行 15 分钟，打台球 1 个半小时。请问江主任，继续如此用药可以吗？

我们打算下周去约 CT，待结果出来，一定上传于您。知您很忙，很辛苦，尽量少打扰您。再次感谢，再见！

我觉得，这样真诚地感谢是我职业生涯的最高荣誉。

从我在好大夫在线设立工作站以来，迄今我大约帮助了 376 位网络患者。其中约 257 例是慢性硬膜下血肿患者。虽然其中的绝大部分患者都是从未谋面的，但是每当我得知患者治愈，我都非常快乐，因为这意味着我又收获了一例成功的治疗经验，将来可以帮到更多的患者。而且由于患者来自祖国各地，甚至海外，有着各样的病史、临床表现和影像学特点，他们经常教会我新知识。比如，这位从未谋面的 HYX 先生让我懂得：长期口服瑞舒伐他汀后并不能完全避免得慢性硬膜下血肿，而当这类患者得了慢性硬膜下血肿，再接着口服阿托伐他汀钙（他没有口服激素），一样是有效的，可以得到治愈。

2. 匹伐他汀好像可以有效治疗慢性硬膜下血肿？

XXC 女士，50 岁。她是广州人，因家暴受伤，2 个月后出现头晕。头晕是在躺下时才明显，而头痛仅为偶发头痛。她在广州某大学医院神经外科就诊后被确诊为双侧硬膜下血肿。该科的神经外科医生刚开始是主张她手术的，而且告知她如果不手术，血肿增大可能导致偏瘫、昏迷等严重后果，结果 XXC 女士自己很顾虑手术，而且她本身也没有严重的症状体征，这位善解人意的医生应该知道我和张建宁教授的他汀治疗慢性硬膜下血肿的发明，因此给她用了几天改善微循环的药物后，就开具了他汀类药物，让她回家观察。但是开具的却是匹伐他汀，一种降血脂作用比阿托伐他汀钙稍弱的他汀类药物。让她一天一粒口服。XXC 女士服药约 2 周时间，头晕症状消失，而头痛症状改善不明显，她又想起医生的警告，对于要不要选择手术顾虑颇重。2018 年 10 月 6 日，XXC 女士通过好大夫在线找到我寻求帮助。我查看她的 CT 片，见血肿位于双额，为等密度血肿，因是双侧血肿，因此脑室略微受压，中线移位并不明显（图 3-29a）。由于她找我咨询时服药已经 1 周，而且症状有所减轻，因此我就鼓励她继续口服匹伐他汀，满 2 周时复查头颅 CT。治疗 2 周时复查的 CT 显示血肿已经略有吸收，侧脑室受压较前一次的检查结果有所恢复（图 3-29b）。患者的症状也进一步缓解，继续严密监测血肝肾功能和血糖等指标。1 个月后头颅 CT 检查显示血肿进一步吸收（图 3-29c）。而到 2 个月时复查头颅 CT，见硬膜下血肿已经完全消失（图 3-29d）。因为 XXC 女士的血肿位于双侧额叶表面，如果手术的话需双侧钻孔，因此，服药治愈相当于成功避免了 2 次手术。听到自己已经康复的消息，XXC 女士特别开心。

虽然我看到匹伐他汀对 XXC 女士也有效，但是匹伐他汀与阿托伐他汀钙相比是否同样有效，是否对其他患者也有效，我不得而知。要正确解答这个问题，就需要设计随机对照试验，而我们现在没有能力和精力做这样的研究。只是我觉得一个因为家暴而受伤的女士，恐惧手术，假如做了手术对她也是再次伤害。幸好有广州不知名的

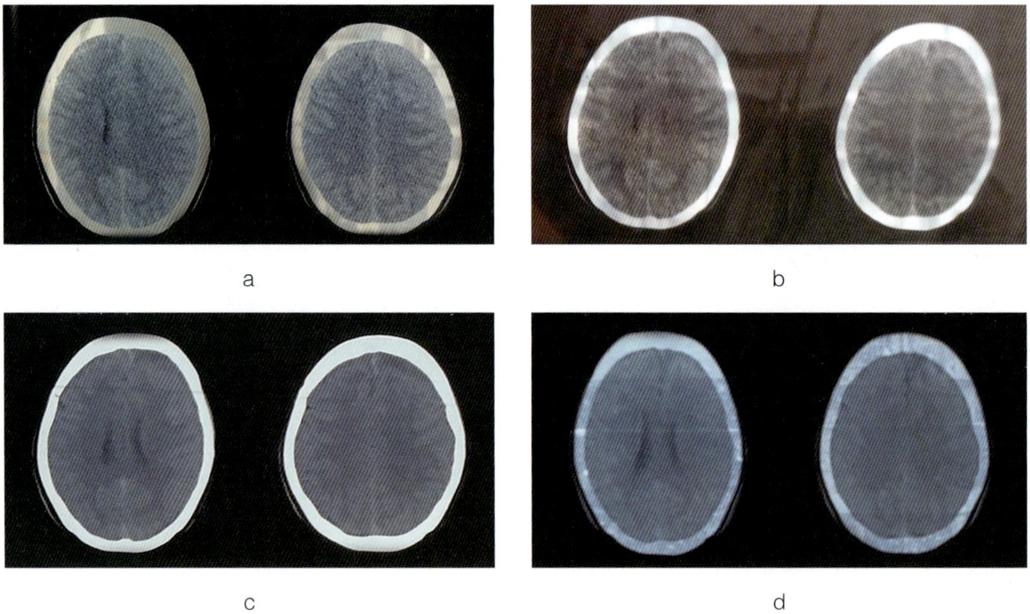

图 3-29　a. 首次就诊于广州某医院，见硬膜下血肿位于双额，为等密度血肿，因是双侧血肿，因此脑室略微受压，中线移位并不明显；b. 口服匹伐他汀 2 周时复查头颅 CT，见血肿已经略有吸收，受压的侧脑室较前一次检查有所恢复；c. 口服匹伐他汀 1 个月，头颅 CT 检查见血肿进一步吸收，受压的侧脑室较前一次检查有所恢复；d. 口服匹伐他汀 2 个月时，头颅 CT 复查显示血肿已经完全消失。

同行帮助了她，我们的协同努力，让她无须手术而治愈，给了她最好的帮助。实际上，2018 年以来，经我治疗的患者绝大部分都痊愈了，真是令人开心。

3. 瑞舒伐他汀治疗慢性硬膜下血肿疑似无效

HHY 是天津市患者，女，69 岁。因为摔伤 1 个月余头痛恶心，在门诊确诊为慢性硬膜下血肿。她的硬膜下血肿较大，双侧都有且以左侧为主，呈混杂密度，中线略向左移位（图 3-30a）。她先是找了我科的神经外科同事寻求帮助，这位神经外科同事按照我的治疗方法给她开具了他汀处方，但开具的是瑞舒伐他汀。HHY 女士按照这个方案口服了约 4 天，头痛加重。于是求诊于我。复查头颅 CT 见血肿略微扩大（图 3-30b）。2018 年 10 月 2 日，她就诊于我的门诊，十分焦虑，反复询问她有没有可能好，要不要手术？手术要不要把头发剃光等问题。我安慰她说，按照我的经验，绝大多数患者都可以经非手术治疗好转，她也不会例外。而且如果在住院时进行血化验指标监测、加强抗炎，则可能会更快见效。她同意住院，我把她收到了普通病房，然后停瑞舒伐他汀，改为阿托伐他汀钙，并联合地塞米松治疗。她的症状并没有马上减

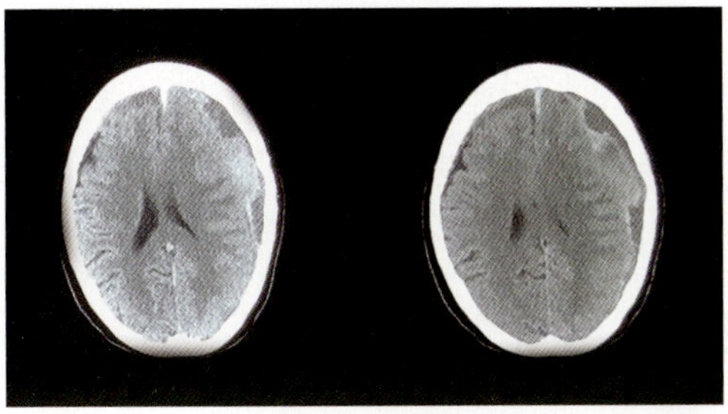

a

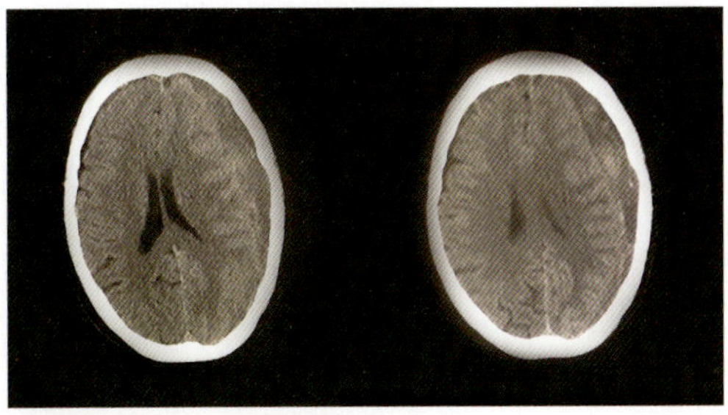

b

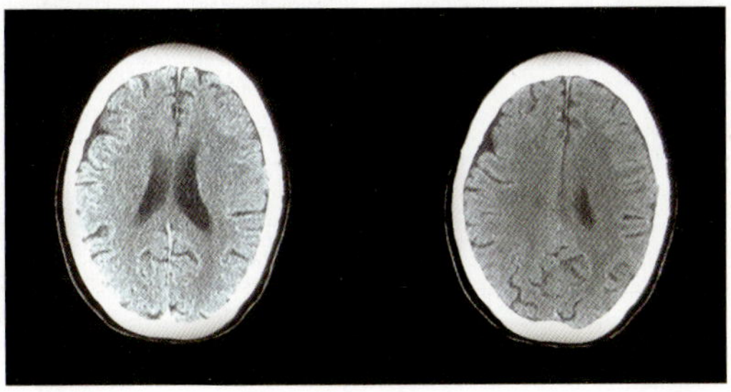

c

图 3-30 a. 首次头颅 CT 检查，显示以左侧为主的双侧硬膜下血肿，呈混杂密度，中线略向左移位；b. 口服瑞舒伐他汀 4 天后做头颅 CT 复查，硬膜下血肿较前一次略微增大；c. 改用阿托伐他汀钙联合地塞米松 2 个月后，头颅 CT 检查示硬膜下血肿消失。

轻，而 CT 复查疑似血肿减小。约 12 天后患者症状减轻，CT 复查见血肿进一步减小，她的焦虑症状也明显减轻。但此时，她突然发生失语，十分焦虑。她的突然失语疑似短暂性脑缺血发作（TIA），不过我们还是得小心求证。其一是担心血肿再次增大，因此我们复查 CT 以排除出血增加，并做好了手术准备；其二是担心癫痫发作，我们还通过询问病史，排查其发病有无先兆，并安排脑电图检查以排除继发性癫痫；其三我们也担心她有脑血管病，为她安排做 CTA 检查。次日，她觉得头痛症状明显减轻，也更加信赖我，坚持住院 14 天才带药出院休养。在接受联合方案治疗 4 周后，我指导她停用糖皮质激素，改为单纯阿托伐他汀钙口服。终于在她又坚持了 2 个月后，症状和体征进一步消失，复查 CT 见硬膜下血肿已完全消失（图 3-30c）。患者再未发生类似症状。嘱咐她继续神经内科治疗，进一步排除癫痫和 TIA。随访至今正常。

该患者治疗期间因发生类似 TIA 症状以及早期的治疗没有显示血肿吸收而焦虑，在发生短暂失语后特别紧张。此时医生的解释、关心和及时调整用药，哪怕就是给她一点对症治疗的药都显得特别重要。这个患者是在调整药物方案后很快改善症状的，这对她起了良好的激励作用。但是，早期她在使用瑞舒伐他汀的情况下，没有症状和体征的改善，是否与该他汀的使用时间较短有关？还是该他汀根本就没有作用？这有待在以后的类似病例中求证。

4. 长期口服阿托伐他汀钙的患者

自从研究慢性硬膜下血肿的药物治疗以来，由于我多次被邀请去讲课，介绍的都是实际病例，渐渐地一些神经外科界的大咖教授们也熟知了我。国内至少有 5 位顶尖神经外科专家，还有其他省市十几位神经外科专家私下里向我咨询过他汀治疗慢性硬膜下血肿的方案。我自知自己只是在这个比较少见的疾病上花了比别人多的时间并在张建宁教授的指导下才获得这些独特的治疗方案，而我要向这些专家请教的地方太多太多，因此，每次我都是毫不隐瞒地将我所知尽情转告，因为我希望更多的患者得到及时而可靠的治疗。本节介绍的这例患者即是来自于我国一位著名神经外科专家的引荐。他的辈分足以当我的老师，但总是提携我和关心我，多次在重要的神经外科学术平台活动中推荐我，我一直当他是我的神经外科知音和良师。

他推荐的这位 WSG 老先生是福州人，已经 86 岁了，长期口服阿托伐他汀钙。在不慎摔伤头部后，渐渐出现右侧肢体无力和头痛，于是请该神经外科专家诊疗，确诊为左侧慢性硬膜下血肿（图 3-31a）。好在血肿不算大，但是老人家高龄，家属高度关注病情进展，又心疼老人家，不愿给他做手术。因此，我的这位专家老师就按照我推荐的方法给患者继续推荐口服阿托伐他汀钙。可是，用了近 1 个月，老人家的症状和体征均没有明显改善。复查头颅 CT 发现硬膜下血肿不仅没有减少，反而在血肿腔内疑似出现了新的血肿（图 3-31b）。2017 年 7 月 30 日，专家老师为了这个患者再次打电话给我，探讨治疗。我们探讨的问题是：这个患者已经长期口服阿托伐他汀钙数年，现在继续使用阿托伐他汀钙还能否起效？是否应该加量？我很惭愧地告诉这位专家，我加量使用阿托伐他汀钙的经验很少，原因是曾经有国外的文献报道：阿托伐他汀钙如果使用过量可能会导致脑出血。而且，我们的动物实验也发现，阿托伐他汀钙的神奇之处在于它促进血肿吸收的效果竟然不是剂量依赖，而是偏小的剂量更可能获得更好的疗效。因此，我在治疗中除非发现患者血脂很高、用常规剂量的阿托伐他汀钙降脂效果不好，否则不敢加量。从临床研究的角度出发（当时我们的临床研究结果尚没有公开发表），为了减少患者的疑虑，也为了安全，我们也倾向于使用心内科常用的常规剂量。但是，如果常规剂量疗效不好，我们就转向复方治疗，即阿托伐他汀钙联合短期应用小剂量的糖皮质激素。这是我第一次将这个当时还在申请专利中的

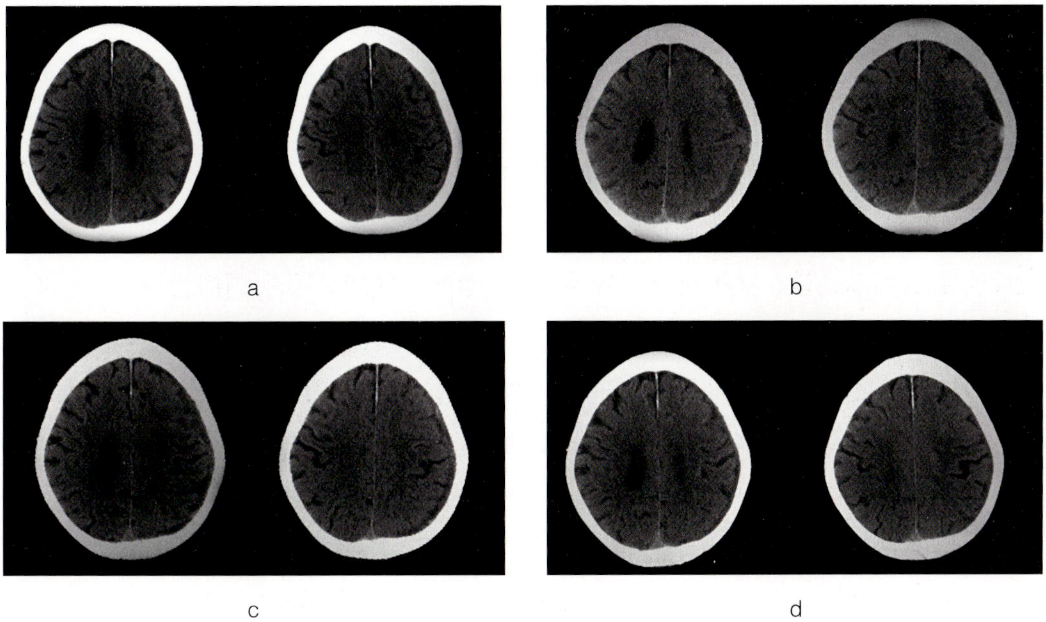

图 3-31　a. 首次就诊时头颅 CT 显示左侧慢性硬膜下血肿；b. 口服立普妥 1 个月，复查头颅 CT 发现硬膜下血肿不仅没有减少，血肿腔内还疑似出现了新的血肿；c. 采用他汀加地塞米松复方方案 4 周时复查头颅 CT，见血肿明显减少；d. 停激素，继续使用立普妥约 2 个月后复查，血肿已完全消失。

治疗方案告诉了我们团队以外的医生，而且我也如实告诉这位我尊敬的师长，要谨慎使用，毕竟是试验性方案。医生之间的信任实际上很多时候可以比肩于古代的伯牙子期。我的这位同道从不怀疑我的真诚和我对临床医学科学研究的认真态度，毫不犹豫地将我的这种私人经验（2020 年我们已经将这种复方方案的初步临床试验结果发表于国际神经外科界权威期刊 *J Neurosurg* 上，完成了私人经验向公众发布的转换）应用于这个他非常关心的患者，这种无声的支持令我非常感动。幸运的是，WSG 先生对我们的复方治疗方案反应良好，他的症状体征很快改善，到 1 个月复查时，血肿明显减少（图 3-31c）。我们及时停用了激素，继续使用阿托伐他汀钙，再过 2 个月复查头颅 CT，硬膜下血肿已经完全吸收（图 3-31d）。

让我最感动的不是 WSG 先生对我的感激，而是这位比我繁忙百倍的神经外科师长对待一个后学的态度：他总是及时地将患者的复查结果告诉我，而且在治疗结束、患者治愈时，还亲自系统地整理患者的影像学资料发送给我，帮我积累了宝贵的治疗资料。

我的神经外科引路人是我国著名神经外科专家刘宗惠教授。刘教授经常教导我要尊重同行，要珍惜同行的劳动成果。而我的这位师长，因为非直接师承关系，他没有对我言教，而是用这种身传方式来激励我、支持我。实际上，在我们实施大规模多中心临床试验之初，我们面临许多诘问，尤其是来自非神经外科同道的诘问。许多非神经外科的同道根本不信这么简单的一个方案就可以治疗神经外科的出血性疾病。这时候全国有许多神经外科专家站出来替我们辩护，他们出于对我们这个中心长期积累的学术声誉的信任，给予我们毫不犹豫地支持，使得我们这样一个颠覆性的、改变传统治疗模式的临床试验能够在我国 25 家知名神经外科中心顺利通过伦理审核，并在大家的帮助下，实现了我国神经外科医生长期追求的、在本领域有所创新的梦想。我们的小小的进步是建立在全国神经外科同行的厚爱、信任和支持的基础上的。

因此，我深深为 WSG 先生的完全康复感到高兴，更被支持、厚爱我的神经外科师长深切感动。这位师长不知道的是，是他的支持和 WSG 老先生的胜利痊愈，无意中解答了我以及其他神经外科同行长期以来关于阿托伐他汀钙能否预防慢性硬膜下血肿发生的一个疑问：长期口服阿托伐他汀钙应该不能完全避免发生慢性硬膜下血肿，但是，长期口服阿托伐他汀钙的慢性硬膜下血肿患者，加用糖皮质激素治疗，也可以治愈并获最大收益。

我对这些关心厚爱我的师长和同道无以回报，只有加倍努力，尽早将此成果推出国门，走向世界，治愈全世界更多的慢性硬膜下血肿患者。

5. 长期口服某品牌阿托伐他汀钙无效

LZ 先生，48 岁，是一位公司职员。他喜欢运动，尤其喜欢足球运动。但这次因为争抢一个头球，他的头部撞到了快速飞来的足球上，让他有点喘不过气来。虽然当时只是眼前一黑，过一会儿他就又站起来继续跑动，没有大碍。但运动结束回家后，他觉得头痛头晕。后来他连续查头颅 CT 和 MRI，都没有发现问题，但是影像学上也显示，似乎他的右侧顶枕部蛛网膜腔隙有点增宽。到了此次头球伤害的第 14 天，他因头部不适再次复查头颅 CT，被确诊为右侧顶枕部硬膜下血肿。血肿量并不大，较为局限，没有造成脑室和中线移位（图 3-32a）。尽管如此，LZ 先生仍持续头痛头晕，无法集中注意力。他开始按照天津市某医院神经外科医生的方案口服某品牌的阿托伐他汀钙。但是，头部不适的症状一直困扰着他，以至于他无法上班，只得休假在家。1 个月后复查，血肿没有变大也没有变小（图 3-32b），症状依旧。2019 年 11 月 25 日，LZ 先生来我门诊求诊，我帮他分析了病情，充分知情后，将他原来的阿托伐他汀钙更换为立普妥，并加了 4 周的小剂量地塞米松。2 周后 LZ 的症状明显缓解，

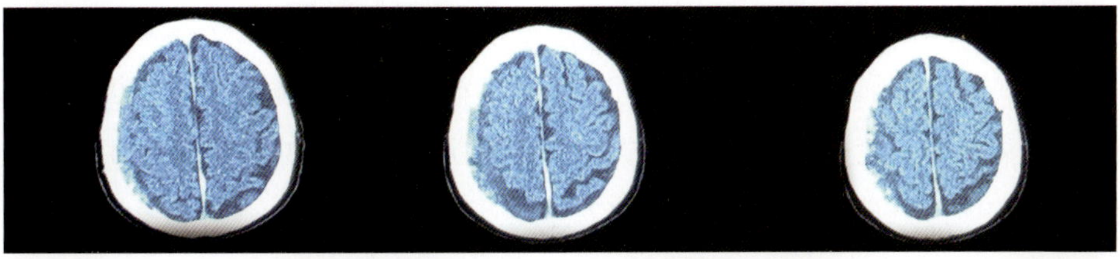

a

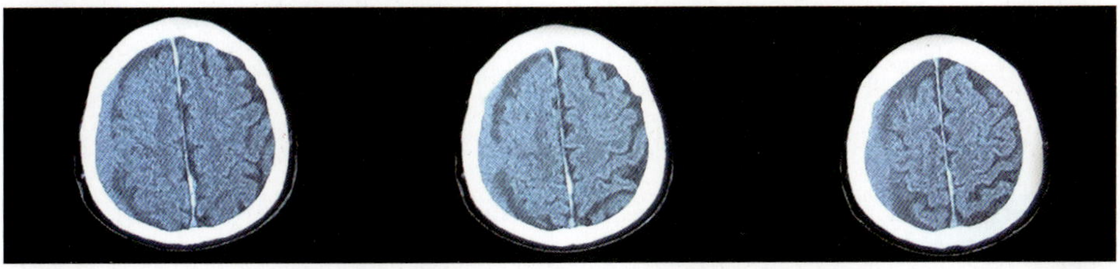

b

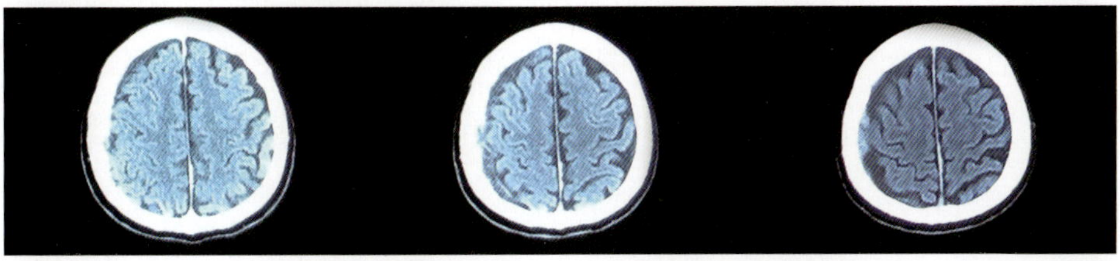

c

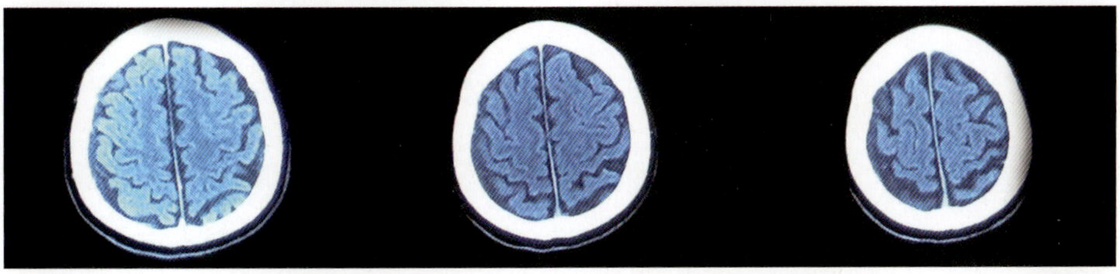

d

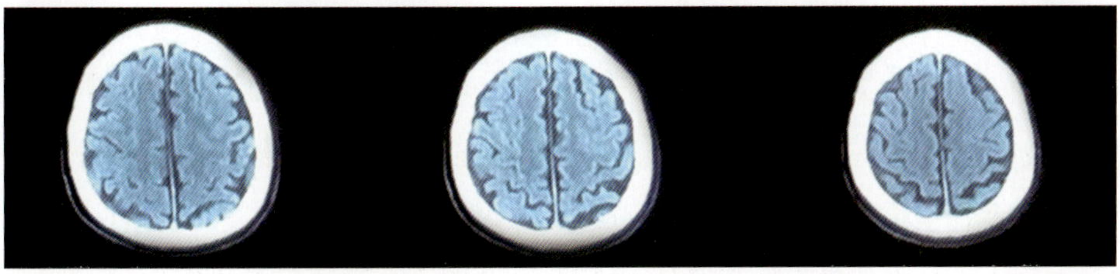

e

图 3-32 a. 足球运动中顶头球后头痛 14 天，头颅 CT 检查确诊为右侧顶枕部硬膜下血肿，血肿量并不大，较为局限，没有造成脑室和中线移位；b. 口服单药阿托伐他汀钙 1 个月后复查头颅 CT，血肿没有变大也没有变小；c. 立普妥联合小剂量地塞米松治疗 2 周后，头颅 CT 检查显示血肿明显减少，但蛛网膜间隙仍然较宽；d. 复方方案治疗 4 周后，头颅 CT 显示硬膜下血肿在进一步缩小；e. 单纯口服立普妥又 1 个月，复查头颅 CT 见血肿完全消失。

复查头颅 CT 也显示血肿明显减少，但蛛网膜间隙仍然较宽 (图 3–32c)。再过 2 周，血肿已经消失，仅余增宽的蛛网膜下腔间隙，其表现类似于硬膜下积液 (图 3–32d)。患者仍有轻微头部不适症状，尤其在头部活动时明显。但此时已经停用了地塞米松，患者持续口服阿托伐他汀钙 1 个月后复查，脑膨胀良好，无任何积液（图 3–32e），也无任何症状和体征。

LZ 的治疗经历提示，在各种类型的阿托伐他汀钙中，立普妥可能有一定优势。原因可能是立普妥的晶型结构，导致它在体内的释放更均匀、更持久。而其他剂型的他汀不具备这个结构，不具有它的代谢特点。当然，个案不能说明问题，还有待更多的经验和总结来确定结论。另外，LZ 先生的症状和体征是一直坚持到脑膨胀完全时才消失的。此点提示我们，对于青壮年，血肿完全吸收可能不意味着症状体征的完全修复，还应该努力让大脑膨胀归位，但是目前并无特殊办法。患者充分休息，并适量的运动，或许有帮助。

第八节　容易误诊的患者

1. 被私人高端体检吓坏的企业高管

LSB 先生是经我的一个好朋友推荐来找我的。2020 年 1 月 16 日，眼看已近年关了，NICU 的病房里还是满满的。此时我的一个好朋友突然致电向我求助，说是情况紧急，他的一个好朋友得了脑出血，现在正往我这里赶来，让我赶紧帮帮他的朋友。通话刚结束，我的电话就又响了起来。LSB 先生和他夫人两口子给我打来电话，一会儿找不到我在哪栋楼，一会儿又找不到我在哪办公……短短 10 分钟，给我打了六七通电话。我原以为他是脑出血，需要急诊抢救，正准备让我的护士长腾出床位呢，听他电话里说话十分利索，还能自己找到我办公室，我心里已经断定，这里面一定有蹊跷。两口子找到我的办公室，火急火燎地敲门进来。瞧他俩这走路风风火火的架势，根本就不像病人。一眼看去，LSB 先生也就 40 岁左右，年纪不大，应该是上班族。我第一句话就问，患者在哪？他们两口子懵了，半晌才反应过来。他夫人指着 LSB 先生说：“他就是啊。”我说不可能，他这样的情况哪像脑出血。他们赶忙拿出外院的 CT 和 MRI 的片子来，让我看看 LSB 先生的“脑出血”。我一看见片子，不禁心中了

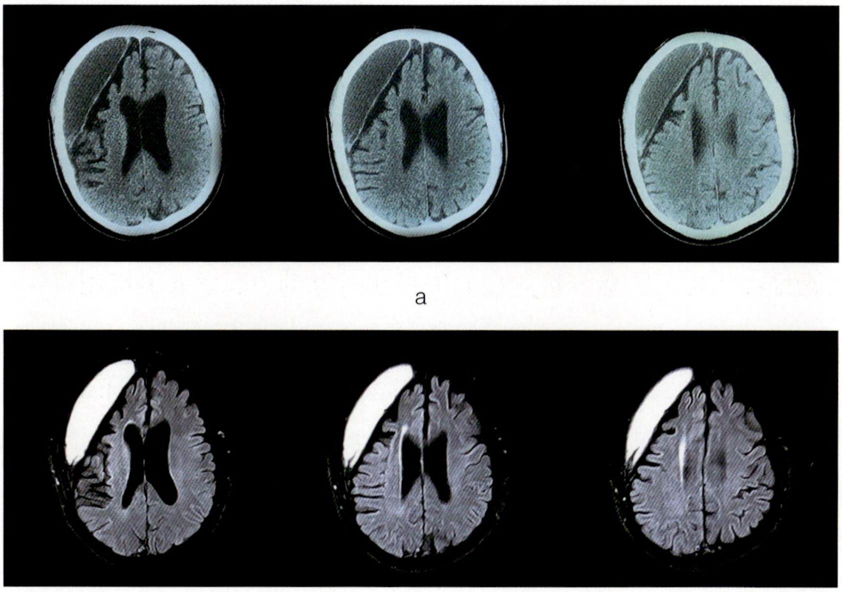

a

b

图 3-33　a. 体检做头颅 CT 检查，偶然发现右侧硬膜下或硬膜外一低密度占位，轮廓非常锐利清晰，似有周边钙化；b. 该占位在头颅 MRI 中显示为短 T1 及长 T2，边缘清晰锐利，均无占位效应。

然，又哑然失笑。这真是容易让人误诊的影像学表现啊，头颅 CT 和头颅磁共振对应的右额部位都显示一个轮廓非常锐利清晰的占位，在 CT 里显示为周边似有钙化、中间为均匀低密度的占位影，而在 MRI 里显示为短 T1、长 T2 及 Flair 高信号，边界极其清晰（图 3-33a,b）。这种影像表现给人的感觉就是“千年等一回”，那锁定白蛇的雷峰塔已经把“白蛇”固化了。这应该是一个存在了多年的、无害出血性损伤，现在已经固化为残余灶。我再问他为什么去做这个检查，是不是有症状？而后才知道，LSB 先生是单位高管，企业经营良好，单位体检时奖励高管去做头 CT 检查，结果发现了个大“血肿”。单位一把手知道后，要求接着查头颅 MRI，再次证实是个异常的大“疙瘩”。但结合他的体征表现，我断定他根本就是一个健康人。这不过是多年前的伤，现在才在影像检查中显现出来而已。果然，通过追溯病史，了解到他在很小的时候头部确实是受过伤，当时伤得不轻，但是没有住院就好了，故而也就没太放在心上。为了进一步打消他的疑问，我把这个影像转给我们放射科神经影像的组长，在我们医院号称神经影像“一哥”的某主任看，结论跟我一样。这个“脑出血”实际上就是一个固化的“水瘤”，无须任何处理。LSB 先生是一个影像学上不健康而实际上健康的人，这是一个无害的“硬膜下血肿”。

两口子顿时放松了下来，然后千恩万谢地回家去了。

有时影像学真是能看到不该由普通人看到的东西？要不是我和放射科“一哥”主任的解释，估计他非抑郁了不可。希望 LSB 先生做一个没心没肺的家伙，彻底忘了他脑袋里有这个异常才好。

2. 以假乱真的“硬膜下血肿”

ZRG 先生找我看病前，已经有多个好朋友给我打电话说，这是某某省商会会长的亲戚，一个来自南方的患者，在老家突然发热，然后被查出硬膜下血肿，要从某某省转来天津住院，让我多关照。说实在的，作为医生我们总免不了被朋友请托帮忙看病或手术。原本看病就是您患了疾病，挂号请医生看就行。但是，在我国由于人情关系，私下托付医生的事非常常见。这种情形的产生，大概源于我国传统。我国古代医生虽然没有被社会归为上九流，也不是正统的文人士子，但也还是颇有风骨。大凡名医，都不会脑门刻字或满大街小巷去散布小广告，最多是在自己的看诊堂屋上挂上一个方方正正、古色古香的牌匾以表明自己的水平；更多的是靠患者的口口相传打出自己的名号。这种传统延续到今天，就是患者患病之后总爱打听哪位医生水平高，哪位医生医德好。而且由于网络传入中国比西方晚了几年，中国人对医疗单位的排名尚还进行得不错，对医生个人排名却没有哪家公认权威的机构去实施（美国 US News 每年都根据各个医生收治的患者量、手术量、平均住院时间、患者花费等对医生进行专业排名，以指导患者选择就医），托付熟人医生就成为不可避免的现实。这种托付也未必都是坏事，尤其是在今时今日医患矛盾很激烈的情形下，向医生托付患者，被托付的患者会有心理安慰，总觉得自己找到的是最好的医生，已经是被医生格外关照的人；而被托付的医生，心里也会有宽慰，想着这种患者及其家属应该会更加理解医生的努力，而不会质疑医生的动机。尤其是对于我这样做创新医疗的，时而遇到患者误解，没有办法时，心里难免会生出“这时候有个第三方给带个话、说清楚，事情就简单了”的慨叹。当然，作为一个称职的医生，无论患者是否有托付还是急病突发、有病就医的随机入院，都应该以疾病为中心对所有患者实施个体化的关怀，而不因是否有请托而有亲疏之别。

言归正传，尽管有请托，我还是要求患者家人先把患者的影像资料传来给我，我要在诊疗前做到心中有数。2019 年 6 月 11 日，我看到了 ZRG 先生的影像资料，从 CT 和 MRI 上看，无论是密度还是信号，都是妥妥的一个慢性硬膜下血肿。“血肿”

位于双侧，左侧较大，分隔，整个血肿块压迫中线向右侧移位（图 3-34a），我觉得又遇到一个难治的慢性硬膜下血肿了。ZRG 先生第二天就从他们省乘飞机辗转到了我们科室。他 63 岁了，尚清醒，但因为头痛明显，精神较差。病史询问中否认任何外伤史，但有发热。当地医院的医生觉得很棘手，劝他转院，于是就来到我们医院了。我们仔细察看他的 CT、化验结果。化验提示 ZRG 先生的血白细胞高达 6 万，是正常值的数倍。我们请血液科来做骨穿后，确诊他是白血病，但是分型还要等待时日。那么，到底这个颅内占位是慢性硬膜下血肿的再出血？还是根本就不是硬膜下血肿，而是白细胞脑病？我心中清楚，只有做到这两个病的鉴别，才可能让这个“血肿”消失。

我和我们团队提出了治疗策略：在等待白血病的病理分型期间，先按硬膜下血肿非手术治疗。如果非手术治疗有效，通常会在 7 天左右有明显的症状和体征的减轻；如果无效则症状体征会加重，说明白血病脑病的可能性大，再转血液科治疗。由于有熟人的托付，与患者家属的沟通非常顺畅，家属充分知情后，我们给予 ZRG 先生阿托伐他汀钙加地塞米松治疗。结果 3 天左右检查患者时，发现他原本活动不利的右下肢力量略有增强；但是，到第 5 天，我再查房时，患者自觉头痛加重，右下肢力量减退到原来的水平。我安排了 CT 复查，ZRG 先生最新的头颅 CT 示“血肿”似乎比原来增大了，于是高度怀疑这个非常像硬膜下血肿的“血肿”并非血，而是白血病脑病。这时候，他的骨髓穿刺结果也出来了，确诊为偏良性分型的白血病。与血液科交流沟通后，我把 ZRG 先生转到了血液科，托付那里的医生给予治疗。但是在血液科，ZRG 几次病情加重，血液科主管医生多次请我们会诊，探讨危险性和是否要进行急诊钻孔引流，以避免患者脑疝。我权衡利弊并综合影像学表现，提出还是不要做手术，

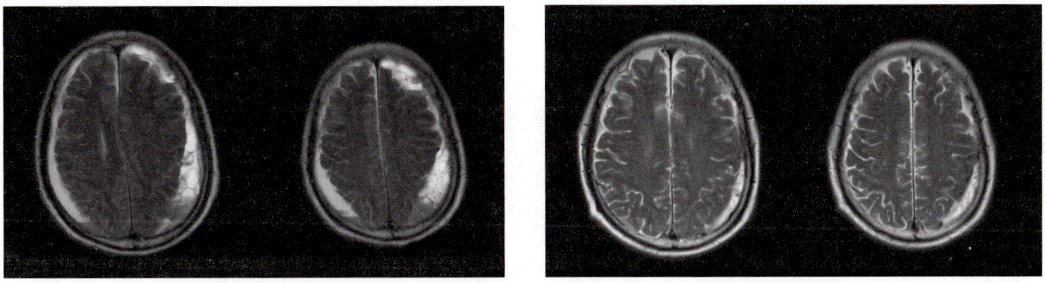

a　　　　b

图 3-34　a. 就医我院时，头颅 MRI 显示“酷似血肿”的占位，位于双侧，左侧较大，分隔，整个血肿块压迫中线向右侧移位；b. 针对白血病的化疗 3 个疗程结束后，头颅 MRI 检查发现“血肿”消失殆尽。

而是继续化疗。理由是：① 这个“血肿”从最后一次在 NICU 复查到现在在血液科复查，除了一次好像略微增大外，总体上基本保持了他刚入院时的体积，并没有明显的突然增大，且患者的病程已经长达 3 周时间，病情一直平稳，即使“血肿”仍然明显，也不至于立刻发生脑疝；② 从在我科住院到转入血液科期间，患者持续头痛，每次仅使用 125 ml 甘油果糖即可缓解，加少量激素效果更好；③ 在血液科的化疗才开始 1 周，已经见到血肿好像略微有缩小，提示化疗可能已经奏效。既然这个“血肿”根本不是血，而是白血病脑病，那么治疗就应该主要针对白血病而不是慢性硬膜下血肿；即使脑外科对这个“血肿”做了手术，患者一时的头痛得到缓解，但是对于本病无益。血液科同意了我的方案，继续化疗，而不对头部“血肿”进行任何有创干预，只针对头痛对症治疗。经过 3 个疗程的化疗，头颅 MRI 检查发现“血肿”几乎完全消失，已基本痊愈（图 3-34b）。

ZRG 先生是我从医生涯见到的第一个获得治愈的白血病脑病患者。让我认识到白血病脑病的表现可以非常类似于慢性硬膜下血肿，如果贸然手术，不仅可能导致伤口和引流异常，让患者白白承受手术风险，还根本于本病无益。而在保证患者安全的前提下，结合多学科诊疗，血液科根据其病理分型主导化疗，患者则可能获得最大收益。

3. 转移癌骗倒了医生

ZHZ 才 37 岁，是两个孩子的母亲。她这次生病是由于生完二孩后不到 1 个月，突然自发性剧烈头痛。随后她被送去最近的医院，那里的神经外科医生给她开具急诊头颅 CT 检查后，诊断为慢性硬膜下血肿，并立即收住院准备手术。但是，在术前准备时，突然发现患者的血小板数量不足 5 000。于是这家医院的医生立即把患者“介绍”给我们，说是综合性医院更适合对她进行诊疗。

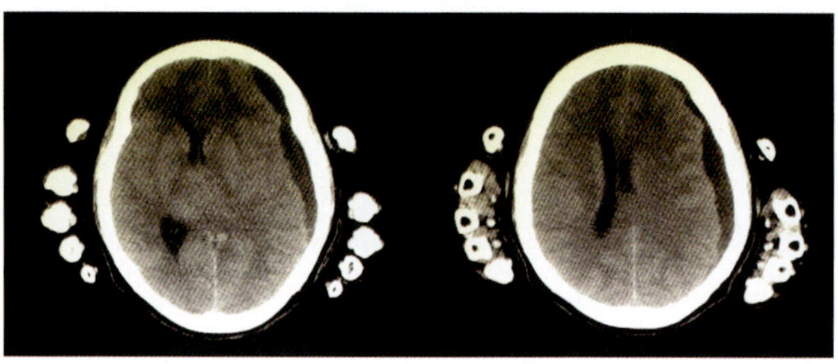

图 3-35　头颅 CT 检查，见双侧疑似“硬膜下血肿”占位性病变。

2019 年 3 月 16 日，我们接诊 ZHZ 女士时，她还有意识，能跟我们简单对答。她是一个化学博士。她自己说，在生第一个孩子时也出现过血小板降低的情况。虽然不清楚什么原因，但是显然她误以为这是生孩子的“副作用”。我和团队成员查看她的 CT，发现血肿位于左侧，血肿本身并不大，但是水肿非常显著（图 3-35）。她入我科时血小板仅有 7 000，伴有贫血、凝血功能障碍。我们高度怀疑她并非“慢性硬膜下血肿”，而很可能另有其他疾病。但无论如何，患者已经非常危险。于是，我们一边积极准备手术治疗，一边拟先把非手术治疗用上。因为仅血小板准备就得 2 天，当时闹血荒，血小板更难得。同时，我们也积极对患者进行进一步检查。患者近中午转来，到下午就出现一侧瞳孔散大，意识水平下降。我们一边申请术中补充血小板，一边给她做了急诊的钻孔引流术。手术中发现根本没有血肿液引出，而是洗肉水一样的淡红色液体。“恶性肿瘤”的怀疑顿时出现在我们脑海中。

术后我们通过多科协作以及完善各项检查，很快确定她是恶性卵巢癌全身转移，不仅出现了颅内“慢性硬膜下血肿”样的脑转移癌积液，而且出现了腹水、胸腔积液。患者术后仅生存了不到 10 天就不幸去世。

由于重症监护室的隔离措施，ZHZ 离世时我没能见到她的亲属。她是在一个凌晨离世的，但一个年轻母亲的离世还是给了我很大的刺激。想到她那两个年幼的孩子，一个家庭的巨大变故已经揭开了序幕。我们无法改变既成事实，但是我们医者应该反思，她的巨大的盆腔肿物显然不是一时形成的。如果她当初分娩第一个孩子时是在一家综合能力很强的医院，或许她离奇的血小板减少就会引起医生的重视，倘若那时候就能得到确诊，可能不会发展成今天这样无法收拾的场面……ZHZ 女士的不幸离世警醒我们医生：对重要的异常化验或影像学检查指标，没有外伤史的中青年“慢性硬膜下血肿”患者，以及发生了“慢性硬膜下血肿”且同时有全身多器官功能障碍的中青年患者，我们都要多问几个为什么。ZHZ 女士以生命为代价带给我们的知识，应该用在今后的诊疗中，以帮助更多的患者。

第九节 白血病并发慢性硬膜下血肿的治疗体会

白血病通常导致血液白细胞计数明显增高，血液中的其他成分也随之变得异常。

患者得了白血病后再得慢性硬膜下血肿，多数是源于外伤引起；而外伤所致慢性硬膜下血肿患者如果同时再得白血病，则后果应该会与白血病相当。前文已经介绍过差点让我们误诊的白血病脑病患者。

1. 得了白血病的年轻人

白血病患者 LD 是从北京专程到天津找我求诊的。他才 27 岁，所患白血病已经确诊 1 年了，分型不是很好，属于最难治的髓性白血病亚型。他接受了严格的化疗，在化疗间隙期不小心头部受伤，始终觉得头痛难忍，而 CT 检查见颅内有密度均一的以左额叶为主的占位，右侧也有。这个占位密度略高于脑组织，为比较典型的血肿表现（图 3-36a）。他很快被确诊为慢性硬膜下血肿，并接受了他汀（立普妥）治疗，同时做白血病化疗。从 2019 年 4 月 11 日开始又治疗多日，他的头痛都没有缓解，而复查头颅 CT 显示治疗效果不佳（图 3-36b）。因为听说我是这方面的专家，当月 29 日，夫妻俩就买好城际高铁票从北京奔我门诊来了。我反复问诊，结合 LD 明确的脑外伤史和头颅 CT 特征，同意北京专家关于慢性硬膜下血肿的诊断。鉴于他使用他汀治疗已经 1 个多月而疗效不佳，因此，针对他口服单药阿托伐他汀钙疗效欠佳的情况，我推荐了他汀联合地塞米松治疗方案。结果仅用 2 周时间，他的头痛明显好转，复查头颅 CT 见血肿明显减少（图 3-36c）。后续继续治疗 1 个月，复查头颅 CT 见硬膜下血肿基本吸收（图 3-36d）。为此，他的家人向我表达了诚挚的谢意。

令人遗憾的是，过了大约 3 个月，我在随访中获悉 LD 先生因髓性白血病已经离世。其实 LD 先生不是我治疗的第一个白血病并发疑似慢性硬膜下血肿的患者，第一例是来自本市某医院的患者。当时影像学检查也是表现为颅内占位，已经有医生怀疑她是白血病脑病。但因考虑有外伤因素，她也来咨询我。当我看到她的白血病诊断报告，我就多了一丝疑虑：莫非这个颅内占位是白血病侵袭颅内所致？我无从确诊，就只好跟患者家属约法三章，试用他汀加激素治疗方案，如果 2 周内有效，就按慢性硬膜下血肿治疗。但是，3 天过去，家属就急火火来找我，说病情加重了，CT 显示“血肿”增大。我从而判断她是白血病脑病，并希望她继续去化疗。结果这例患者不到 7 天就去世了。也因此，我认为 LD 先生的短暂治疗成功提示了他颅内病变应该不是白血病脑病，而是不小心摔伤头部导致的慢性硬膜下血肿。但是，由于他同时有白血病，导致疾病变得复杂起来。

我们的他汀加激素治疗对白血病并发慢性硬膜下血肿有效，但对白血病脑病是无

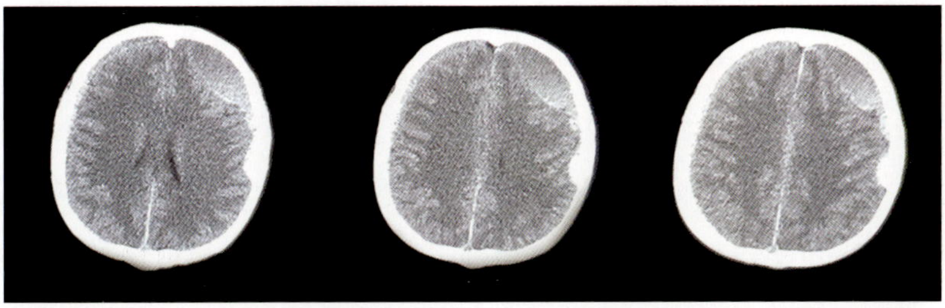

a

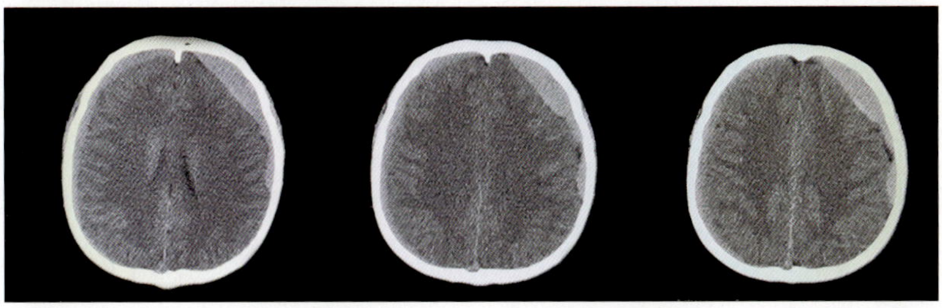

b

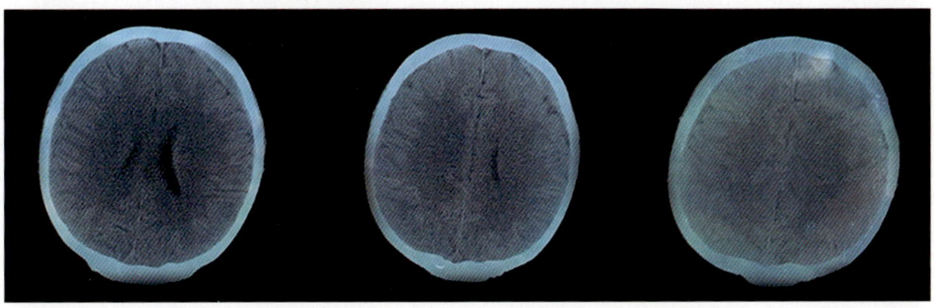

c

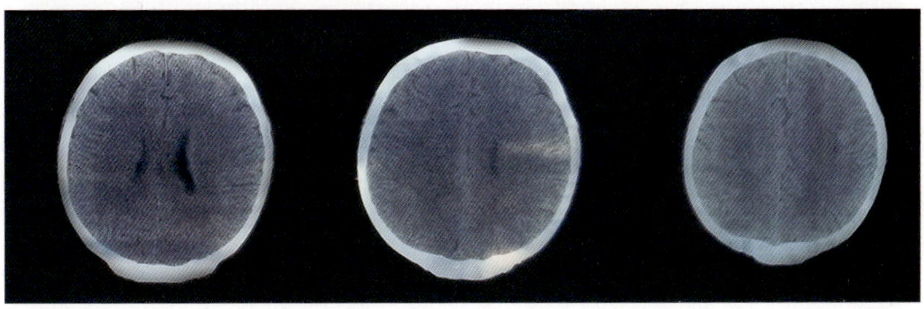

d

图 3–36　a. 化疗期间意外摔伤，头颅 CT 显示其左侧硬膜下血肿，这个占位密度略高于脑组织，可能是导致血肿的原因之一；b. 口服阿托伐他汀钙 1 个月后，头颅 CT 复查显示血肿减少；c. 他汀联合地塞米松治疗 2 周，头痛明显好转，复查头颅 CT 见血肿明显减少；d. 他汀联合地塞米松治疗约 4 周，再加单药阿托伐他汀钙治疗 2 周，复查头颅 CT 见血肿几乎完全消失。

效的，对于同时患有未能治愈的白血病患者，则可能慢性硬膜下血肿不是导致生命危险的主要疾病。这种认识，也将指导我们未来的工作。

2. 惊险治愈的罹患慢性硬膜下血肿的白血病患者

2019 年 8 月 20 日，我的门诊来了一对父女。父亲 THL 先生 72 岁了，很硬朗。但现在却精神不济，步履蹒跚。他由女儿陪着来看我的门诊。女儿很干练，是某高校的骨干教师，但她很无奈，因为她受单位委派，马上要出远门出长差。她告诉我她的老爸不小心摔了一下头部，过了几个月才头痛起来，到我院查出了慢性硬膜下血肿。而她自己要出远门半年，家里就她一个独生女儿，没别人照顾父亲了，不知该怎么办。我看 THL 的血肿主要位于右侧硬膜下腔，不算很大，但是却把右侧脑室挤得快看不见了，看上去给人感觉颅内压力很高（图 3–37a）。我跟她女儿商量，先非手术治疗，看看能不能在她出远门之前有所好转。于是，充分知情后，直接给了他汀加地塞米松治疗。但 THL 的血化验白细胞竟然高达 6.7 万，吓我一跳。她女儿说父亲得过白血病，但现在好了，医生说可以不治疗了。结果老先生和女儿就带着药回家了，然后由我的团队跟踪随访。结果 7 天左右 THL 先生就觉得头痛明显缓解。不到 1 个月血肿就明显缩小了。大家都很为老人家高兴。想不到在治疗约 1 个半月后，THL 先生突然急诊入院。原来那天他突然头痛、呕吐，她女儿马上想到是颅内血肿出的问题，远在外地的她打电话叫 120 紧急把她父亲送到医院来了。我们的医生团队立即做好手术准备，而复查 CT 的结果非常危重：慢性硬膜下血肿腔内有再出血，导致血肿向左侧移位更加明显（图 3–37b）。我看老人家只不过有点昏睡，能叫醒且对答正确；陪着来的可能是他的女婿，犹豫做不做手术。当时已经是晚上，我给予了他加量的地塞米松和常规量的阿托伐他汀钙治疗。我惊叹于 THL 先生顽强的生命力，第二天他竟然意识明显好转，第三天已经基本恢复到正常状态了。此时，他和家人更是坚拒手术，而要求继续非手术治疗。这时候，他的女婿才告诉我，老人是在前期治疗致使症状体征明显好转后，觉得自己就跟健康人一样了，不像是患者，开始忽视我对他的不能用力的警告，拿着他钟爱的悠悠球下楼玩耍起来，而住院那天正是他玩得最高兴的那天，玩过劲了，回家后觉得头痛加重，然后就被送到我们 NICU 来了。我们再次看到他数量惊人的白细胞，然后请血液科会诊，血液科告知我们，这是单核细胞型白血病，现在已经稳定了，不必管他白细胞是否高，无须治疗。果然，再持续他汀加激素治疗 2 天，THL 先生的病情就基本平稳了，被安排出院回家休养。我再见 THL 先生

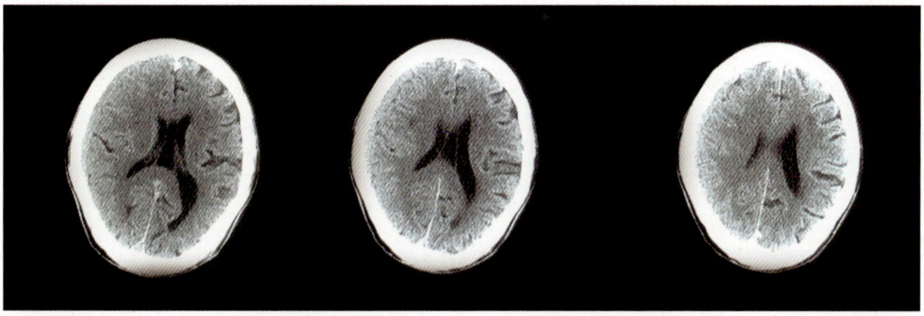

a

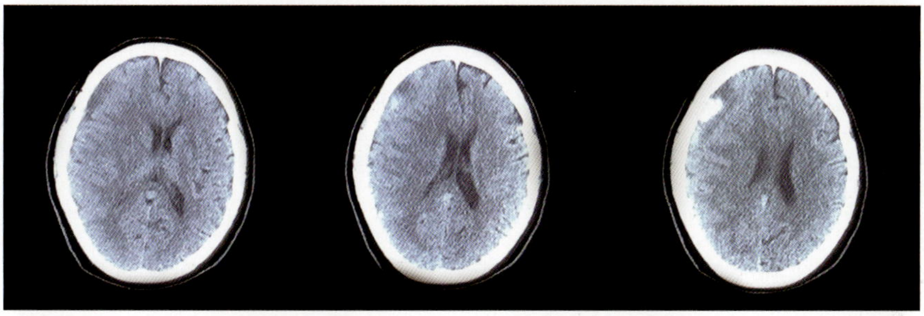

b

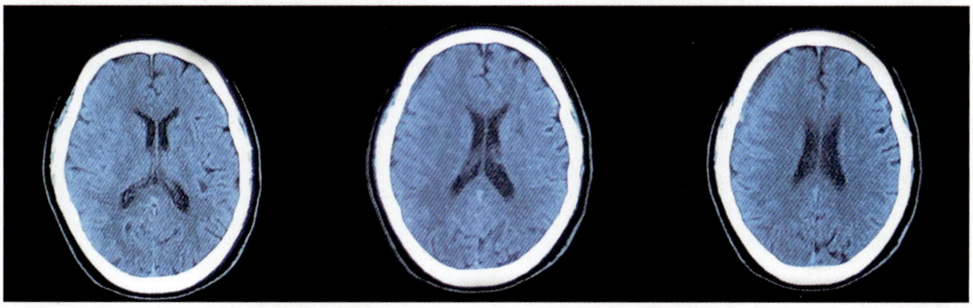

c

图 3-37 a. 首次诊疗的头颅 CT 显示，血肿主要位于右侧，不算很大；b. 治疗约 1.5 个月后，因锻炼过度，头颅 CT 检查显示血肿没有减少，而且似有再出血；c. 应用他汀加激素方案 1 个月，血肿几乎完全消失，脑室形态恢复。

时，是她女儿已从远方赶回来、再次陪着他父亲来我诊室，而此时他的精神面貌已经焕然一新。复查头颅 CT 见血肿仍然存在，但总体积大幅下降，脑室形态明显好转，危险性已然很小（图 3-37c）。

THL 是我治疗的慢性硬膜下血肿合并白血病患者中的幸运之星。也说明即使是白血病患者，如果白血病已经控制良好，且其颅内的慢性硬膜下血肿是外伤引起，不是肿瘤侵袭脑部导致的渗液，那么这样的慢性硬膜下血肿还是有机会通过他汀疗法治愈的。

第十节 肾透析合并慢性硬膜下血肿的治疗体会

2019 年我国一项统计数据显示，全国终末期肾病患者有 300 万名之众，而能够获得换肾机会的患者微乎其微，2015 年之前需要靠肾透析维持生命的患者接近 40 万名。而肾透析患者多数都花尽了家里的钱财，生活陷入困境。我们国家现在大力提倡社会公平、消灭贫困。但是，因病致贫、致家破人亡的还大有人在，扶贫永远在路上。扶贫，尤其是帮助病困的患者需要政府的智慧，也需要百姓的理解。在我们这个城市，我每年都要收治几十例在肾透析期间发生的急性脑出血。而在我们拥有肾透析机之前，肾透析期间发生脑出血的患者的死亡率接近 90%。有了肾透析机后，肾透析期间发生脑出血的患者的死亡率跟无须做肾透析的脑出血患者的死亡率已持平。当初我们开展这项业务并不容易，是在“人命关天”的指导思想下，在领导的支持和其他好心同道的帮助下，冲破重重压力，建立起了肾透析平台。领导和同道们无意中做了大好事，是他们的善行帮助我们挽救了不少生命。本节将介绍 2 例在肾透析期间发生硬膜下血肿的患者，有了肾透析机，加上我们的阿托伐他汀钙疗法，患者预后出奇的好。我们至少为这些不幸的患者做了一点力所能及的事。

1. 透析加他汀的效力真是强大

DSL 女士，61 岁。2018 年 5 月 28 日，因癫痫大发作，在急诊查头颅 CT 被确诊是急性硬膜下血肿。患者 10 年前因多囊肾、高血压和糖尿病发生慢性肾衰，逐步进入肾衰竭终末期。她已持续做肾透析 5 年。这次发病没有任何外伤史，无明显诱因下突发全身抽搐，被家人送到急诊室抢救。头颅 CT 显示血肿巨大，位于左侧，并在新月形的高密度中含有一小部分低密度（图 3-38a），这应该是一个慢性硬膜下血肿的急性加重。她随即被送入 NICU 准备手术治疗。我和我的住院医生去看她时，神志已部分恢复，闭眼不能言语，右侧肢体偏瘫。好在生命体征尚平稳。跟他家人沟通讨论手术治疗时，家人考虑到她长期肾透析，有多种并发症以及可能隐含的经济因素，签字拒绝手术治疗，但同意非手术治疗和持续床旁肾透析治疗。充分知情后，我们开始给她实施阿托伐他汀钙联合地塞米松治疗，并于入院后 24 小时开始床旁透析治疗。

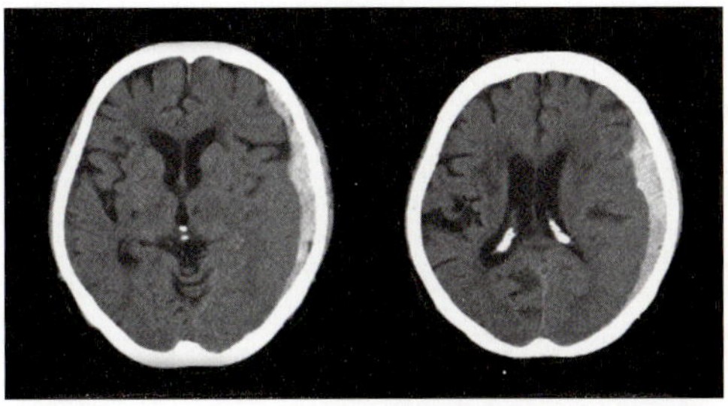

a

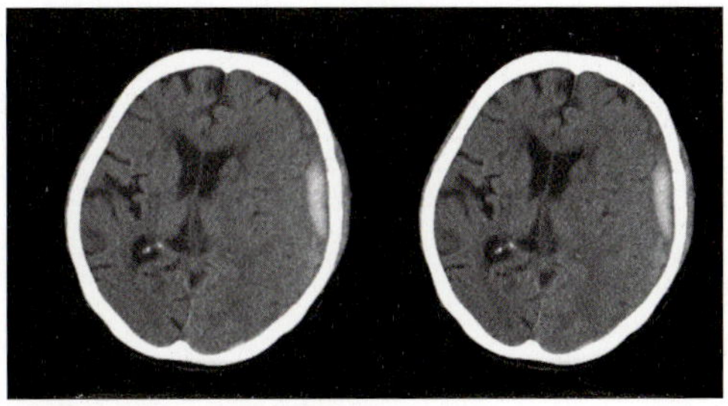

b

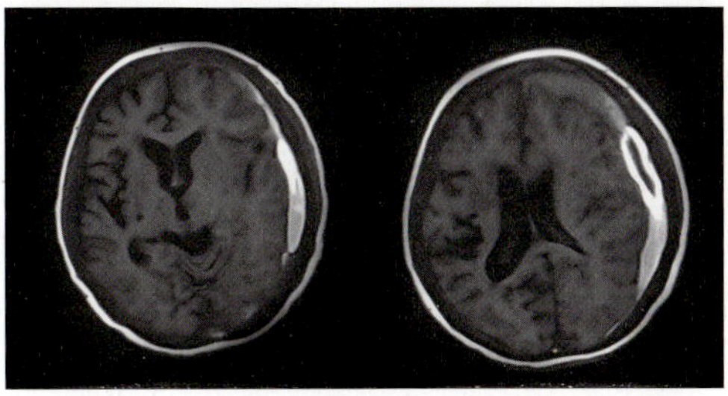

c

图 3-38　a. 刚发病时的头颅 CT 检查显示左侧硬膜下血肿巨大，并在新月形的高密度中含有一小部分低密度，但中线移位不是很明显；b. 在 NICU 床旁透析治疗 1 周，联合他汀加激素治疗，头颅 CT 复查显示血肿明显缩小；c. 再过 1 周，头颅 MRI 检查未见血肿明显减少，但患者的症状和体征基本缓解。

通常而言，如果硬膜下血肿患者没有肾透析史及其他严重并发症，我们通常会选择积极手术，并根据术中和术前颅内压情况决定是否去骨瓣；或者在有创的颅内压监测下，做积极的脱水治疗以维持颅内灌注压和正常颅内压。但 DSL 女士是肾衰终末期，没有尿，虽然下了胃管可以进食，但除了大便外，并没有其他排出通道。无尿情况下输液，会导致组织水肿，可能加重心肺负担，因此，给这种患者治疗时一般都是尽可能少输液，更不用说应用甘露醇脱水了。但是，透析和滤过结合，可以把她身体代谢产生的毒素清除掉，还可以借此改变身体里的水成分，可以起到脱水作用。为此，我通常要求我的住院医生在透析日给患者补充蛋白和营养，并在透析日把多余的水透析出来，以保证患者体内不蓄积毒性小分子。既然肾透析可以脱水，也应该可以降低颅内压（虽然我们没有测量颅内压）。因此，DSL 女士并没有发生脑疝。而且，在他汀联合地塞米松的作用下，她的血肿竟然快速吸收，仅仅在 NICU 治疗 1 周，患者的症状体征就明显缓解了，而影像学复查则显示血肿明显缩小（图 3-38b）。她开始能跟医护人员做基本交流了。再过 1 周左右，她的症状和体征基本消失，虽然影像学检查显示血肿没有完全吸收（图 3-38c）。她的治疗结果出乎家人和我自己意料：

通常而言，这样的急性硬膜下血肿，在出血后 7 天应该正处于水肿高峰，而我们使用肾透析方法，7 天后竟然没有发生水肿高峰。是否肾透析可以发挥良好的脱水作用呢？今后是否可以肾透析作为颅内高压患者降低颅内压的新手段？需要我后续求证。当然，对 DSL 女士而言，她除了积极做肾透析之外，还因为应用了他汀加激素治疗，是床旁的连续肾替代治疗和阿托伐他汀钙联合地塞米松新诊疗方案两者合力，促成了患者血肿的加速吸收、病情迅速好转。又过了 1 周，家人要求自动出院，到院外去做透析治疗并继续口服药物治疗。我考虑常规门诊透析的费用远低于床旁透析费用，因此非常理解家属的决定，就允许她出院了。

这是我们接诊的第一例慢性硬膜下血肿合并肾衰、又同时接受床旁透析和他汀与激素联合治疗且顺利康复的患者。我深深同情那些靠透析维持生命的终末期肾衰患者，一旦发生并发症他们就会陷于高危之中，死亡率奇高。现在，我们靠床旁透析联合药物治疗的方法为这一部分苦难的患者增加了生存的机会。

2. 我们用最新的方法帮助他，因为他养育了一位神经外科护士长

F 教授是我的业内好友。2020 年 1 月 28 日，他给我发微信，请求我帮助他的护士长。F 教授的医院我去过，是河南省最大级别的医院之一。他的神经重症病房是豪华阵容：装修设备豪华只是一方面，他的队伍的豪华更令我惊羡不已。他的 NICU 有 1 个总护士长，2 个病区护士长，手下医生也比我多。我对他的管理水平印象深刻，并深知护士长就是他的黄金搭档，缺了护士长，他就“瘸腿”了。因此我对 F 教授的请求高度重视，并承诺只要我能帮得上忙，一定尽力。

原来，护士长的父亲是一个长期肾透析患者，最近出现了头痛不适，去做头颅 CT 检查时显示双侧硬膜下血肿。从形态学上看血肿密度只是略高于脑脊液，但也有高密度夹杂其中，提示可能有多次出血，脑室形态已有点变形了，而且有最近新发生的血肿（图 3-39a）。我将自己治疗肾透析合并硬膜下血肿的经验告诉了 F 教授，请他试着结合阿托伐他汀钙和地塞米松联合肾透析治疗。F 教授对我深信不疑，而护士长当然对他言听计从。因此治疗很快就用上了。5 天后，F 教授又从微信呼叫我，说护士长的父亲病情加重了，CT 检查显示血肿好像变大了，问我怎么办。从他急急忙忙传过来的头颅 CT 上可以看出，好像双侧硬膜下腔都明显增宽了（图 3-39b）。我从肾透析期间发生硬膜下血肿的病例治疗经验出发，觉得护士长父亲可能是脱水过度了。让他试着把脱水量从每周透析 3 次减为 2 次，或者把每次透析时的脱水量

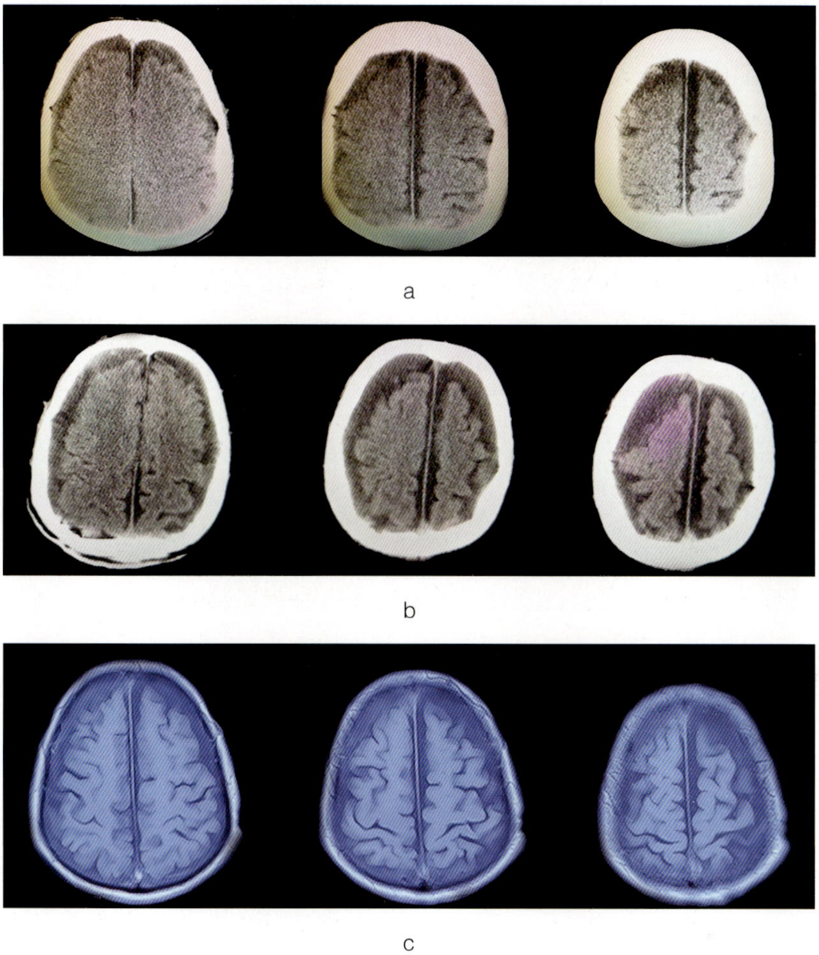

图 3-39　a. 初次头颅 CT 检查疑似双侧硬膜下血肿，但密度高低不均；b. 透析及联合他汀加激素治疗 5 天后，疑似双侧血肿增大；c. 2020 年 6 月复查头颅 MRI，见双侧硬膜下血肿较透析 5 天后明显减少。

从 2 000 ml 减少到 1 500 ml。F 教授说声明白了，然后就好几天都不理我。又过了 1 周，我忍不住主动跟他联系，问护士长的父亲怎么样了。F 教授的回复是：我马上问问护士长。我正纳闷这样一个关心护士长的主任，怎么会不把护士长家这件大事放在心里，还要问问她？果然，F 教授秒回我，一切安好，且复查头颅 CT 见到血肿较上次又进一步缩小了，现在患者已经带药回家休养了。后来，我总是会惦念起我和 F 教授的共同患者，这位护士长的父亲还好吗？他养育了一位 NICU 的优秀护士长，而 NICU 是全院治疗危重患者的最重要病房，他的女儿和 F 教授配合抢救了多少患者！老人家是有功的，而这个功却不容易让外人知道。我多么希望这样的老人尽快康复。结果我等啊等，一下就等到了 2020 年 6 月，终于看到老人家复查的磁共振，我终于放心了，他的血肿真的是几乎消失了，脑室形态也好了起来（图 3-39c）。前几天看到 F 主任主持召开的网上重症会，看到他的美女护士长在帮他组织现场查房呢，我想，她的心可能是真的放下了。不过我还得提醒她，最近这一段时间的透析，一定都要小心操作。不要用那么大的脱水量或者减少频次，否则可能引起硬膜下积液。

通过这个老人的治疗，我再次体会到：透析的脱水作用很强大，我们是否真的可以试着用它作为颅内出血性疾病的脱水治疗？

第十一节　血肿自行吸收的患者

慢性硬膜下血肿能否自行吸收？曾有综述认为，多数慢性硬膜下血肿可以自行吸收而无须治疗，但我完全不认可这种观点。在我的治疗生涯中，除了我们在多中心随机对照试验（RCT）研究中安慰剂组观察到一部分患者经过 8 周观察期治疗后出现“自行吸收”外（由于患者在观察期用药情况不为我们严格掌握，因此此自行吸收并不可靠），我极少遇到血肿自行吸收的患者，而且在我独立诊疗的近 400 例患者中，仅 1 例患者完全自行吸收。而我的好友，西南某著名神经外科的 Y 教授也提供 1 例自行吸收的患者。除此之外，我真的再也未遇到血肿完全自行吸收的患者。这类患者的出现，让我百思不得其解，今分享给大家。

1. 是工作压力还是硬膜下血肿让他头疼不安？

ZL 第一次到我门诊是 2016 年 10 月，他坐在我对面的时候，我就能感觉到他的焦虑不安，这种焦虑，是担心疾病可能无法治愈，而医生又不理解他的担心；同时也包含对医生诊疗的不太信任，总觉得他的病看到头了，那么多专家都看过，再也没有人能给他帮助了。我非常理解他，因为他几乎看过天津市所有神经外科知名专家的门诊，也看过北京一些专家的门诊，但至今不知道自己的疾病是如何来的，也不知道为什么他的硬膜下血肿已经消失了，他还难受。

ZL 是一名警察，训练有素的他表现得却很沉闷。他的工作性质让他经常熬夜、写各种报告，压力很大。他告诉我他经常加班，经常感觉到疲劳，在 1 年前的某一天，连续工作十几个小时后下班回家，他倍感疲惫，突然无诱因发生头痛，难以忍

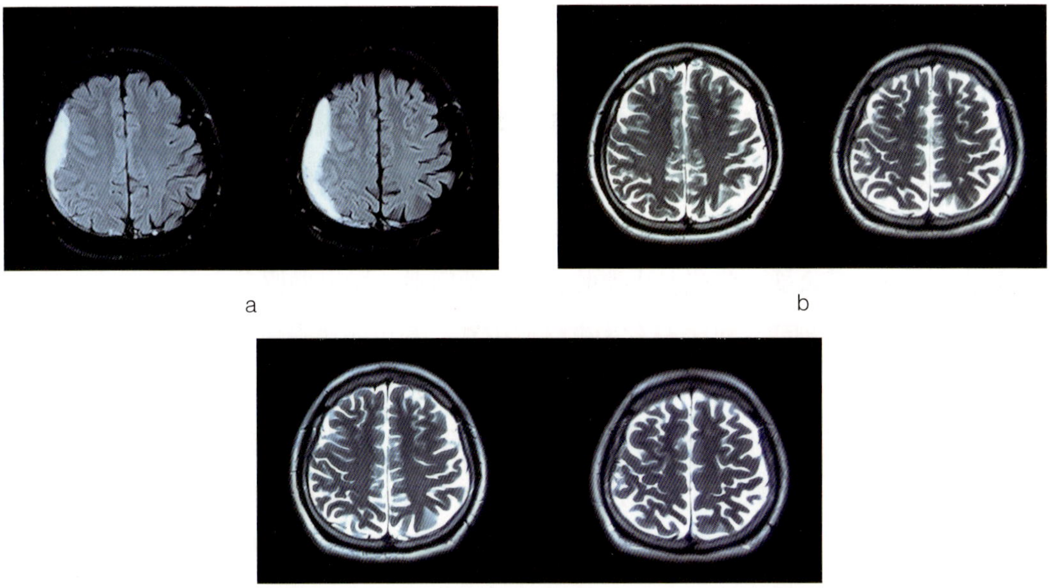

a　b　c

图 3-40　a. 首次头颅 MRI 检查，发现右侧硬膜下血肿，量不多，中线没有明显移位；b. 患者休息 3 个月后到医院复查头颅 MRI，显示血肿大量吸收；c. 约 9 个月后复查头颅 MRI，未显示血肿。

受，同时他的左侧肢体活动和感觉都出现了异常，那时的他以为休息一阵子就能好。但是休息了几天，一点缓解的迹象都没有，而且开始失眠。于是他到医院查了头颅 MRI，结果显示是右侧硬膜下血肿，量不大，中线也没有移位（图 3-40a）。ZL 没有接受任何治疗，回家休息了一段时间，3 个月后到医院复查头颅 MRI，显示血肿几乎完全消失（图 3-40b）。然而困扰他的是，血肿几乎消失殆尽了，但是他的头痛只是略微好转，失眠也没有任何改善，好像这个逐步变小的血肿仍然在变本加厉地伤害他。又过了 9 个月，头颅 MRI 复查，根本看不到血肿（图 3-40c），他的头痛、失眠仍在持续。他也接受过脑血管检查，未见任何异常。我理解他的痛苦，却不能给他丝毫帮助。安慰是不管用的。我只好推荐他去看我院知名心理专家罗兰兰教授的门诊。然后我有几个月没有再见他。直到第二年，他再次来到我诊室复诊，目的是想让我看看他新复查的 MR。结果显示没有血肿。我恭喜他保持得很好，却不敢恭喜他康复。因为他依然处于头痛和失眠的痛苦之中……心理学家给他的帮助曾经让他短暂缓解过，但现在老毛病又犯了……

这是患者的失望，也是医生的失败。这就像一只捕食的狼遇到了一只长满刺的刺猬一样，狼看不见刺底下的刺猬长什么样，只知道它就在那儿，却完全无能为力。而

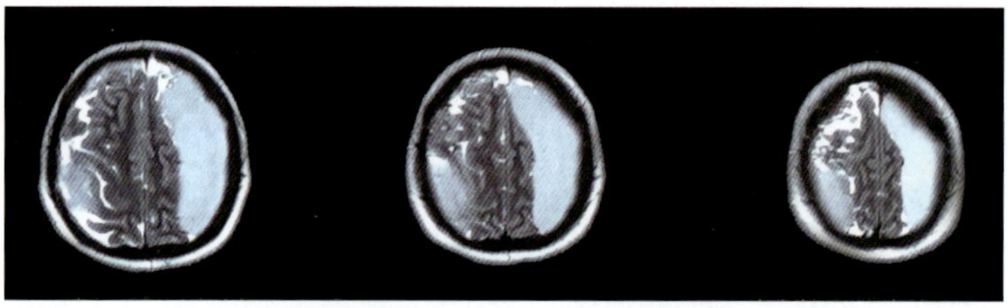

a

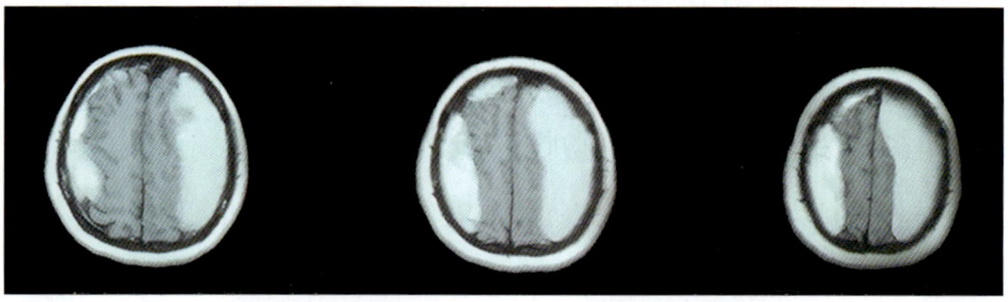

b

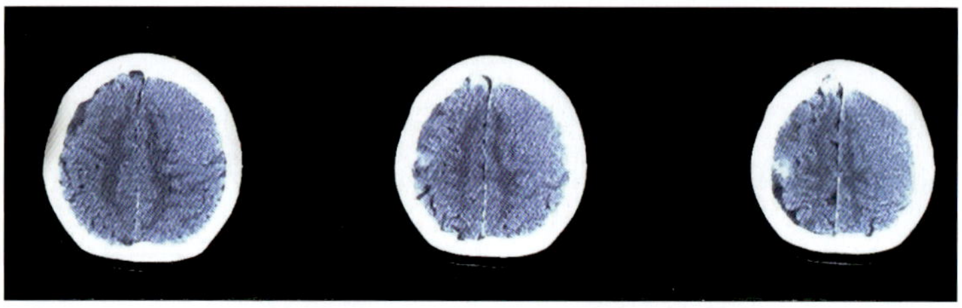

c

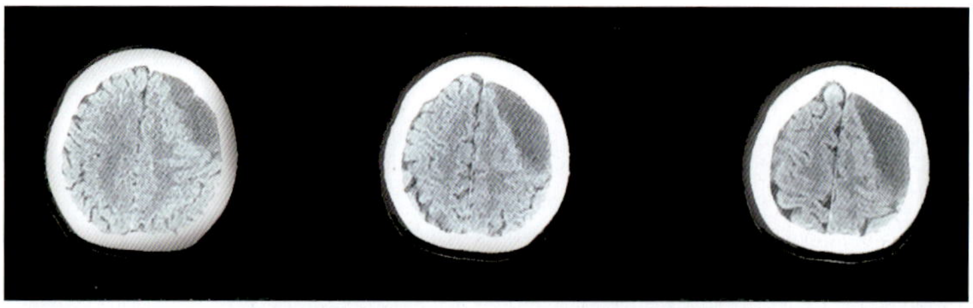

d

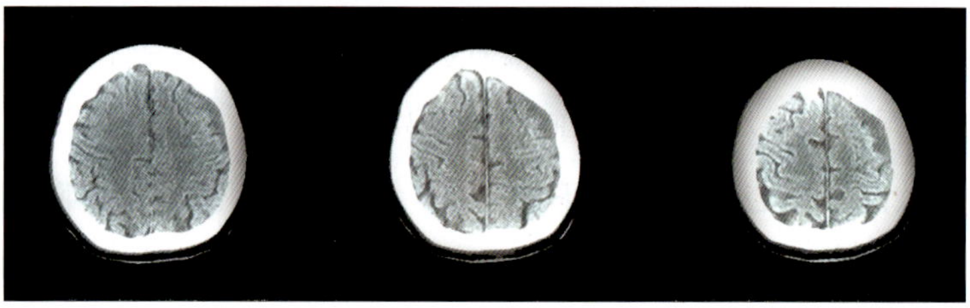

e

图 3-44　a. 首次头颅 MRI 检查显示血肿位于头颅双侧，左侧更大，轴面最大处的正常脑组织受压仅剩其原本体积的 1/3；b. 他汀联合地塞米松治疗第 7 天后，复查头颅 MRI，虽然没有看到明显的血肿缩小，但是能看到顶部层面的血肿已经有回缩趋势；c. 他汀联合地塞米松治疗 2 周，头颅 CT 复查显示血肿明显吸收；d. 患者出院 3 个月，头颅 CT 显示血肿已经大部分消失了；e. 出院 5 个月复查头颅 CT，见血肿几乎消失。

他汀加激素治疗，因为我觉得单纯用他汀的话，对她而言显得太慢了，也怕夜长梦多、在病房中出危险，因为她的血肿实在太大了。幸运的是，ZQ 对治疗相当敏感。疗程仅开始 3 天，她就感觉头部轻松了许多，右手可以握笔歪歪扭扭地写字了。第 7 天复查头颅 MRI，虽然没有看到明显地血肿缩小，但是能看到她顶部层面的血肿已经有回缩趋势（图 3-44b）。由于这种变化太微小，连我的团队成员都闪着狐疑的眼光，我也没有强行说服他们。结合影像学变化和 ZQ 的症状减轻，我对自己的判断很自信，这也是长期经验积累的结果。我把 ZQ 的住院时间延长了 1 周。第二周时再做一次影像学检查，结果进一步确证 ZQ 的血肿明显缩小了（图 3-44c），这次连 ZQ 自己都说看出来了。她当然心情大好，住院的愁闷一扫而光。这时，我才放她回家继续吃药。

她的后续治疗变得容易多了，从严格按照医嘱口服两种药到缩减为一种，再到定期复查。出院后 3 个月时，她的血肿已经大部分消失了（图 3-44d）。当她再次来我门诊时，还是她母亲陪着，已经没有症状和体征，头颅 CT 显示血肿几乎完全消失（图 3-44e）。当得知自己已经痊愈时，她笑得十分灿烂。她不知道，如果是由其他医生治疗，或许她的头部早就钻了孔，而且看架势得钻两边，那就非得剃光头发不可。

我为守住了她的生命和一头秀发而由衷高兴。

4. 血肿清除不如症状体征消失快

2019 年 4 月 11 日，HGX 先生由家人推入我门诊时精神很差，他坐在轮椅上，头都抬不起来，也无法说话，眼神呆滞。HGX 先生 79 岁，去年体检查了一张头颅 CT 还挺好的，却因不久前头部碰伤导致头痛、意识不清和不能行走，精神变差，不言语，也不能走路了。头颅 CT 检查见双侧巨大血肿，双侧脑室受压明显，但没有中线移位（图 3-45a）。我们的首诊医生让他手术。由于老先生当时过于瘦弱，身高约 1.78 米，但体重却不到 50 千克，且意识状态较差，做手术必须做双侧才可能达到效果，又怕他承受不了长时间手术。他家人着急，又顾虑他年纪大，有心肺基础病，担心老人不能耐受手术。于是求诊于我。我十分理解家人的担心。但是，对如此巨大血肿的治疗也确实没有把握，在知情谈话中，希望家属做到：第一，有病情变化就急诊做手术；第二，看好他，不能再受伤，不能使用活血化瘀类中药；第三，如果无效，请理解医生。家人爽快答应。我把他收进了重症病房，并决定采取做好手术准备下的非手术治疗。家属同意接受我的阿托伐他汀钙联合地塞米松治疗方案，并迅速给了他

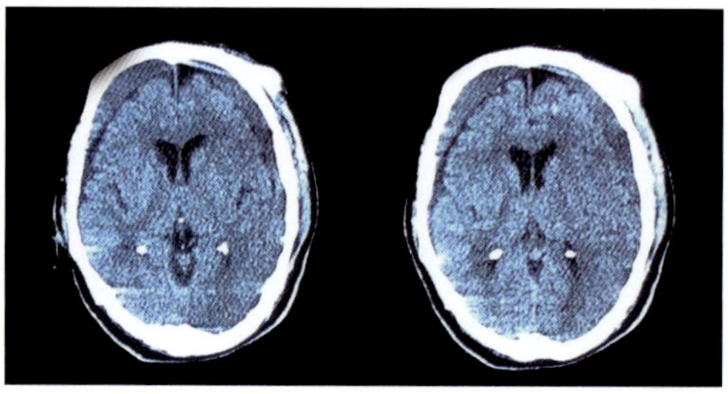

a

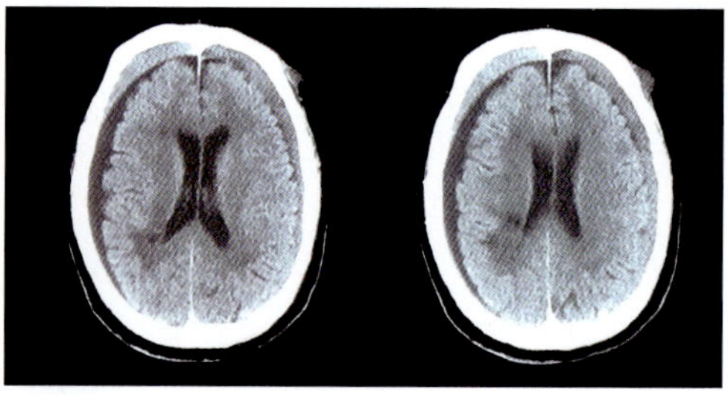

b

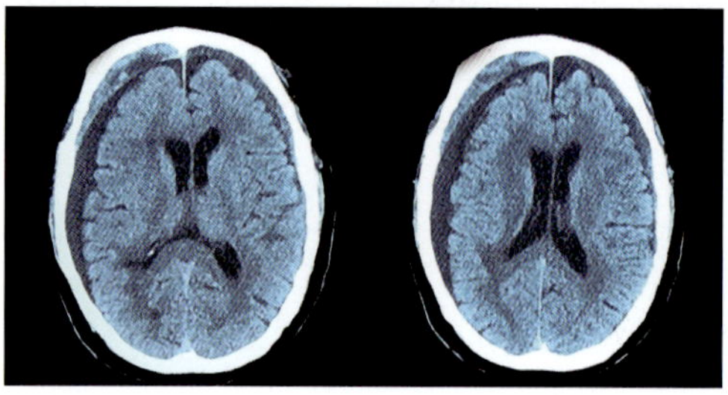

c

图 3-45　a. 确诊的头颅 CT 检查见双侧巨大血肿，双侧脑室受压明显，但没有中线移位；b. 他汀加地塞米松治疗 4 周，头颅 CT 显示血肿较前小了接近一半，但有血肿分层表现；c. 转换成单药阿托伐他汀钙治疗 4 周后头颅 CT 复查，显示左侧硬膜下血肿进一步减小，右侧也略有减小。

加倍剂量。24 小时后老人就清醒了，3 天后我把他转出了重症病房。2 周后他已经能够自己独立坐在床上吃饭，此时他精神抖擞，双眼放光，炯炯有神，也能说话了。4 周后，家属一致认为 HGX 先生的状态是近年来最好的。因此又是一家子拥着他到我门诊让我复查。头颅 CT 显示，患者血肿较前小了接近一半，但是显示出了双侧硬膜下积液与血肿共存的分层表现（图 3-45b），老人家的肝功能、血糖都在容许范围。在随后的第 8 周复查时，显示双侧血肿进一步减少，以左侧更为明显，但仍然呈现血肿与脑脊液共存的现象（图 3-45c）。虽然血肿还没有完全吸收，家人汇报说老人家的生活状态已经完全恢复到了受伤以前的水平。他们拥着他在诊室里跟我合了一张影。

我在治疗超高龄患者时已经发现，对于超高龄患者，血肿尚未吸收干净，患者症状体征就可以完全恢复正常。但 HGX 老人并非超高龄患者，也同样表现出血肿尚未完全吸收但神经症状和体征都完全消失。这可能与 HGX 先生有较明显的脑萎缩和双侧硬膜下稳定型积液有关。HGX 先生的治疗经过再次提醒我，我们人类作为杂合子，气质、秉性以及身体健康状态千差万别。同样是硬膜下血肿，有人能如 IIGX 先生一样，迅速地缓解；有人则可能病情继续加重，对治疗毫无反应。而 HGX 先生的案例也再次提示我们，对于老年慢性硬膜下血肿患者的治疗需要放宽治愈指征，要着重于其神经症状的改善，而不是把关注点完全放在血肿吸收上。患者又一次当了我的老师。

5. 我帮助了一位老乡

这位患者是通过我在厦门的一位好友直接找到我的，说知道我在这个病的治疗领域有特长，希望我能帮助他。我欣然领受。

LJG 老人，78 岁。他的出血是怎么来的并不知道，他儿子说肯定没有外伤史。但由于老人家平时并不跟他儿子一块儿生活，因此，对于老人有没有受伤，有时信息不一定很准确。但无论如何，他的慢性硬膜下血肿是确诊的。而且在我接手时，老人家已经在厦门神经外科同行的帮助下口服了约 3 个月的立普妥。这是因为厦门的同行中有很多是我的好友，我 2 次去厦门专门宣讲过他汀治疗慢性硬膜下血肿的方案。但是当时我的他汀联合地塞米松疗法还没有明确其作用，因此没有能够一起宣讲，而 LJG 先生找到我时，我已经完成了一个概念验证研究，初步证实该联合方案更为快速有效。但由于厦门的同行朋友只知道使用阿托伐他汀钙，而不知道应用联合方案，因此，他们只能使用单药他汀治疗。我看到 LJG 先生的头颅 CT 显示硬膜下血肿从最初较大，缩小到一定程度后不再缩小（图 3-46a-c）。尽管老人家症状体征都已经很轻微，但还是顾忌这么大一个血肿在颅腔内存在，他们又不敢中断治疗。

2019 年 8 月 19 日，LJG 先生的儿子找到了我。由于是我朋友介绍的，我跟他儿子沟通很顺利，然后就把这一崭新的疗法应用到了 LJG 先生身上。非常幸运的是，LJG 先生用了我的方案后，血肿逐步减少（图 3-46d）。当得知我 2020 年 1 月要到厦门宣讲我的联合方案后，LJG 先生的儿子给他父亲又做了一套检查，然后亲自到会场送给我。我们两个从未见面的人在会场外简短地见了面，我把他父亲最新的比较影像结果展示给了他，帮他分析怎么看他父亲的血肿在缩小（图 3-46e），令这个五尺汉子非常感动。而我也感到由衷的高兴。因为我的治疗成功榜上又增加了一位异地的患者，而且是我的家乡人，我为家乡同胞尽了绵薄之力。

6. 秋夜千里探病友

HYN 是我大学同学中午打电话向我求诊的一个患者。老人家今年 80 岁，因头部外伤 1 个月余，头痛和腰背痛住到了浙江某一县医院。近年来浙江经济高速发展，县医院医疗水平其实也已经很高。但是，由于老先生多年来一直口服阿司匹林，而确诊

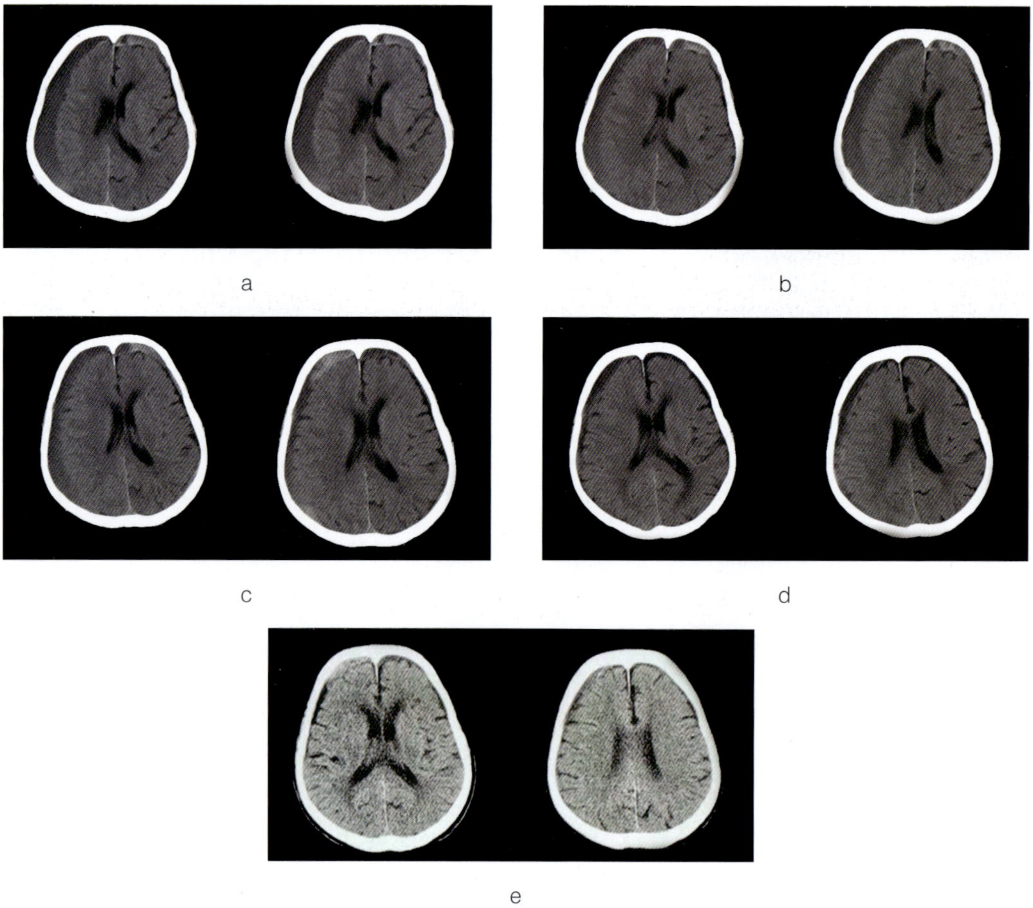

图 3-46　a,b,c. 患者在当地反复检查的头颅 CT 显示右侧硬膜下血肿从最初较大，缩小到一定程度后不再缩小；d. 我接手后转换为他汀联合地塞米松治疗 2 周后的头颅 CT 检查结果，显示血肿已经进一步减少；e. 转换成单纯他汀治疗约 3 个月后复查头颅 CT，显示血肿几乎消失。

慢性硬膜下血肿时血肿量巨大（图 3-47a），他们又不知道阿托伐他汀钙治疗慢性硬膜下血肿疗法，在停阿司匹林 1 周后，就给老人做了钻孔引流手术。想不到老人家术后很快复发，再做又再次复发，而且出现了明显的精神症状。好在他儿女满堂，有一个儿子是我大学同学的中学好友。同学找同学，就找到了我。

2018 年 11 月 25 日，他们家火速将 HYN 老先生的影像资料发给了我，我分析了他的情况后，开始远程指导使用他汀加激素疗法。这种情况一般不容易实现，因为别的同行不一定会信任家属的话，但好在这个患者家属跟当地医院的医生都是朋友，因此，才能落实我的远程指导。他家人后来告诉我，应用他汀加激素后，老人家第二天就神志清楚了。浙江大学一位神经外科的大教授去看了患者，也很惊讶他的变化。当

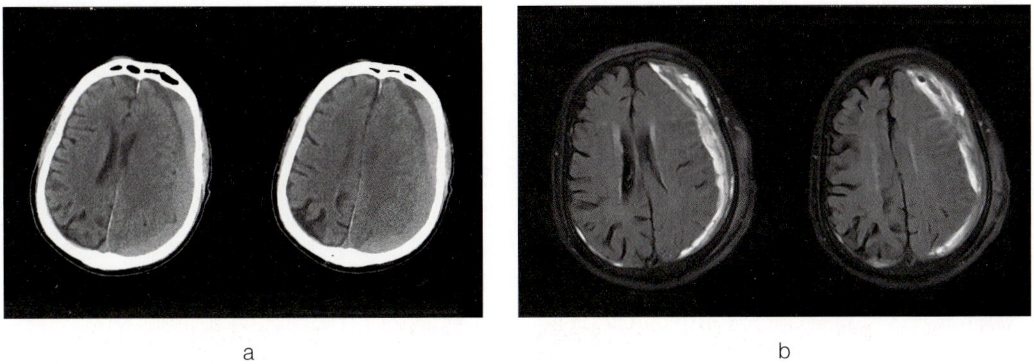

图 3-47　a. 因腰背痛入院时查头颅 CT，显示为左侧巨大硬膜下血肿，且分层；b. 采用我的他汀加激素治疗 1 周后，患者复查头颅 MRI，显示硬膜下血肿总体体积没有明显减少，但血肿已呈现从两端略往回缩趋势，中线移位和脑室受压程度都在改善。

时老人还有其他多种严重的并发症，为了安全，就转到了这位教授所在神经外科继续后续治疗了，而这位教授恰巧是我的好友，也听过我的汇报，他认可我的治疗。因此，老人家未再接受手术治疗，病情逐步趋于稳定，虽然血肿只是从两端往回缩，并没有显著减少，但是中线移位在改善，脑室受压程度在改善（图 3-47b），此时他已经可以在家人扶助下起来行走。后来，浙江大学的这位医生又发现 HYN 老爷爷腹部膨隆，超声提示疑似肝癌，他们又将老人转到了一家中医院准备治疗肿瘤。因此我们逐步失去了音信。2019 年春天，我有幸应邀去杭州讲学，到了杭州正是下午天未黑时，我一直惦念着我大学同学托付的患者，了解到杭州开车去 HYN 家也就 1.5 小时，于是拉上我在杭州的师弟，连夜开车奔赴 HYN 家。在大学同学的电话引导下，我们到了老人家楼下，买了水果去看望他。

当时是晚上 8 点左右，老人家已躺下准备休息。我的突然造访并没有吓着老人家。他儿女满堂，只要是在家的，竟然全都赶过来感谢我。我了解到老人家后来并没有去做什么肝癌治疗，一家人瞒着他，把他接回了家，而后他的硬膜下血肿再也没有复发，也没有做进一步检查。我见他时，他满面红光，精神矍铄，声音洪亮，当老人家知道我就是那位千里之外指导他治病的医生后，拉着我的手不放，全家人对我谢了又谢，而我也跟他们一样高兴。在中国，老年人并不是都过得很幸福。而像 HYN 老先生这样被一家小辈围住，这么多人敬他、爱他，真是人生之大幸。他能够幸运地度过当初的劫难，然后又被家人采取最传统最非手术的“瞒”法接回家，是他一生的福报。这也是浙江人民富足、文明的表现，我希望他能再活几十年。

临走时，我没有刻意要求他复查最新的影像给我看。因为健康如常的 HYN 先生就已经说明了一切，我的疗法是成功的，这可能是患者真正需要的另一种真实世界的医学研究？

7. 她说我给了她原装的脑子

LY 女士是一个很有主见的人。她 67 岁，在一次不慎摔倒后，渐渐发现头痛不止，而且还有点眩晕。可是初次查头颅 CT 并没有显示血肿，只是觉得蛛网膜间隙略宽一些而已（图 3-48a）。但她的头痛逐步加重，再过 1 个多月做头颅 CT 复查已出现了血肿，为典型的慢性硬膜下血肿，体积不算小，明显压迫了右侧脑组织（图 3-48b）。她去了天津市多家医院，多数都是劝她手术。但是她说她家里还有父母亲，都八九十岁了，需要她照顾，她不能做手术。2019 年 9 月 17 日，她到了我的门诊求诊，我分析后，认为可以非手术治疗。可是当我让她口服他汀联合激素时，她有点犹豫。但当时我没有看出来，以为她会遵从医嘱。没想到等她 2 周回来复查时，我发现血肿并没有明显吸收（图 3-48c），就纳闷地自问自说，我的治疗怎么在她身上会失效。这时 LY 女士才慢悠悠地告诉我："我怕不良反应太大，没有吃激素。"我不禁苦笑了起来，然后重新跟她解释了我的治疗方法以及可能带来的不良反应。告诉她我用的激素量很少，不会有明显的不良反应。如果她能坚持 2 周，见到血肿减小了，就可以停用激素。达成共识后，LY 女士很认真地开始履行治疗方案，后续的复查可见这个血肿的消失速度就是秋风扫落叶式的，2 个月多一点，她的血肿就已经彻底消失（图 3-48d）。当最后一次复查验证血肿彻底消失时，LY 女士真诚的谢谢我，说没有想到这么便宜简单的药物也能治好她的巨大血肿。我故作谦虚地说，没有什么，或许你早期接受了手术，还会好得更快。但 LY 女士慢悠悠的一句话让我永久地记住了："那可不一样，您帮我保住了原装的脑袋。"是啊，中国古代《孝经》就宣扬："身体发肤，受之父母。不敢毁伤，孝之始也。"虽然这些话近于迂腐，但还是影响到很多中国人尽量去躲避手术。我和张建宁教授这个发明的价值就是帮助许多患者避免了手术，降低了风险，同时也节省了花费。但是由于方案简单，容易模仿，也导致一些爱思考的患者产生疑虑。还好我严谨的态度、从不乱开药的风格和平实的作风赢得了她的信任。我相信，她以后看医生会用不一样的眼光。

2020 年 6 月 6 日，她再次复查，血肿没有复发（图 3-48e)。此时距离她生病已经近 1 年了，她终于彻底放松了。

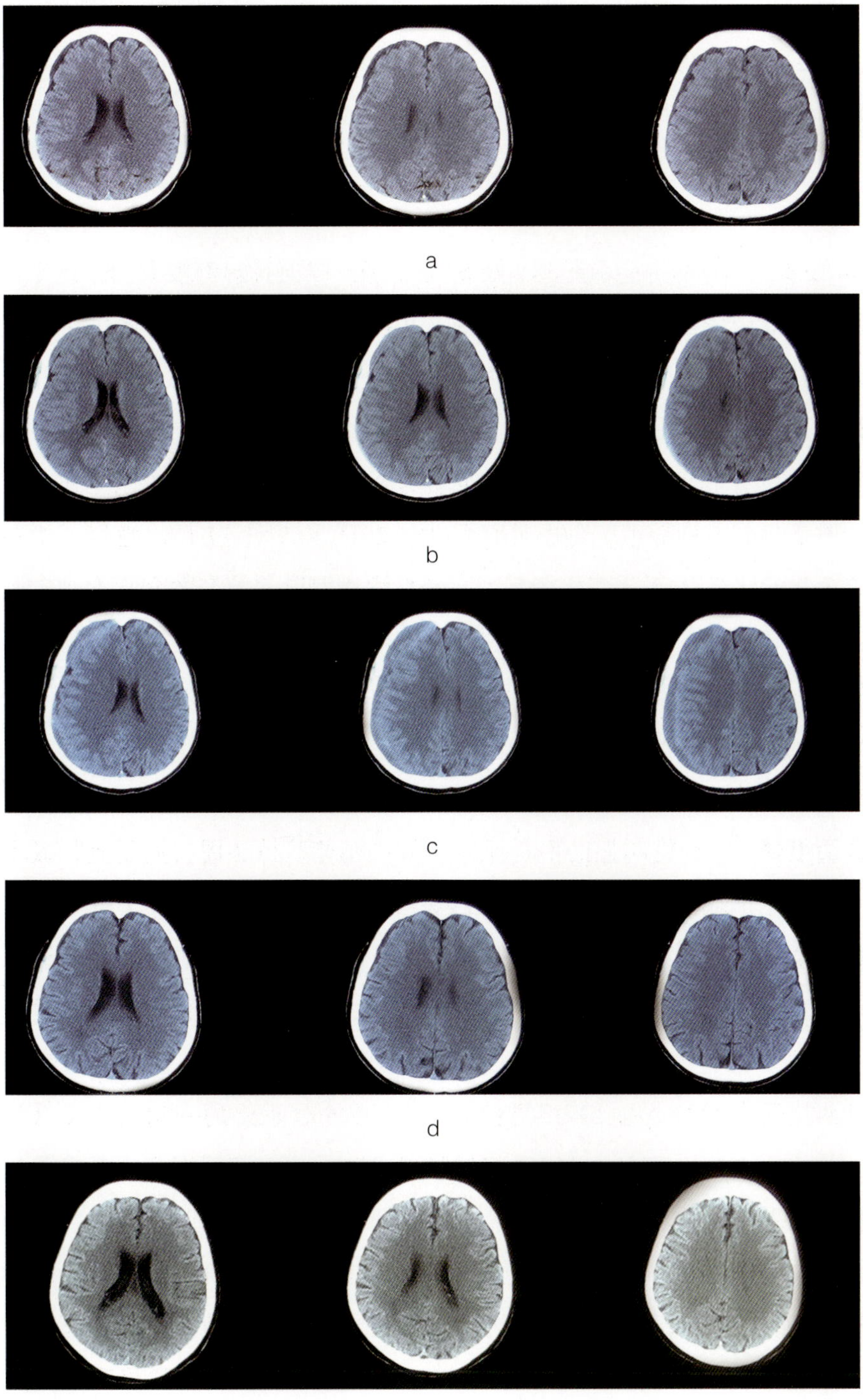

图 3-48　a. 初次查头颅 CT 未见血肿，但蛛网膜间隙略宽；b.1 个多月后复查头颅 CT，确诊右侧硬膜下血肿；c. 在我处诊疗 2 周，未遵医嘱，复查头颅 CT 未见血肿吸收；d. 完全遵嘱治疗 2 个月后复查头颅 CT，血肿大幅度吸收；e. 又过半年后复查，已是基本正常的头颅 CT 表现。

第十三节 抑郁——慢性硬膜下血肿新课题

慢性硬膜下血肿是否会引起患者的心理问题？以前我想都没有想过这个问题。但是，随着我诊疗患者的数量越来越多，见识过一些患者在血肿完全吸收之后，还出现了血肿相关症状，让我觉得慢性硬膜下血肿导致患者抑郁或焦虑可能是一个几乎没有报道的情况。这些患者的痛苦，只有他们自己知道。我们能否帮助他们？如何帮助他们？虽然我还没有好的方法，但是我将我遇到的情况写下来，提醒大众的注意，请大家关爱这些病患，或许心理医生也可以帮助到他们。

好在我的患者绝大部分都比较乐观，他们多数都是自己痊愈了。也有的接受了心理咨询正在好转，我真为他们高兴。

1. 来自唐山市的高中老师

我对 WXY 老师印象深刻。她是河北省唐山市的患者，每次都是乘高铁来我门诊。她告诉我她 52 岁了，是高中毕业班老师，因为不小心被门撞了一下，就头晕了起来。刚开始她不觉得有事，头部没有包块，也没有破口，这还能有啥事？因此仍坚持着给学生上课。但逐渐加剧的头痛使她再也无法坚持，于是从当地的医生那里打听到我，就在 2017 年 5 月 1 日后第一个门诊日由她先生陪着来看我门诊。她急于治好她的病，更主要的是着急她的学生，怕耽误毕业生高考，非常希望能尽快好了回去给学生上课。尽管如此，她却表现得很镇静。她的敬业让我感动，仿佛看到了自己当年敬业的高中老师。陪着她来的先生看上去跟 WXY 老师很般配，戴着眼镜，感觉也是老师。在我和 WXY 老师交谈时，她先生就挨着她站着，一双眼睛在眼镜片后闪动着，手在口袋里掖着，好像拿着什么东西，显得很着急。我给他们分析 WXY 老师的 CT 片：血肿分布在双侧，密度均匀，占位效应明显。虽然中线结构还居中，但是由于体积加起来较大，颅压会比较高，估计头痛难忍（图 3-49a）。由于她以前没有接受过任何治疗，我的治疗是全新的，以前的经验显示，药物对这样的患者好像会更有效，但是我不能保证 100% 可以好。我决定给她使用当时已经初步证实的可能比单用阿托伐他汀钙更快起效的联合他汀与地塞米松方案，也将可能发生的不良反应告诉

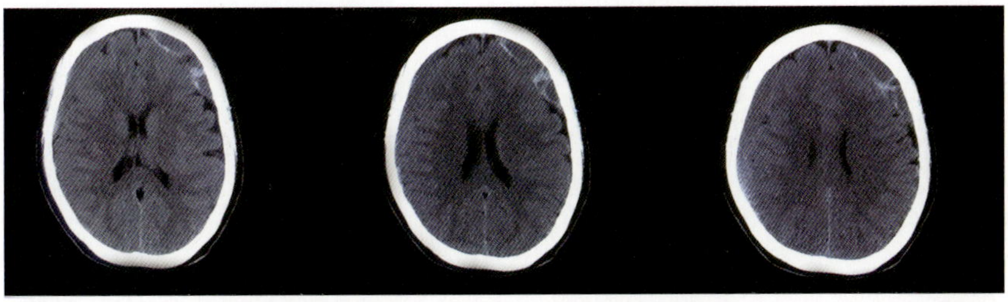

a

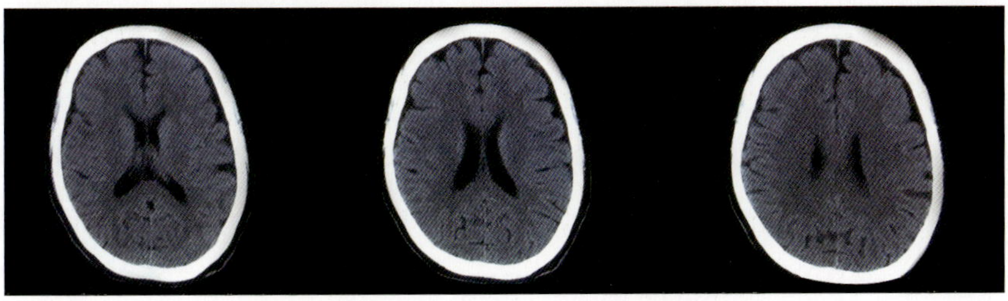

b

图 3-49 a. 确诊的头颅 CT 显示均匀一致的等密度硬膜下血肿，分布在双侧，占位效应明显；b. 他汀联合地塞米松治疗不到 12 周复查头颅 CT，见血肿完全消失，仅余左侧略增宽的蛛网膜下隙。

他们。他们俩听我介绍完，两双眼睛好像都变亮了。我话一停，WXY 的先生放在口袋里的手迅速掏出来，拿着一打现金就要递给我，脸红红地说一切都拜托我了，让我一定要收下。我特别怕因为拒绝患者家属送礼而说一堆托词，每到这时我都会变得笨嘴拙舌。我只是推脱着不接受。我真实的想法是：不是自己有多清高，而是真诚地认为，患者治这个病应该花不了他手中这些钱。他大老远乘高铁来找我，从来没有见过我，我只是非著名医生，几句话他们就开始信任我，就要“全”拜托我了，没有一点犹豫和怀疑我的医术，我再收人家的礼，多不仗义。医患要互相信赖，就得让人家有信赖的基础。这时夫妻俩都过来相让，知识分子送礼还是好办，几句话我就哄住他们了。我骗他们“等好了再送吧”。这才把他们哄走。

后来的治疗很顺利，14 天就见到 WXY 老师的症状减轻，但血肿变化不大。WXY 老师听说血肿变化不大，就有点着急了。我给她解释，血肿没有变大，但症状缓解就是胜利，后面就该缩小了。果然，到约 40 天时，血肿明显减少。这夫妻俩的情绪比第一次明显轻松了不少。等到治疗不足 12 周时，血肿已经彻底消失了（图 3-49b）。他们再次来到我诊室兑现当初的承诺，又一次拿出了钱。我当然没有收，告诉他们心意我领了，就当交一个朋友，而不要以钱论交情。

WXY 老师明显激动了，要了我的电话，说是希望自己的学生将来也跟我一样当医生。我也为自己能够治好一个好老师而庆幸。但是，我没有想到的是，WXY 老师血肿都完全吸收 1 个月了，还是再一次从她所在城市来看我的门诊，诉说她的头痛还会不时发作，心情不好。我再仔细看她的最后一次 CT 结果，觉得 WXY 老师头部原来有血肿处的蛛网膜腔隙似乎增宽了一些，其他并无异常。我去查相关文献，没有看到类似报道。我只好将此归结为头外伤康复期的症状，宽慰她几句，开了一点活血化瘀的药，让她回去静养，调整生活节奏去了。又过了几个月，WXY 老师才不再抱怨她的头痛，她早已经回到了她的学生身边。

当我开始写这本书，回顾其他治愈的患者时，我才发现多数患者的神经症状会随着血肿吸收而减轻，但实际上不只是 WXY 老师，好几个患者在颅内血肿完全消失后，还有头痛和躯体症状，从此我开始关注这样的患者。

WXY 老师的病是我看好的，实际上，她也教会我看到了另一种病。我真心感谢她，也感谢给 WXY 老师首诊的河北医生同道，是他们信任我，推荐患者给我，我才有缘见到新的患者并在医术上更进一步。WXY 老师在好大夫在线上给我写了很长的一篇感谢致辞，我很感动。我没有她说得那么好，我只是碰巧研究这个病，而且得到高人指点，有些小小心得罢了。

2. 来自辽宁的医生

来自辽宁的 WRK 先生，45 岁。他自己是辽宁省某市医院骨科的“一把刀”。由于车祸，他的右额受到撞击，但当时的头颅 CT 和 MRI 检查都没有发现脑损伤证据。却在伤后 18 天因头痛去复查头颅 CT 时，发现了双侧硬膜下血肿。继续追踪到伤后 32 天，未接受任何治疗，演变为右额颞慢性硬膜下血肿（图 3-50a）。他辗转到北京知名神经外科求诊，但该知名神经外科的同行好友推荐他来津门找我。

2019 年 8 月 24 日，他到天津我的门诊求诊。与 WRK 医生沟通后，他对我的治疗方案很感兴趣，愿意听我安排。我特意向别的病区借一单间病房来安排 WRK 医生，因为我们是同行，必须惺惺相惜。我制订了适合他的治疗方案后，每天都去看他。他的症状很快就有了缓解。他刚来时忧心忡忡，也很少说话，现在明显增强了信心。他在我病房里住院 10 天左右，觉得好多了，我也鼓励他回家边休息边治疗。他拿出钱来要感谢我。我跟他说，你从东北来找我，就是信任我，我们还是同行，我哪好意思收你钱啊。他明白我的真心实意，把钱收了回去。他回东北以后，因为我要追

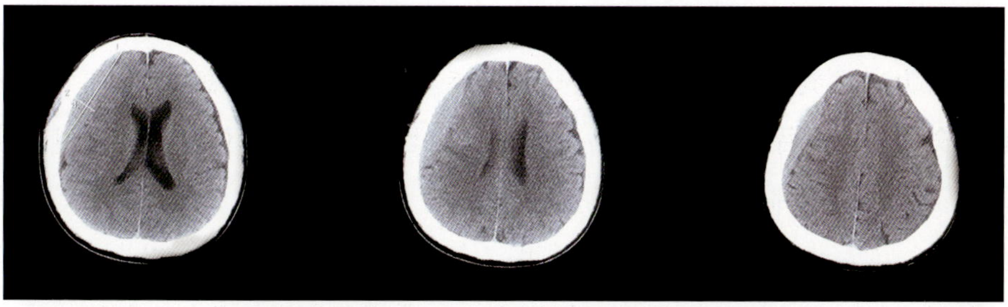

a

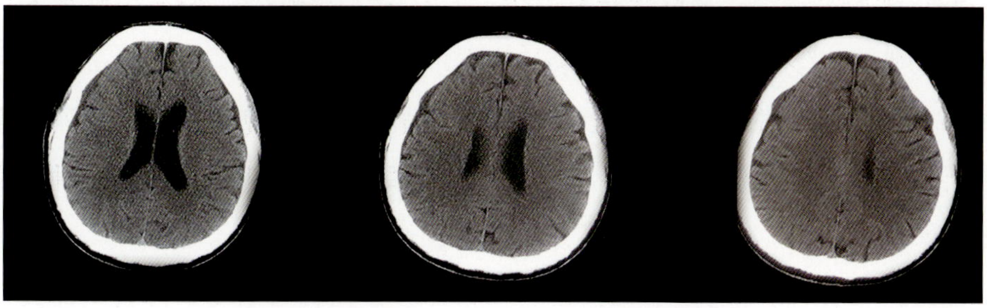

b

图 3-50 a. 头部受伤后 32 天复查头颅 CT，见右侧硬膜下血肿，密度均匀，右侧脑室受压狭小；b. 接受我的治疗方案 40 天左右，复查头颅 CT 见血肿基本吸收，但是右侧蛛网膜下隙似乎增宽。

踪随访他，确定治疗是否成功，因此保持着联系。我才治疗了约 400 个患者，不能确定我一定能治好所有患者，随访有助于我治愈尽可能多的患者。最终，WRK 医生从我这里出院仅 30 天左右，复查的头颅 CT 显示，他的血肿完全吸收了（图 3-50b）。我是通过微信收到他发来的图片确认他痊愈的，之后第一时间发信息庆贺他的康复。

2020 年 2 月，WRK 医生打电话来咨询我，为什么他的血肿都完全吸收了，目前还是经常头痛，而且无法集中注意力，无法上班为患者服务。我突然想起 WXY 老师的故事。我高度怀疑 WRK 医生是心理病，就在电话里开导他。并约他来天津，答应介绍心理医生给他。我再仔细分析 WRK 那张血肿完全消失的 CT 片，发现它与 WXY 老师的影像类似，也是在原来受到血肿压迫的地方，出现了增宽的蛛网膜下隙。我愈发理解 WRK 医生的痛苦了。WRK 医生与 WXY 老师教会我认识到部分慢性硬膜下血肿患者在血肿吸收后会出现头痛和焦虑情绪，需要心理科医生帮助他们调整和治疗。但 WXY 老师很快就恢复了，她应该是抑郁情绪，而 WRK 医生的情况已经影响到生活和工作。我不是心理学家，但是我查过资料，觉得 WRK 可能只是情绪抑郁，属于比较重的一类。如果是抑郁症患者，他会对一切都不感兴趣，也不会关心自己是否生病，更不可能打电话向我求救。我希望 WRK 医生快点康复，回到他的岗位上继续为他人服务。2020 年 6 月 3 日，我意外收到一张 WRK 先生发给我的，他和他父母、兄弟参加辽宁省一项大型运动的照片，我向他祝贺，问他恢复得如何了？他告诉我，他听了我的建议，找心理科医生看病，吃了药后，现在基本上能正常上班工作了。我真心为他高兴，也感谢他让我确证了我的判断。

3. 北京的忧郁年轻人

北京的年轻人 ZG，才 31 岁。因为头部受伤，确诊为慢性硬膜下血肿。他的血肿位于头部右侧、靠近头顶，量不算多，并没有中线结构的移位（图 3-51a），但是头痛剧烈。北京虽然大医院全国最多，但是住院尤其是住对医院住对专科，对于普通百姓其实并不容易。ZG 先生好不容易住进了北京一家著名医院，却住进了神经内科，好像是因为神经外科的床位太紧张，住不进去。结果，在神经内科每天输液，已经过去十几天了，症状就是不见缓解，复查头颅 CT，血肿跟原来一样大，没有任何缩小。见此情况，他夫人就到处打听、求助，最后通过北京天坛医院的神经外科医生介绍，

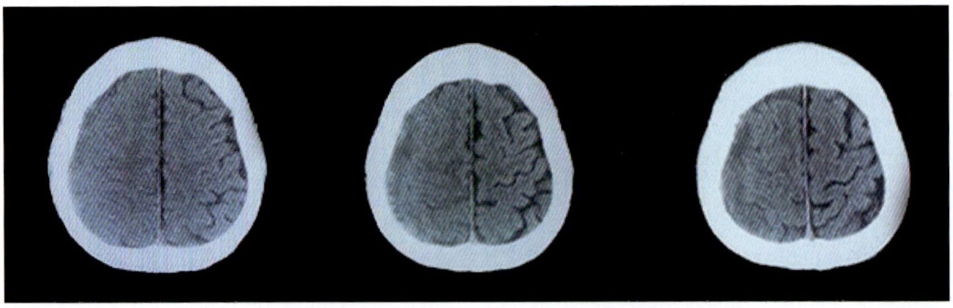

a

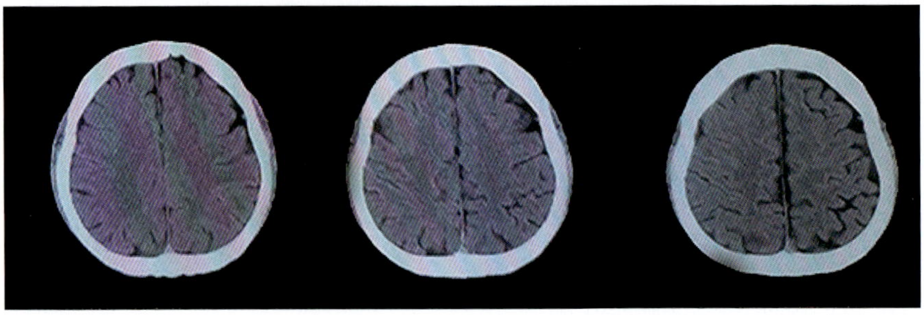

b

图 3-51　a. 伤后首次头颅 CT 检查，确诊为右侧慢性硬膜下血肿，量不算多，无中线结构的移位；b. 从我病房出院 3 个月后头颅 CT 复查，显示血肿消失，但左侧蛛网膜腔隙似乎增宽。

在好大夫在线里找到我咨询，咨询前他还查看其他患者对我的评价、对自己就医体验的介绍……慢慢地动了想从北京来天津看病的念头。但是，ZG 的夫人还是担心钱会花得很多、时间会拖得很长。因为他是我的北京同行好友介绍来的，我承诺他来了就收他住院，把住院时间控制在 9 天之内（我院去年平均住院日 9.1 天），住院所花费用绝不会超过住北京神经内科的费用。2019 年 12 月 19 日，他们启程从北京来找我住院。

我这才发现两口子很年轻。他夫人解释说她刚生了孩子，还在哺乳期，所以不能总陪着她丈夫在天津，即使今天来了，也得赶回去照顾孩子。我理解这些年轻人的生活不易。ZG 高大帅气，但或许是受疾病折磨，有些焦虑，不爱说话。我的治疗方案还是他汀加激素，除了吃药，我还鼓励患者起来走路，做一些轻体力活动。结果，ZG 就每天下楼，跑到医院的院子里走路。护士向我抱怨说经常找不到他，又抱怨他不守住院规矩、跑到楼下马路上了，怕他出危险，还说他可能违反医院规定抽烟了。治疗了 3 天，ZG 并没有觉得他的神经症状有所缓解，我有点担心治疗对他的疗效。好在治疗第 7 天他的症状明显好转，头颅 CT 复查显示血肿减少。他就迫不及待地办了出院回北京了，我终于不用总听护士的抱怨了。后来疫情发生，他也没有再复查。直到 2020 年 3 月，我几次催他去复查 CT，拿到了他回北京后的第一张 CT，才最终确认他的慢性硬膜下血肿已经完全吸收了（图 3-51b）。

随访时，我问 ZG 夫人，花钱是不是超出了她的预期。她很爽快地告诉我，比她预期好很多，既解决了问题，花钱还不多。我庆幸自己实现了对她的承诺。我还得跟她解释，用我们这个方法治疗慢性硬膜下血肿是创新，别的医生还没有普遍接受，因此，可能在其他地方会看不到这种治疗和这种治疗效果。医生不会乱收钱的，因为看病收钱、收多少钱跟医生都没有直接关系。ZG 夫人表示理解，但告诉我，她发现 ZG 变得爱发脾气、性格暴躁和情绪异常。我分析 ZG 痊愈后的头颅 CT，找到了与前述 WRK 医生和 WXY 老师相似的蛛网膜下隙明显扩大的影像学特征。但遗憾的是，我们缺少有效的治疗手段。我只好跟她解释，这应该是慢性硬膜下血肿引起的，不是她爱人故意发脾气和抱怨难受，而是疾病使然，需要她的体谅和共同克服，可以去看看心理科医生。当我知道 WRK 医生已经通过心理科控制了自己的症状后，我也尽快知会了 ZG 夫人。真希望这个帅气的小伙子彻底痊愈。

4. 天津大学教授

吾心由衷谢，
谢医天使江。
创新良方荣，
精育新人才。
高超医术教，
医强仁心授。

这是一位80岁的天津大学理工科老教授WBG给我写的一首藏尾诗。虽然没有达到文学家的水准，但却表达了他老人家的一片恳切之情。他写诗给我，是因为他要给我送锦旗，我谢绝了，并告诉他那是浪费；他要拿钱谢我，我告诉他怕把我折杀、不敢接，最后逼得老教授没有办法，找人用一个轻便的纸板打印了这首诗送给我。我把它高高地挂在了我办公室最醒目的地方，我觉得这比WBG老先生想给我的那几万元更值钱。我斗胆录在这里，不是为吹嘘自己有多高明，有多高尚，而是为了说明这个非手术治疗方法对患者，尤其是老年患者是多么的重要。

WBG先生是天津大学的一名退休教授，他父亲是当时解放天津的将军，他跟着父亲来天津后就没有离开过天津，在天津上的小学、中学和大学，大学毕业以后也没有离开过天津大学。他留着斯大林那样好看的大胡子，戴着眼镜，一双大眼睛囧囧有神，声音洪亮，总爱穿一身黑蓝色披风，爱笑，很有亲和力。看得出他身体的基础条件很好，身板笔直，并没有因为发生慢性硬膜下血肿而表现得像某些患者那样忧心忡忡。老教授还非常独立。他儿女双全，但却是自己和老伴独立生活，不依赖子女。他喜欢驾驶，退休后专门买了一辆越野车跟老伴开车全国自驾行，这十几年自驾游去过的省市比我去过的还要多几倍。他这次患病是因为头部磕碰。刚开始就是磕碰处疼痛，并无其他异常感觉，因此照样在市里潇洒自驾。后来觉得头昏沉，转头时更明显，偶尔还有右侧唇部和右上肢麻木。他告诉我，他的家族里学医的人很多，因此，在家族里咨询后，还听从家族里医生的建议吃了一些活血化瘀的中药。2019年1月18日，他找我看病当天觉得头部愈发沉重，头昏比以前明显，但是，还能自己驾车到天津某大医院就诊。结果那个医院的神经外科医生看了他的CT片，发现血肿巨大，占位效应明显（图3-52a），就要安排他住院手术，不让他走了。老先生当时大惊失色，但是他毕竟是教授，很有智慧。马上跟那个医院的神经外科医生说要回家准备一下，也不敢告诉人家开车。悄悄将车麻利地开回家，两口子商量怎么办。他不知从哪儿打听到我，就找我来试试看能不能有不开刀的治疗。在他治愈后的某天，他正式告诉我，找我看病那天，遗书都写好了，已准备好面对最坏的结果。

因为老先生家族里就有好几个医生，他咨询一通，大家都对他选择非手术治疗不能理解，都说这个病非手术不可，不可能用药物治好。WBG 教授心里忐忑，但是他还是比较乐观，听了我的介绍及治疗方案后就开始信任我。一把掏出一叠钱要我先收下（我当然不能收）。他显然从内心里还是很担心我的这个方案疗效不佳。我开了处方，说了注意事项后，老人满腹狐疑地回去了。第一个疗程 2 周下来，他自觉症状缓解，信心大增。但是复查头颅 CT 并没有见到血肿明显减少，而且血肿腔中还有高密度影。只是仔细分析时发现血肿的顶叶部分在往回缩，导致血肿更稠厚、血肿壁也结实了（图 3-52b）。我有以前的经验，此时并没有失去信心。而且老先生自我体验良好，觉得症状明显减轻，大喜而归。但过了没几天（本来预定是他汀治疗 4 周后再复查，结果他 2 周刚过就来了），老先生突然又来找我了，忧愁满面。老伴介绍说，老教授觉得症状缓解了，不注意限制活动。在家里购买桶装饮用水，人家搬水工把水送进门后，他没有叫人帮忙，觉得自己身体还跟以前一样棒，就把那桶水（约 20 千克）提起来，自己安装到了饮水机上，搬完后立马就觉得头痛了。我批评他不听从医嘱，但还是抓紧给他开了复查的头颅 CT，结果见到血肿不仅增大而且血肿腔中含有大片高密度影，是新鲜出血（图 3-52c）。老先生有点小孩子气地低下头说：我不太相信您说的我不能提 5 千克以上的重物，去菜市场买菜时还故意提比较重的菜，提完后就觉得头部不舒服，现在又提了超过医生限定重量几倍的东西……我一边安慰老人，一边启动新一轮他汀加地塞米松治疗，再次嘱咐了注意事项。结果 1 个月内电话随访多次，都说恢复良好；2 个月后他回来复查头颅 CT，我终于看到了期待已久的结果：他的血肿显著吸收，只剩下再出血那次的 1/2 不到（图 3-52d）。他已经接近痊愈了，因此才有了本文开头给我送诗的那一幕。

我以为 WBG 先生乐观、开朗，治疗又很顺当，应该会彻底恢复到受伤前的状态。但是，老先生的老伴联系我，说老教授最近不思饮食，记忆力下降显著，已经在家煎熬一两个月了，偶尔还有头部不适。我担心老先生也因硬膜下血肿产生抑郁焦虑情绪，约他来我门诊复查。复查结果见到老先生的蛛网膜下隙池也有点增宽，脑沟回加深，血肿则完全没有（图 3-52e）。我考虑到老人家年事较高，没有神经症状和体征，但他爱动，现在新冠疫情期间被居家隔离，哪里也去不了，因此劝他在小区里和

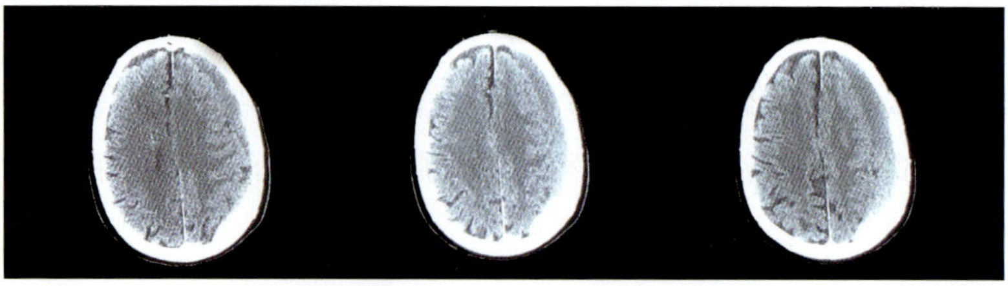

a

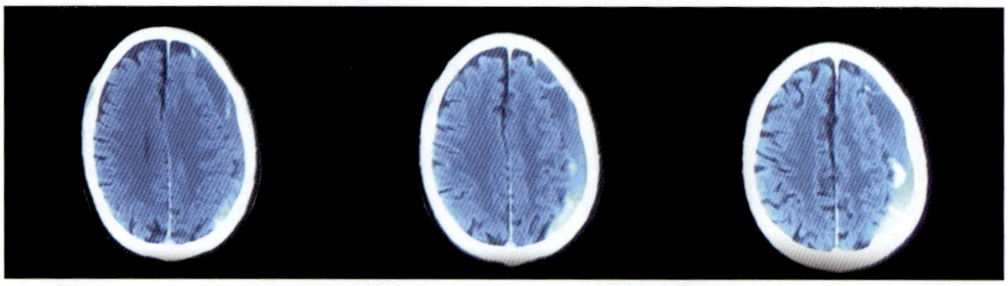

b

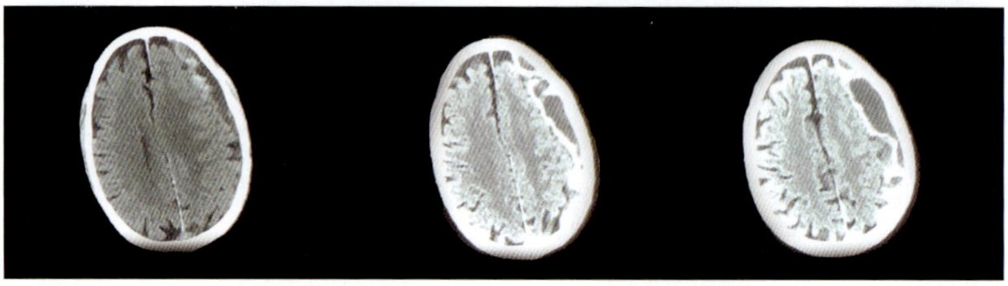

c

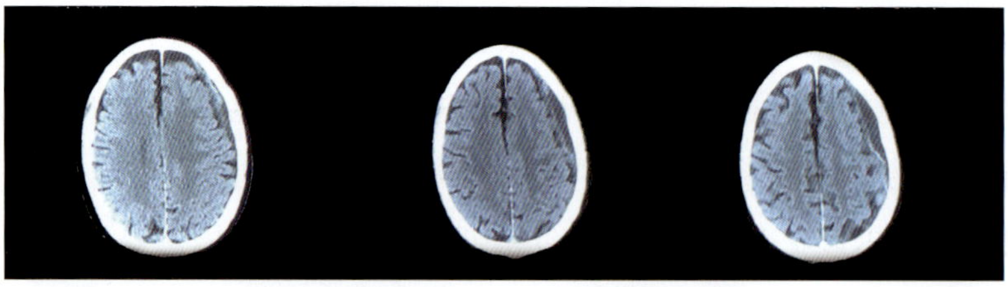

d

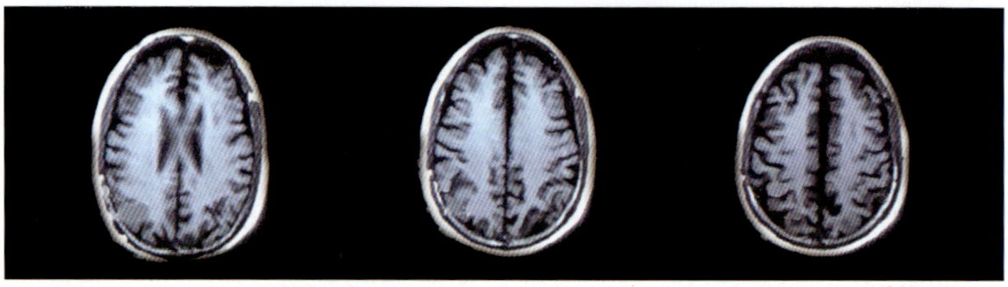

e

图 3-52　a. 2019 年 1 月 18 日头颅 CT 检查，确诊左侧硬膜下血肿，中线移位，左侧脑室受压消失；b. 按照他汀加地塞米松方案治疗 2 周后复查头颅 CT，没有见到血肿明显减少，且血肿腔中还有高密度影；c. 治疗不到 3 周复查头颅 CT，因持重物导致再出血，头颅 CT 显示血肿腔中有高密度影；d. 再次调整治疗方案 2 个月后头颅 CT 复查，血肿大部分消失；e. 2020 年 6 月随访复查头颅 MRI，未见血肿，但脑沟回增宽，左侧蛛网膜下隙间隙略增宽。

校园里活动，只要活动开了，他的食欲下降和记忆力下降的症状应该会缓解。老先生听完觉得有理，说全家都感激我的治疗，简直是神奇，然后千恩万谢、如释重负地回去了。这是我见过的少有的慢性硬膜下血肿治愈后发生抑郁焦虑情绪但是又很快缓解的一个特例。

但愿老先生继续保持这种积极乐观、喜欢运动、喜欢驾车的生活方式，相信他能高寿到 100 岁。

第十四节 我的无奈时刻

ZZG 先生如何得的病至今仍是个谜。他不过 42 岁，中等个子，身材瘦削，肤白且文静。他说他是山东人，可是跟我印象中的山东汉子有点反差，反倒更像是南方人。他平时在北京一家公司做人事总监，下班后回天津。最近公司裁员，他在风口浪尖的位置，压力比较大，一场大雨后他觉得头部不适，在我院查头颅 CT 确诊为双侧硬膜下血肿。他的血肿量不大，但脑子饱满，沟回减少，明显有脑水肿的趋势（图 3-53a）。我怎么也问不出发病原因，就跟他商量，是选择手术还是非手术治疗？前文已经说过，我从事外伤相关疾病研究和治疗的最大好处是，因为慢性硬膜下血肿是良性病，所以我几乎可以完完全全地把患者的病情及可能的预后直接告诉患者，可不像肿瘤专家，根本不敢把肿瘤发展的实情告诉敏感的患者，只能告诉家属，让家属去做艰难的选择。因此，很多患者与家属跟我互相都很坦诚，患者病情很重导致我无法向其交代和讨论病情的除外。ZZG 先生就是这样，他得到了他想知道的所有关于慢性硬膜下血肿的信息。他说当然愿意尝试一下非手术治疗。为了更细致排查他有没有其他血管问题，我把他收入院，然后做了脑血管检查，结果无异常。在他汀联合地塞米松非手术治疗 1 周后，他自觉症状减轻，虽然他本来也没有什么阳性神经体征。复查头颅 CT 发现血肿好像略有减少，我就安排他出院回家休息（图 3-53b），但保持联系和随访。然而 1 个月后，他突然头痛加重，急收入院，头颅 CT 显示血肿明显增大（图 3-53c），在 2 周的非手术治疗后，他的症状还是持续加重，而且头颅 CT 复查也并未看到血肿有减小的迹象（图 3-53d），且 ZZG 开始变得嗜睡。无奈，2019 年 8 月 30 日我们给他做了双侧钻孔引流术，术中引流出的液体也是血性液，并无其他异

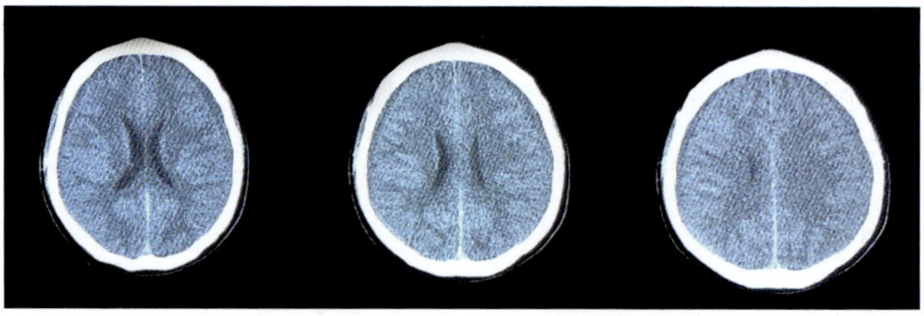

a

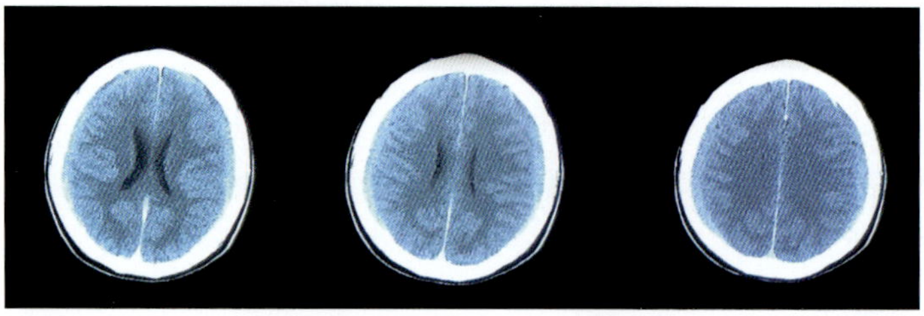

b

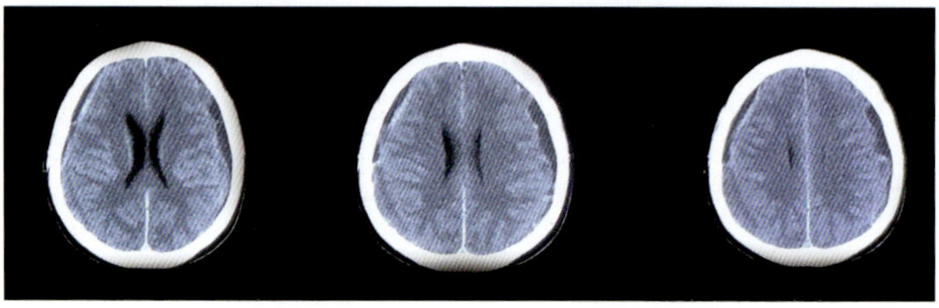

c

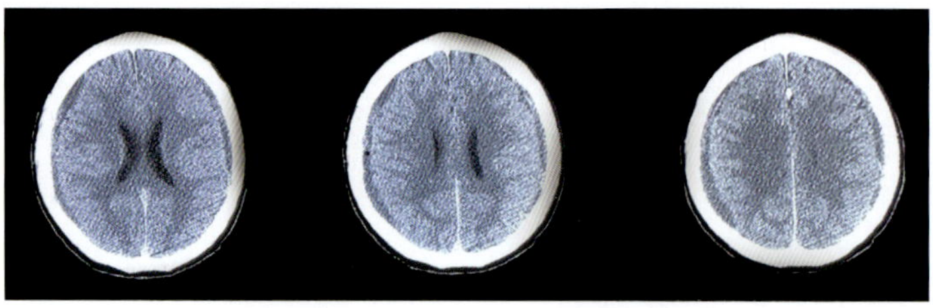

d

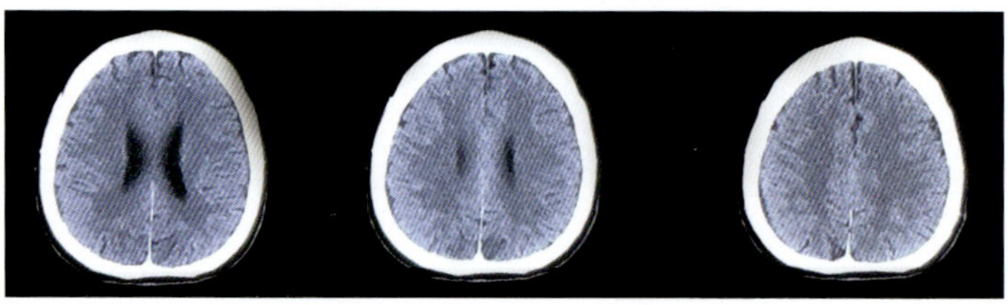

e

图 3-53 a. 头部不适后查头颅 CT，确诊为双侧硬膜下血肿，血肿量不大，但脑子饱满，沟回减少，明显有脑水肿趋势；b. 在他汀加地塞米松非手术治疗 1 周后，头颅 CT 复查显示血肿好像略有减小；c. 出院 1 个月后再入院，头颅 CT 显示血肿明显增大；d. 二次住院接受他汀加激素治疗 2 周，复查头颅 CT 未见血肿减小；e. 术后 1 个月随访头颅 CT 检查，未见血肿，双侧蛛网膜下间隙增宽。

常。术后我嘱咐他持续口服阿托伐他汀钙及地塞米松，后来在随访中没有发现异常，恢复良好，只是双侧蛛网膜下间隙略增宽（图 3-53e）。

就在 ZZG 先生病情稳定准备出院前，又聊起他的病因时我才得知，他从小练武，发病之前一段时间曾在家中长时间练习武术招式。但是除了用力过猛，我找不到其他病因了，就暂且将此作为他发病的可疑病因吧。这可真是一个匪夷所思的病例。可是为什么对多数患者都有效的治疗方法会对他无效呢？而且无效地如此彻底，迄今让我耿耿于怀却又百思不得其解。只能说医学真是复杂，即使我已经治好这么多患者，但我从来没有 100% 的把握能够治好某种病。ZZG 先生算是给我上了一堂课，一堂教我保持头脑清醒的课。这也提示我，治疗方法还需要不断的优化和改进。

第四章

04

创新需要同行的支持

医学本身就是一门手艺，手艺自古以来就存在竞争，就会出现“教会徒弟、饿死师父”的悲惨结局。因此，自古以来，某些医生带徒弟，并不真传知识和本领给徒弟，甚至于有些外科医生，操作到关键地步还会故意阻挡视野，不让徒弟看到。受过现代医学充分浸染的张建宁教授很早就开始反思这样的医学弊端和陋俗。他说，他理解以前有些前人这么做的原因，但现在已是信息时代，是互联网时代，这样保守陈旧的做法不仅会伤害到患者，还会阻碍科学发展，最终伤害自己。一个好的技术，不去传播，就不能得到同行认可；不去验证，就不能称之为科学；刻意隐瞒，就可能被时代淘汰。只有无私地传播，让更多的患者受益，这样才能扩大学科的影响，修正自己技术的弊端和奠定自己的领先地位，才经得起历史的考验，得到同行的认可。因此，在张建宁教授开放思维的指导下，我对于同行相关的咨询有求必应，为所有同行提供无偿的技术指导服务，也因此结交了一批神经外科同道，通过不断地改进，终于使我的实验性治疗方案改进成一套比较成熟的方案。

第一节　来自同行的支持

1. 我们远在贵州的学生收获了意外之喜

余云湖医生是典型的青年才俊，是我们学科自己培养的硕士研究生，后来他又去其他大学攻读了博士学位，之后完成博士后培训，掌握了多种神经外科技能。由于天然的学缘关系，他一直以母校为荣，从未断绝与母校的联系。我也总是第一时间将自己的科研成果向他介绍，希望能够对他有所启发。他属于最早一批认可并试用我和张建宁教授发明的慢性硬膜下血肿治疗策略的医学同行，并且用我们的这种方法先后成功治愈了至少 10 例以上的患者，总体上获益者多，失败者少，给了我们很大的信心。

余云湖医生现在遵义市人民医院神经外科担任科主任。这天病房来了一个 92 岁的老先生，血肿巨大且在头颅 CT 上表现为分隔状，挤压脑组织明显。虽然因老年人脑萎缩而体积变小，中线移位不甚明显，但是这位患者的左侧脑室已经消失（图 4-1a），而且意识不清，右侧肢体偏瘫，病情危重。然而，就在余医生准备给患者做急诊钻孔引流术时，却被家属拒绝了。家属拒绝的理由之一是患者高龄，认为这么大年纪做手术，会让手术的风险加倍。于是余云湖医生向他们介绍了我们的发明，说明了可能的风险和收益。并按照我的指导，告知患者家属，需要将患者安排在神经外科重症病房住院，并做好紧急抢救的准备。当时家属已没有更多选择，如果治疗有效就算赚了，就算失败了，也符合他们对这个疾病的预期，因此沟通很顺利。之后余医生连夜打电话向我请教，聪明的他很快就领悟阿托伐他汀钙联合地塞米松治疗方案的要点，仅仅 10 天左右，患者病情就明显好转，逐步清醒，并恢复了右侧肢体的绝大部分功能。复查的头颅 CT 显示，他的血肿已经开始减少（图 4-1b），因此患者很快带药出院了。出院后 1 个月的复查显示血肿几乎完全消失（图 4-1c）。由于超高龄老人的颅腔空隙较大，剩余的这一点血肿对他已经没有多大危害，他完全恢复到受伤前的状态。2020 年 6 月，疫情稍微平稳，老人再度复查头颅 CT，显示血肿完全消失（图 4-1d）。跟踪随访的余云湖医生告诉我患者已经康复。这是余医生治疗的年龄最大的慢性硬膜下血肿患者，也是我远程指导外地专家治疗成功的最年长者。

要是治疗中没法获得这种外地专家远程的指导，老人家很可能已经不在人世，可

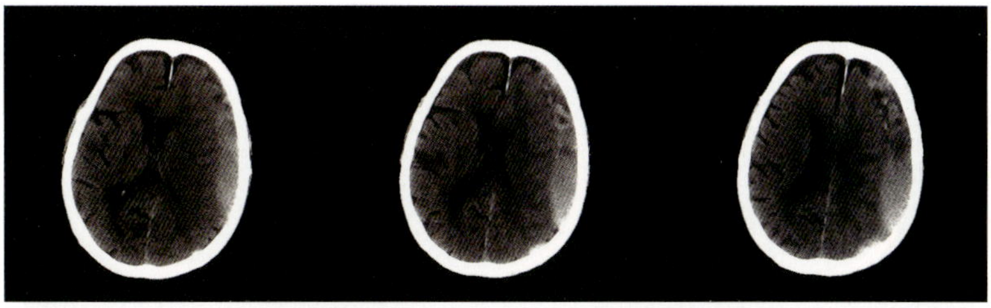

a

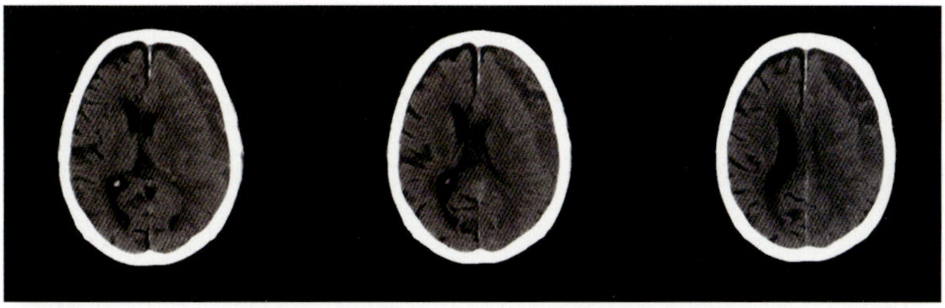

b

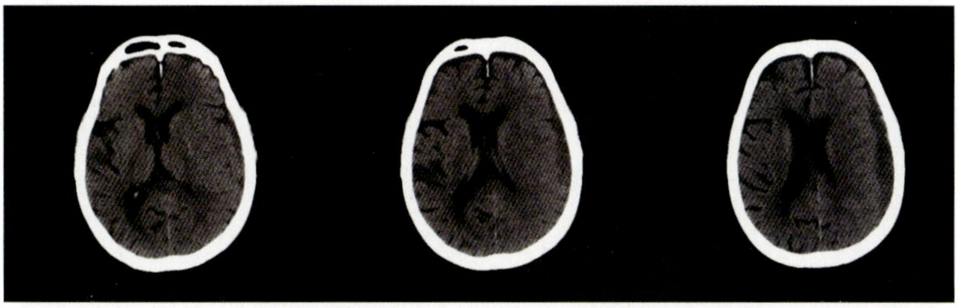

c

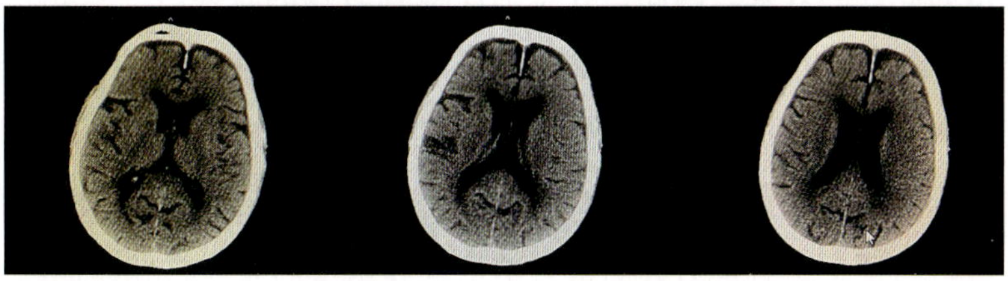

d

图 4-1　a. 患者就诊时头颅 CT 示左侧硬膜下巨大血肿，脑组织挤压明显，左侧脑室已经消失；b. 服用阿托伐他汀钙联合地塞米松 10 天后，复查头颅 CT 见血肿开始减少；c. 出院 1 个月后复查头颅 CT，血肿大幅消失；d. 2020 年 6 月复查 CT，血肿完全消失。

见远程治疗使患者享受到了最新的医学成果，得到了最大的收益。对于我的学生而言，则增加了治疗的手段，学会了全新的技术，扩大了他在当地的影响力；对于我而言，在其他中心验证了最新治疗方案的可信性、实用性，既节省了时间也扩大了影响力。这实际上是拿我们自己的成果请外单位学者去验证，只有真金才不怕火炼。在学术氛

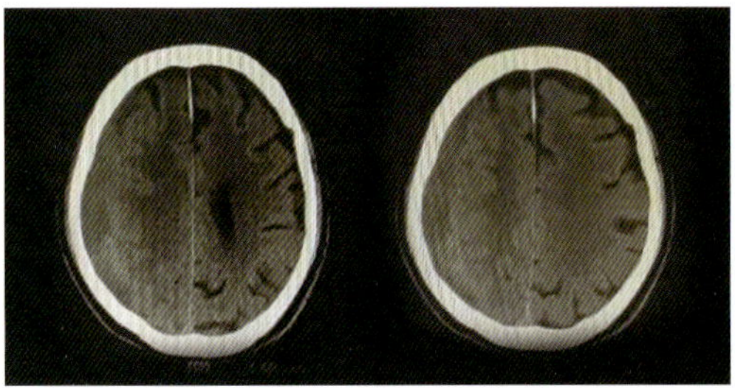

a

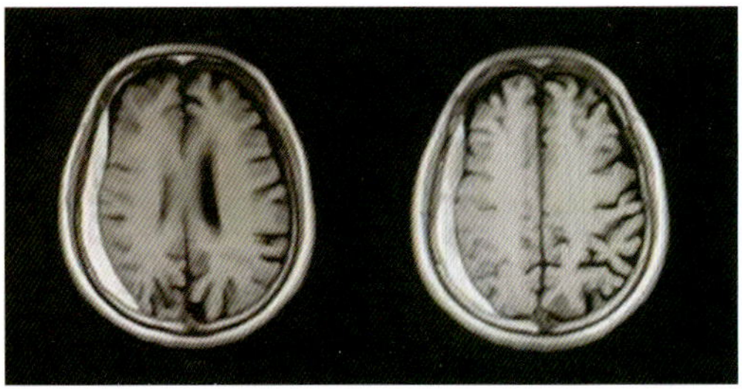

b

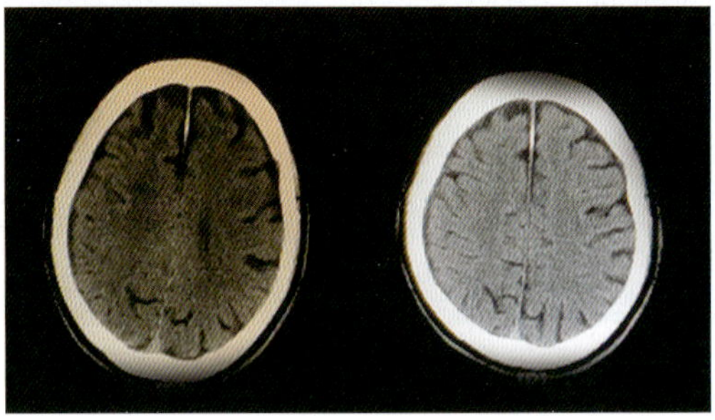

c

图 4-3　a. 患者脑梗死后常规复查，偶然发现右侧慢性硬膜下血肿，右侧脑室受压几乎完全消失；b. 服用阿托伐他汀钙联合地塞米松 1 个月后，头颅 MRI 检查显示血肿明显减小；c. 2020 年 4 月 2 日复查头颅 CT，见硬膜下血肿已经完全消失。

时也只能通过微信或电话从 W 医生处了解老人的神经症状体征情况，得知他一切尚好，心中松了一口气。2020 年 4 月 2 日，在新冠疫情已经比较平稳，国内形势没有那么紧张时，W 医生终于安排他姥爷做了头颅 CT 复查。结果显示，老人家的血肿已经完全消失（图 4-3c）。老先生从治疗开始到结束，全程没有任何不良反应。我们的治疗方案再次得到其他医疗中心的验证。

W 医生在微信中向我表达了他一家人对我的感谢，但其实内心最高兴的人是我。我既为老人家的康复而高兴，更高兴的是，这个经过其他医疗单位不断验证的方法，真的可以放心大胆地推荐给各位患者了。它应该是一个安全可靠的方法，世界应该接纳它。

4. 新疆的老年患者也受益了

我有一次在微信圈里问我的同行好友们，有没有用阿托伐他汀钙治疗过慢性硬膜下血肿。新疆医科大学附属医院神经外科的汪永新主任说他用过，而且用阿托伐他汀钙治疗了很多例患者，同时效果都不错。我相信他肯定是我国边疆地区非手术治疗慢性硬膜下血肿最多的一位教授了。最近西藏的教授、青海的教授告诉我，他们也在使用我和张建宁教授发明的方法，甚至连西藏基层的县市也在用，效果不错。我真希望我们的治疗方法能让全民族的慢性硬膜下血肿患者都受益。今天还是讲述一个新疆患者的故事吧。

2020 年 2 月 24 日，汪主任发微信给我，说有一位 81 岁的大娘原有反复发生脑梗死的病史。近 1 周来大娘突然不说话了，家人以为她又发生了脑梗死，到医院查了磁共振（MRI）后才发现是慢性硬膜下血肿。这个患者先是住在其他医院里，但她有些特殊：常年口服阿司匹林、阿托伐他汀钙、拜糖平，注射胰岛素，还配合着中药血塞通、知柏地黄丸和六味地黄丸……现在这个患者从其他医院收进他所在新疆最大医院的神经外科后，他把所有的药都停了，除了阿托伐他汀钙，甚至连降糖药也停用了。但是家人拒绝手术。我看了大娘的头颅 MRI，血肿可真不小，为双侧，最厚处每一侧都超过 2 cm，有些层面，血肿所占面积似乎已经占了该层面颅脑总面积的 1/2（图 4-4a）。我跟汪主任商量，能否跟家属沟通，冒险尝试我们的他汀加激素疗法，不得不用激素，但得控制好血糖，住院治疗控制血糖会非常安全。估计汪主任费了不少口舌，终于多方达成一致，在努力控制好血糖情况下实施他汀加激素治疗，把血糖控制在空腹 10 mmol/L 左右。以 1 周为观察节点，看看病情变化。结果还真不错，仅

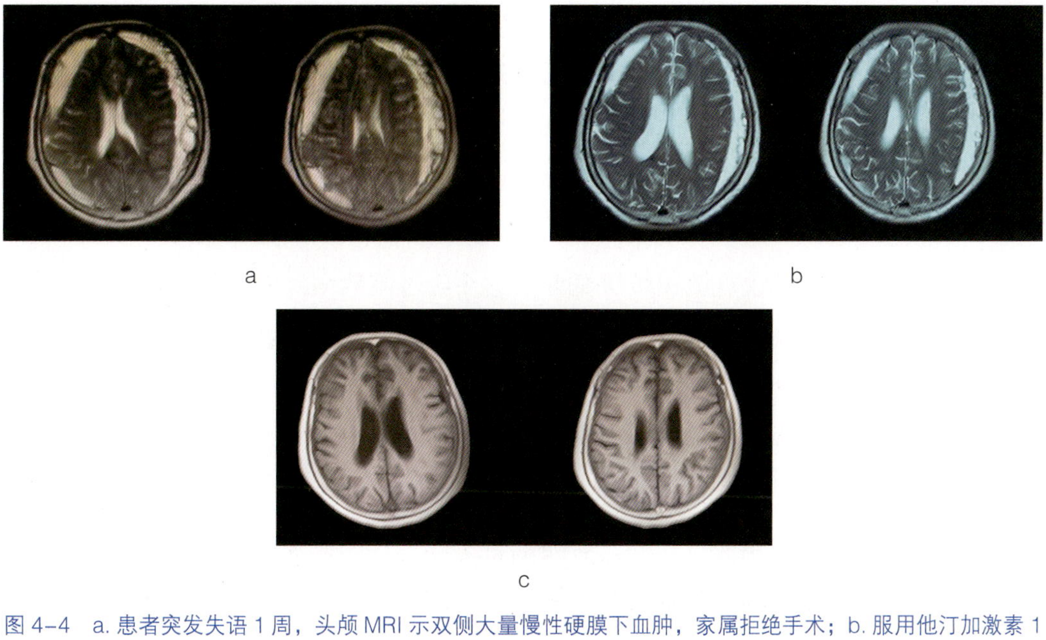

图 4-4　a. 患者突发失语 1 周，头颅 MRI 示双侧大量慢性硬膜下血肿，家属拒绝手术；b. 服用他汀加激素 1 周后复查头颅 CT 示血肿减小；c. 2020 年 6 月 4 日，血肿完全消失。

仅 1 周，老人家的精神状态、肢体活动和语言都有所改善，复查的头颅 CT 也提示血肿已经在减少（图 4–4b）。但是，由于患者第一次是 MRI 扫描，第二次为 CT 扫描，两者角度基线都不同，汪主任认为，按照他的经验还是看不出血肿有明显吸收，仍然很担心，他又继续留住患者 1 周时间。不过患者症状体征是在好转的。我一边提醒汪主任注意凝血，一边鼓励他继续我的方案，并按逐步减少的原则调整激素用量。患者很快就带药出院休养了。我隔一段时间就会麻烦汪主任，明为聊天，实为追踪患者的信息。汪主任一边不厌其烦地帮我追踪，一边也有点为难，因为这时新冠病毒还在肆虐，患者来医院检查需要冒一定的风险，而且新疆为了控制疫情，其防控级别是一级戒备，他也不太敢让患者来医院做检查，因此拿不到资料。即使这么困难，他还是设法让老人在 3 月 24 日治疗满 1 个月时回去检查了一次，结果显示血肿大幅吸收，老人竟然又可以下地行走，语言功能也开始大部分恢复了。直到 2020 年 6 月 4 日，我终于等到了老人最新的检查结果，显示血肿完全消失（图 4–4c）。她终于可以恢复她之前规范的预防脑梗治疗了。

据说汪主任的医院领导得知他治愈了这么一个难治患者后，非常高兴。患者家人则热切地说，一定要告诉领导，让领导提拔他。我也觉得，汪主任这样的医生确实该提拔。

5. 患者告诉我其他医生不曾告诉我的故事

解放军某医院的神经外科医生很多都是我好友。最近在南方三亚分院的一位医生用我的方法治好了一位年轻的患者。是患者通过好大夫在线告诉我的。我写下来跟这位医生分享。

美女患者 XYY，27 岁。因游泳时耳朵进水，想尽办法都没有弄出来，然后不知谁教她的，在床上用头砸枕头（没法想象头怎么能当锤子？），大概砸了 3 次把耳朵里的水弄出来了，枕头没有疼，十几天后她的头却疼起来了，肿胀感强烈，严重时呕吐。其实这件事看似离奇却是可能发生的。有医生帮她分析的结果是：她用头砸枕头之前 3 天，刚刚停用一种活血化瘀功效的中药。可能头部用力，就把哪根血管震断了。但事情已经发生，一切皆属推论。她于 2019 年 9 月 11 日在这家解放军医院做 MRI 检查，确诊为慢性硬膜下血肿。血肿位于左侧，虽然血肿宽度中等，但是属于从额叶到颞叶到顶叶的广泛覆盖型，而且有分隔（图 4–5a）。这位解放军医院的军医大概是看美女患者秀发丰盈（因为 XYY 女士最感谢我的就是没有让她因手术剃发，

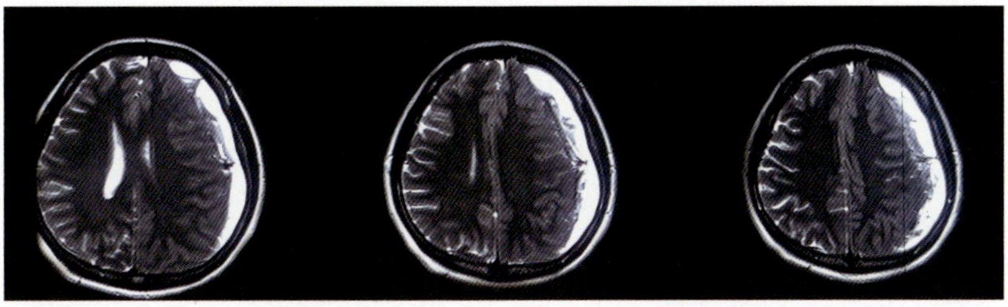

a

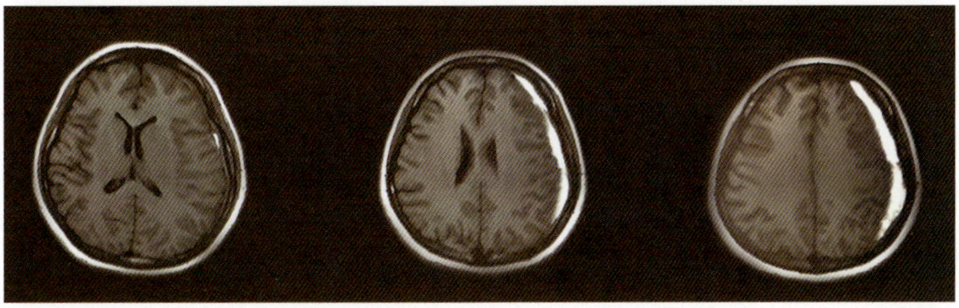

b

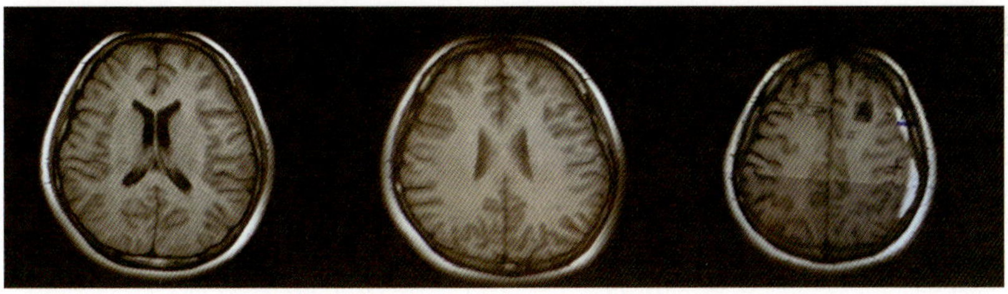

c

图 4-5　a. 患者初次就诊，头颅 MRI 显示左侧慢性硬膜下血肿；b. 服用阿托伐他汀钙 1 个月后，复查头颅 MRI 显示血肿明显缩小；c. 服用单药阿托伐他汀钙 3 个月，血肿几乎消失。

她可能以为这个病没有危险），没有像一般医生一样坚持要给她头上钻孔，而是毫不犹豫给她开了阿托伐他汀钙口服的处方，请 XYY 女士接受非手术观察治疗。5 天后 XYY 女士就再也没有剧烈头痛和呕吐。但是，在治疗约 16 天后出现了短暂失语情况，她慌了神。2019 年 9 月 27 日，她从好大夫在线找到我，咨询我为什么会发生这种情况。由于前后发作失语 2 次，每次持续仅 2 分钟，没有先兆，全程意识清楚，也没有脑电图，实在无法判断她到底是癫痫发作还是发生了短暂性脑缺血（TIA）。我只有让她继续观察。有了这位军医的帮助，我要做的工作就变得很简单了，只是帮她看看化验单，解释一下治疗进程，让她安心治疗。我就这样跟这位我不知其名但知道他在哪儿的军医默契合作。1 个月后，她的头颅 MRI 显示血肿明显减少，再过 1 个月时连她自己这个非医学专业的人都主动告诉我血肿明显变小了（图 4-5b）。为了写这本书，我让我的学生随访了一下这位我从未谋面的患者，结果已经痊愈了（图 4-5c）。

在我研究这个药物的治疗过程中，实际上经常遇到这样不知名但默默支持我的同道。有时开会遇到了，有的教授会主动跟我打招呼，说您的方法我用过，确实有效；有的同行则会跟我讲得细致一些，告诉我某某老领导得了这个病，我没有开刀，用您的方法把他治好了。每每听到这些消息，我都感觉自己像喝了糖水一样，我经常为这样的同道而感动。他们没有一个人怪我把这个手术废了，影响他们的手术量了，无不是中肯地告诉我治疗的结果，好和不好的可能原因，鼓励我继续把机制弄清楚。没有全国同行的支持，我们的创新之路简直是寸步难行。

第二节　自服药物治愈也是对我们的支持

信息时代或网络时代，大家得到信息的渠道很多，良莠难辨。但是，来自同事、来自国家正规媒体和医学期刊的消息还是可靠者居多。这些信息如果有假，危害性则会放大。但如果善于辨别、敢于尝试，则可能会有意料之外的获益。不过，如果相关的信息带有危险性，则务必小心求证或者请教专科医生后才能尝试。

1. 自救赎者有福

WDL 女士快人快语，54 岁，声音很高。她因为外伤后头痛，连续做了头颅 CT 和 MRI 检查，渐渐发现左侧额叶硬膜下血肿，而且有增加趋势（图 4-6a，b，c）。也不知她从哪里找到了我和张建宁教授发明的他汀治疗慢性硬膜下血肿信息，这个性格爽快的女子就自己买了立普妥按照报道吃了起来。口服了快 1 个月，自己觉得没有头痛症状时，才决定要拜拜真神，让我亲自给她看看好了没有。2017 年 10 月第一个门诊日，她来看我的门诊。当我指着她新查的 CT 告诉她血肿已经彻底消失时（图 4-6d），WDL 高兴得直乐。当 WDL 得知自己不用再吃药，完全恢复正常时，快速地向我道了声谢，然后几乎是蹦跳着离开了诊室。

2. 我被默默感恩

2019 年 5 月 1 日后第一个门诊日，我见到了 HJY 先生。那时，他的硬膜下血肿

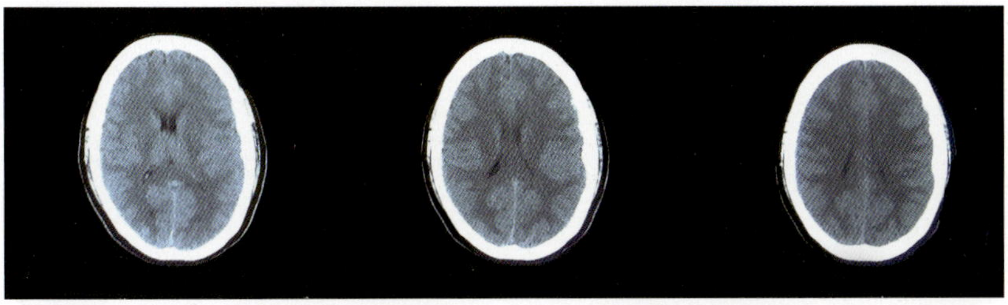

a

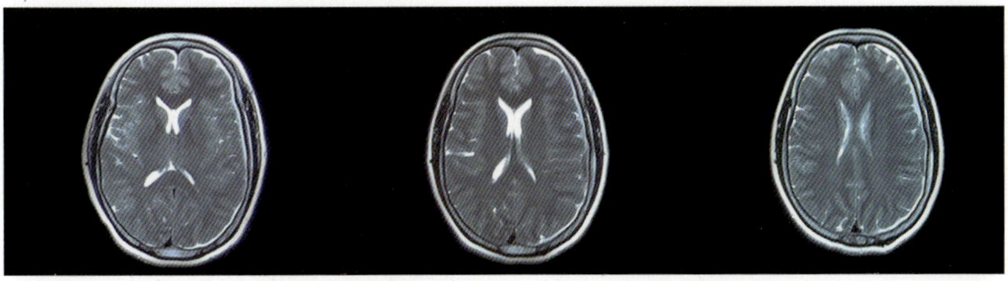

b

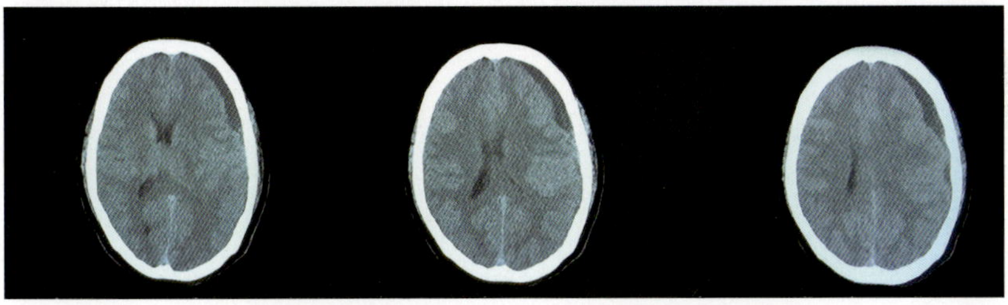

c

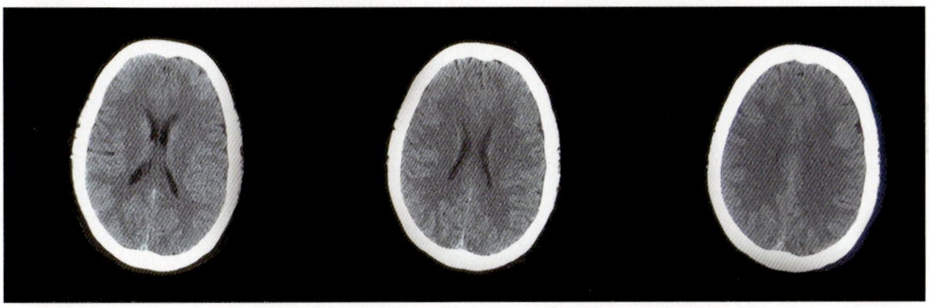

d

图 4-6　a,b. 患者外伤后头痛，查头颅 CT（a）和 MRI（b）提示逐渐出现左侧硬膜下血肿；c. 2 周后复查头颅 CT，血肿有增大趋势，于是开始自行服用阿托伐他汀钙治疗；d. 服药将近 1 个月后复查头颅 CT，显示血肿消失。

实际上已经治愈了。他 73 岁，却像仅有 60 岁左右。他极其平易近人，如果他不说他曾经在我们的干部病房住院休养，我根本不知道他是一位退休的高级干部。他说话慢条斯理，声音不高，却很有条理。他拿着他最新复查的 CT 片和原来被确诊为慢性硬膜下血肿时的 CT 片，告诉我他已经请别的医生看过，他专门挂我的号，就是想让我

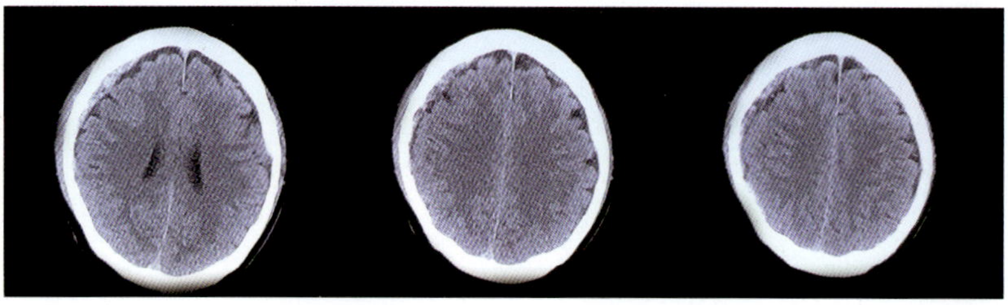

a

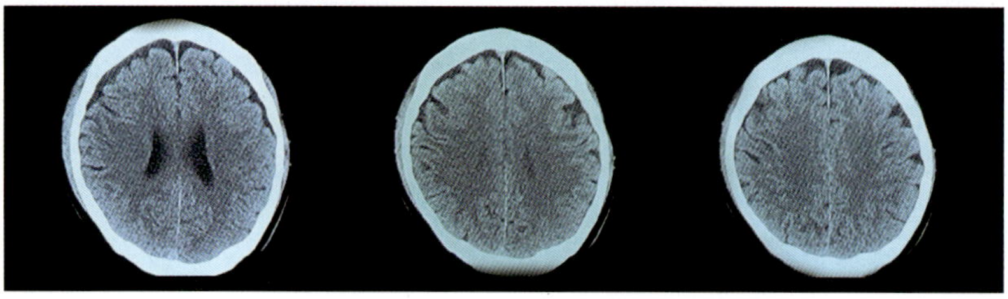

b

图 4-7　a. 患者确诊为慢性硬膜下血肿的头颅 CT，显示血肿位于右侧，占位效应轻微；b. 患者自行服用阿托伐他汀钙，2 个月后复查 CT 示血肿已完全吸收。

证实一下，并且想认识我这个真人。

其实，HJY 先生受伤后导致的右侧硬膜下血肿量不大，仅形成了一点点占位效应（图 4-7a）。但是，当时还是给他本人造成了很大压力。我们干部病房的医生说血肿很小，可以观察。而他则从广播和报纸上看到了关于我和张建宁教授的研究项目报道，然后细心地将相关报纸剪下来收藏，并从中找到了用药的方法，自己去买药来试着治疗。结果如同 WDL 一样，他也是自我治愈者，他的血肿很快就完全吸收了（图 4-7b）。但他觉得这是我们的功劳，他要当面认识我并谢谢我。

他朴实而内向，像是技术干部。他没有给我送什么礼物，只是要了我的微信，然后在逢年过节时给我问候。73 岁的人了，眼力和指力都不济了，但他却会细心地收集报纸、电视、电台上关于我的一切消息，然后细心地拷贝下来发给我。我却总是记不住这样一位前辈，第一次收到他微信时还把他误认为一位同行晚辈，很是尴尬。

作为一名神经外科重症的一线医生，偶然的机会被张建宁教授引导来做慢性硬膜下血肿研究，所有的工作都是在老师的支持和引导下开拓的，所有的成绩都与老师分不开。但老师由于管理工作忙碌，几乎没有时间接诊患者，我只不过被时势给推举到了这个医疗平台罢了。本来应该是张建宁教授才有资格去承受这些善良患者的感谢的，但是现在只有我在现身。因此我也总是心怀感恩，从不敢自大。在患者面前，我知道我最好的位置就是学生。因为所有的疾病都并未被我们弄清，我们只知道一点皮毛。我们要走的路还很长很长。

3. 本章后记兼致谢

实际上，在 WDL 女士和 HJY 先生自我治愈发生之前，我就听说有一个北京的老教授自我治愈的故事。这位老教授德高望重，来自北京某顶级医院。2014 年当我们和该医院神经外科联合开展的他汀治疗慢性硬膜下血肿多中心临床试验刚在该医院启动时，该老教授亲自到该神经外科咨询负责该项目的 W 教授，反复询问治疗慢性硬膜下血肿的用药品种、剂量及可能机制，然后他告诉 W 教授，他要回家考虑考虑要不要参加我们的临床试验。半个月后他再次找到 W 教授要求参加此项研究。但是，由于已经过了筛选期，W 教授就给他复查了头颅 CT，结果发现老教授的血肿已经接近消失了。当 W 教授表示诧异时，这位老教授得意地告诉他，他自己开处方买他汀口服已经半个月了。显然老教授并不是故意要糊弄 W 教授和我们项目组，他是好奇（或怀疑）这么简单的方法怎么可能治疗这种神经外科出血性疾病，因此，他要试一试。我对 WDL、HJR 以及这位北京的老教授都抱着感恩的心。是他们的好奇和尝试，从另一个角度验证了该方案的神奇。但是，从专业角度出发，我也深感忧虑：幸亏他们的血肿都不大，还没有导致脑疝风险。如果是大血肿，可能会出问题；也幸亏我们的用药方案简单、药品安全，如果是其他药物，恐怕也会出问题。那位北京的老教授是医生出身，自会掂量自身疾病及试验用药的风险，一般不会出大的问题。但是对于 WDL 和 HJR 而言，他们都不是医疗从业者，对药物的性质、不良反应和疾病本身的危险性都完全不清楚，如此自治，还是要警惕并发症以及病情突然变化的危险。

附录一

附录 1.1　慢性硬膜下血肿小知识

《三国演义》第七十八回："操大叫一声，忽然惊觉，头脑疼痛不可忍，即差人星夜请华佗入内，令诊脉视疾。佗曰：'大王头脑疼痛，因患风而起。病根在脑袋中，风涎不能出，枉服汤药，不可治疗。某有一法：先饮麻肺汤，然后用利斧砍开脑袋，取出风涎，方可除根。'"这是四大名著《三国演义》这部书中关于曹操头痛及华佗开颅治疗的桥段，关于曹操头痛的原因长久以来众说纷纭，但最有可能的一种疾病，即是现代医学中常见的神经外科疾患之一——慢性硬膜下血肿。

慢性硬膜下血肿是一种常见于中老年人的颅内出血性疾病，该病起病隐匿，进展缓慢，但出现症状时往往已有容量较大的颅内血肿形成并对脑组织产生明显压迫，轻者可见头痛、呕吐，严重者可致脑干受压，以致意识障碍甚至死亡。所谓"硬膜下"，是指该病发生的空间——硬脑膜与其下方蛛网膜之间的腔隙，有较大的潜在"贮存空间"，由于脑组织柔软，该空隙中的硬膜血管或脑表面血管破裂出血或者渗血时，可形成容量在几十毫升至两百多毫升的血肿，覆盖范围可广泛分布于一侧额颞顶区域；所谓“慢性”，是指该病发生的时间——出血至少在 3 周以上，有的长达数月甚至 1 年多。正是这“经年累月、旷日持久”的小幅持续出血及渗血，往往给血肿的形成“争取”了足够的量，在一定意义上讲，也可以说大容量硬膜下血肿的形成是“以时间换空间”。当该病的血肿量积累到一定程度造成脑组织受压、颅内压力明显升高时，患者可出现头晕、头痛、恶心、呕吐、意识障碍等临床表现，血肿压迫顶叶功能区及深部基底节区时可出现对侧肢体偏瘫、失语，少部分患者可出现淡漠、反应迟钝、认知力下降等精神及智力改变。该病多年来以外科钻孔引流为主要治疗手段。钻孔引流作为该病的传统疗法，其历史最早可能追溯到公元前 3000 年新时器时代。在山东省大汶口文化遗址中的男性头骨上存在的环形缺损，可能是最早接受钻孔引流的慢性硬膜下血肿患者，其钻孔开口边缘光滑、表面骨皮质致密，证实其术后康复并存活较长时间。但遗憾的是，目前该手术疗效不甚满意：其术后复发率 26.5%~33%，死亡率 24%~32%；90 岁以上老年患者总体预后良好率仅 24%。而作为补充疗法的药物治疗，虽有糖皮质激素、血管紧张素转换酶抑制剂等多种药物先后被尝试，但因疗效不稳定或临床循证支持不足，诸方案并未取得实质性进展。

随着老龄化社会日趋明显，慢性硬膜下血肿发病率逐年走高，已成为神经外科最常见的疾病之一，对于该病有效治疗方法的探索面临着“提上日程、万里鹏程、日夜兼程”的局面。

（权伟）

附录 1.2　天津医科大学总医院张建宁教授团队研究慢性硬膜下血肿他汀治疗的编年史

2008年10月　张建宁教授观察到他汀药物治疗冠心病的同时，偶然治愈了患者的慢性硬膜下血肿；指导硕士生王东建立大鼠硬膜下血肿模型，探寻硬膜下血肿形成机制。

2009年9月　张建宁教授提出阿托伐他汀钙抑制炎症和促血管修复进而促进慢性

硬膜下血肿吸收的假说。

2010年5月 江荣才教授应用阿托伐他汀钙成功治愈1例外伤性慢性硬膜下血肿患者，初步验证张建宁教授提出的假说。

2010年8月 在张建宁教授指导下，王东硕士首次展示了完整的硬膜下血肿转归病理过程，验证大鼠硬膜下血肿包膜存在大量新生血管，其数量与血肿吸收明显相关，其结果在*J Neurotrauma*在线发表。

2010年12月 张建宁教授和江荣才教授牵头天津医科大学总医院神经外科，联合鄂尔多斯市中心医院及天津市北辰医院进行阿托伐他汀钙治疗慢性硬膜下血肿的小样本临床初试。

2011年9月 张建宁教授和江荣才教授指导王东医师、硕士生李拓通过大鼠动物模型验证他汀促血管生成和抑制炎症反应对硬膜下血肿吸收的促进作用。

2012年1月 王东医师获批国家自然科学基金青年项目“内源性EPCs干预治疗慢性硬膜下血肿的动物实验及临床研究”。

2012年1月17日 张建宁教授和江荣才教授联合署名申请“他汀类药物在制备治疗慢性硬膜下血肿药物的用途”专利。

2012年12月 张建宁教授牵头我国著名的14家神经外科单位（含北京天坛医院、华山医院、解放军总医院、湘雅医院、北京协和医院、哈尔滨医科大学第一附属医院、山东齐鲁医院、浙江大学第二医院、第二军医大学长征医院、第三军医大学西南医院、第四军医大学西京医院和香港中文大学威尔士亲王医院）组建神经外科东方循证研究协作组（oriental neurosurgery evidence-based research team, ONET）。

2013年1月 江荣才教授和张建宁教授指导博士生权伟建立慢性硬膜下血肿动物模型及探索其免疫炎症反应。

2013年4月 在张建宁教授的指导下，博士生王志涛、硕士生宋岩验证慢性硬膜下血肿患者血中内皮祖细胞数量明显低于正常对照组，其结果在*Clinics*在线发表；

江荣才教授尝试阿托伐他汀钙联合小剂量激素治疗对单用阿托伐他汀钙无效的慢性硬膜下血肿患者进行强化治疗，获得初步成功。

2013年11月 在张建宁教授和江荣才教授的指导下，阿托伐他汀钙治疗慢性硬膜下血肿的临床初试完成，获得阳性结果，其结果在*J Neurol Sci*在线发表；

开始筹备全国多中心随机双盲临床研究；

江荣才教授参加伊斯坦布尔第11届多学科神经创伤专委会（AMN）做主旨发言，介绍阿托伐他汀钙治疗慢性硬膜下血肿的临床研究工作。

2014年1月 权伟博士获批国家自然科学基金青年项目“初探他汀通过CXCR4通路调控炎症反应与血管生成治疗慢性硬膜下血肿及其分子机制”。

2014年2月 张建宁教授指导江荣才教授完善阿托伐他汀钙联合短期小剂量地塞米松治疗慢性硬膜下血肿方案，形成了4~5周疗程优化方案，并以该疗法治愈1例巨大型创伤性慢性硬膜下血肿；

张建宁教授牵头自主设计了“阿托伐他汀钙治疗慢性硬膜下血肿安全性及有效性的多中心随机双盲对照研究（ATOCH）”的方案，顺利通过了天津医科大学总医院伦理委员会的审核，获得天津市赵以成医学科学基金资助，开始入组第一例患者；以ONET为基础，正式开展ATOCH临床试验。

2014年4月 在张建宁教授和江荣才教授的指导下，李拓硕士证实硬膜下血肿囊壁炎性反应异常增高，而阿托伐他汀钙可以抑制该炎症反应，促进血肿吸收，其结果在*J Neurol Sci*在线发表；

江荣才教授参加韩国神经外科学会第32届学术年会并做主旨演讲，介绍阿托伐他汀钙治疗慢性硬膜下血肿临床研究工作；

哈尔滨医科大学神经外科作为ATOCH项目组成员，第一个通过ATOCH项目伦理；

北京协和医院神经外科作为ATOCH项目组成员，第一个入组天津以外病例。

2014年7月 江荣才教授自主设计“阿托伐他汀钙联合小剂量地塞米松治疗慢性硬膜下血肿的概念验证性研究（POC）”，通过天津医科大学总医院伦理委员会审核，开始入组第一例患者。

2014年9月 张建宁教授扩充ONET到31家国内神经外科单位参加，为多中心临床研究实施奠定基础。

2015年4月　专利“他汀类药物在制备治疗慢性硬膜下血肿药物的用途”（ZL201210014181.4）正式被授权。

2015年7月　以张建宁教授指导、江荣才教授为第一作者的ATOCH临床研究方案，在*Trial*在线发表；

ATOCH结束入组，共入组200例患者，有效病例196例，锁定数据库。

2015年8月　在江荣才教授和张建宁教授的指导下，以权伟博士为第一作者的“大鼠慢性硬膜下血肿模型建立”的论著，在*Brain Research*在线发表；

江荣才教授和张建宁教授开始指导博士生高闯、权伟博士研究硬膜下血肿的免疫及外泌体功能。

2016年1月　张建宁教授和江荣才教授赴巴基斯坦参加首届巴中医学会学术会议，向国际同行介绍阿托伐他汀钙治疗慢性硬膜下血肿病例；

在张建宁教授和江荣才教授的指导下，王东博士关于阿托伐他汀钙促进硬膜下血肿囊壁血管生成及血肿吸收的论著在*J Neurol Sci*在线发表。

2016年9月　ATOCH研究结果在中华医学会神经外科学分会第16次学术年会上向全国同行揭盲，宣布获得阳性结果。

2016年10月　张建宁教授、江荣才教授关于他汀治疗慢性硬膜下血肿的方法被纳入我国《2016年慢性硬膜下血肿治疗临床路径手册（县级医院版）》，手册指出，对于血肿大小尚不至于引起脑疝且没有急诊手术指征的患者，在保证患者有严密病情监护情况下可试行阿托伐他汀治疗。

2017年1月　王东主治医师获批国家自然科学基金面上项目“血管修复与免疫调控治疗老年慢性硬膜下血肿的机制及临床应用研究”。

2017年6月　张建宁教授和江荣才教授联合署名申请“他汀类与肾上腺皮质激素类药物在治疗慢性硬膜下血肿中的联合应用”专利。

2018年5月　专利“他汀类与肾上腺皮质激素类药物在治疗慢性硬膜下血肿中的联合应用”（ZL2017100373119）正式被授权。

2018年6月　江荣才教授为第一作者、张建宁教授为通信作者的ATOCH研究论著即“阿托伐他汀治疗慢性硬膜下血肿安全性及有效性的多中心随机双盲对照研究”在*JAMA Neurology*在线发表。

2018年7月 张建宁教授领衔启动“阿托伐他汀联合地塞米松治疗慢性硬膜下血肿的疗效和安全性多中心、随机、双盲、安慰剂对照临床研究（ATOCH II）”。

2018年9月 在江荣才教授的指导下，权伟博士关于“慢性硬膜下血肿中存在免疫细胞异常调控”的论著在*Aging & Dis*在线发表。

2018年12月 “阿托伐他汀联合小剂量地塞米松治疗慢性硬膜下血肿的概念验证性研究”结束入组，共入组60例患者；
江荣才教授和张建宁教授指导博士生刘轩慧开始探索硬脑膜淋巴管在慢性硬膜下血肿中的作用。

2019年2月 江荣才教授获批承担天津市科技支撑项目“慢性硬膜下血肿新治疗方案制订的临床注册研究”。

2019年3月 天津医科大学总医院入组第一例ATOCH II病例。

2019年5月 在江荣才教授和张建宁教授的指导下，博士生黄金浩总结4例儿童慢性硬膜下血肿患者药物治疗经验，其结果在*Pharmacotherapy*在线发表。

2019年11月 在江荣才教授和张建宁教授的指导下，王东博士及高闯博士关于“阿托伐他汀联合小剂量地塞米松治疗慢性硬膜下血肿的概念验证性研究”的论著在*J Neurosurg*在线发表；
在江荣才教授和张建宁教授的指导下，高闯博士关于“慢性硬膜下血肿患者血肿液中外泌体在血肿形成中作用”的论著在*Aging-US*在线发表；
在江荣才教授、张建宁教授和西南医院冯华教授的指导下，博士生黄金浩总结两个医学中心的慢性硬膜下血肿患者的临床特征，其结果在*Front Aging Neurosci*在线发表。

2020年1月 应*Expert OpinPharmacother*邀请，在江荣才教授、张建宁教授和董京飞教授的指导下，博士生黄金浩总结了慢性硬膜下血肿的药物治疗，提出我们团队关于他汀可有效安全治疗慢性硬膜下血肿的主旨观点，其在*Expert OpinPharmacother*在线发表；
在江荣才教授和张建宁教授的指导下，博士生刘轩慧及高闯博士关于硬脑膜淋巴管在慢性硬膜下血肿中的作用论著在*Acta Neuropathol Commun*在线发表；

慢性硬膜下血肿药物治疗的基础研究及临床应用获得2020年天津市科技进步特等奖。

2020年2月　张建宁教授、江荣才教授和王东副主任医师联合署名申请的“他汀类与肾上腺皮质激素类药物在治疗慢性硬膜下血肿中的联合应用”专利，通过PCT途径获批美国专利使用权。

2020年3月　张建宁教授牵头并联合三十余位国内著名神经外科专家撰写发表了《慢性硬膜下血肿药物治疗专家共识》。

2020年4月　以阿托伐他汀治疗慢性硬膜下血肿的成果为基础的“基于颅脑创伤损害与修复关键机制的诊疗技术创新及应用”项目被天津市科技局推荐，参加2020年国家科技进步二等奖评审。

附录 1.3　慢性硬膜下血肿发病机制新进展

慢性硬膜下血肿是指血肿异常的积聚于硬膜下腔且持续时间达 3 周以上，存在或不存在随之而来的神经压迫症状，如头痛恶心、肢体无力、感觉及运动异常、意识障碍等。老年人特别是 70 岁以上的尤其多发且易发。关于血肿的产生机制已有较多研究，但尚无被公认接受的观点。目前学术界普遍认为血肿的产生与以下几个因素有关：① 外力作用引起颅内微小血管损伤出血；② 病灶局部促炎因子和抑炎因子失衡，导致局部高炎症反应；③ 病灶局部血管内皮和组织生长因子增高导致局部幼稚血管大量新生，产生血液渗漏；④ 血肿腔纤溶亢进。这几种因素共同作用导致硬膜下出血局部损伤与修复失衡，血肿壁上“幼稚血管新生 – 内皮细胞损害 – 血管渗漏”反复出现可能是慢性硬膜下血肿发病的关键。尽管如此，关于“硬膜下血肿如何产生和吸收”这个问题，至今仍未有人给出完美的结论，这也激励我们更加专注这一疾病的研究。下文将综述相关研究成果。

要想深入研究硬膜下血肿发生、发展的机制，需要一个理想的“动物模型”。但硬膜下血肿迄今没有公认标准的动物模型。本团队早在 2009 年起便开始开发能够模拟慢性硬膜下血肿患者病理生理过程的动物模型。先后成功建立了 3 种模型：①“自体血输注硬膜下血肿（SDH）鼠模型”，用以模拟血肿的吸收过程；②“自体血二次输注慢性硬膜下血肿鼠模型”，用以模拟血肿的中长程刺激和血肿包膜形成的全过程；③“bEnd-3 细胞（高分泌 VEGF 的血管内皮细胞系）硬膜下腔注入的硬膜下血肿鼠模型”，用来模拟血肿壁“幼稚血管新生－内皮细胞损害－血管渗漏”自发性血肿形成过程。

以这些硬膜下血肿动物模型为基础，本团队证实大鼠 SDH 的吸收与血肿新生包膜、新生血管形成密切相关。在血肿形成的第 8 天左右，观察到血肿包膜增生活跃，包膜新生血管逐步成熟，血管密度逐渐增高并达峰值密度，血肿体积迅速缩小，包膜新生血管密度与血肿体积改变呈显著负相关。同时临床研究发现慢性硬膜下血肿患者循环血内皮祖细胞数量显著下降，且术后复发患者 EPC 含量更低。而小剂量阿托伐他汀钙可以促进 EPC 动员，促进新生血管成熟化和抑制炎症因子，促进大鼠血肿腔局部新生血管成熟，以促进血肿吸收。这些结果表明血肿包膜血管生成紊乱是血肿形成的重要原因。

前期大量基础研究和临床试验均证实 CSDH 血肿液中促炎因子显著高于外周血，且与血肿复发相关，但具体机制不详。本团队借助已建立的 CSDH 模型证实 Treg 和 CXCR4 信号是调控 CSDH 形成与吸收的关键细胞，而阿托伐他汀钙可以增加 Treg 数量和 CXCR4 表达，抑制促炎因子表达，促进血肿吸收。这些结果证实免疫炎性反应是 CSDH 形成和吸收消散的关键因素，调控免疫细胞及其相关信号通路的表达，可能建立 CSDH 治疗的新策略。

外泌体是一种包含多种 RNA（环状 RNA、miRNA、LncRNA 和 mRNA 等）和蛋白质的微小囊泡（30~200 nm），广泛存在于血液、尿液等多种体液中，在细胞与细胞间发挥“快递员”的作用，将其内容物递呈到受体细胞发挥作用。本团队研究发现 CSDH 患者血肿液中富含外泌体，从慢性硬膜下血肿患者的血肿液中提取“外泌体”并鉴定其功能，发现该血肿来源外泌体可抑制 SDH 大鼠血肿吸收，加重神经功能缺损。将血肿来源外泌体与血管内皮细胞共培养发现，血肿来源的外泌体被血管内皮细胞摄取，导致新生血管增多和通透性增强。同时，测序发现外泌体中富含 miR-144-5p 等 miRNAs，它们可以被运送到人脐静脉内皮细胞 (HUVECs)，促进血管生成，增加膜通透性。人为增加人脐静脉内皮细胞和 SDH 大鼠的 miR-144-5p 表达导致血管新生异常，通透性增加，血肿吸收减少，这与人血肿来源外泌体的作用基本一致。因此我们推测，血肿来源的外泌体通过将 miR-144-5p 投递到血管内皮细胞导致 CSDH 包膜血管生成紊乱，渗漏增加，抑制硬膜下血肿的吸收。

在CSDH的发病机制研究中，多数学者仅将目光锁定在血肿的产生和吸收，但是对血肿的吸收途径却鲜有人研究。本团队基于大量慢性硬膜下血肿患者的临床观察发现，即使是血肿巨大者，绝大多数就诊时也无发热、血白细胞和中性粒细胞增高等非特异炎性表现，而如果血肿从血管途径吸收，必然会引发非特异炎性反应，不应该保持不发热和血象正常的特性。因此，我们首先提出假说，认为硬膜下血肿的吸收消亡不是通过血管途径，或者不是以血管途径为主，而是另有途径。2015年Kipnis揭示，哺乳动物硬脑膜存在淋巴管，并以淋巴管特异性标志物和荧光染料勾画出了硬脑膜淋巴管结构，是国际上首次确认哺乳类动物具有颅内淋巴管结构。为我们提出硬膜下血肿是经硬脑膜淋巴管排出到颅外的假说奠定了结构及理论基础。为此，我们正式提出并验证了该假说。

本团队按照前述的注射自体血建立硬膜下血肿鼠模型后，通过结扎大鼠颈深淋巴管来阻断硬脑膜淋巴管向外周的引流（颈深部淋巴管被证实是硬脑膜淋巴管向外周引流的主要路径）。在此基础上，证实硬脑膜淋巴管被阻断后，硬膜下血肿的吸收速度明显减慢。然后通过荧光示踪证实，位于硬膜下的大分子荧光素通过硬脑膜淋巴管被引流至外周的颈深部淋巴结。从而首次证实硬膜下血肿的主要引流通道是硬脑膜淋巴管。

进一步的，我们通过在硬膜下腔注射伊文思蓝来测定淋巴引流速率，并在硬膜下血肿鼠模型中证实。形成血肿的第一天，硬脑膜淋巴管的“流速”与正常无血肿模型的大鼠比明显降低；而对硬脑膜淋巴管相关功能标志物的检测发现，在硬膜下血肿形成后仅6小时，硬脑膜淋巴管相关蛋白标志物的表达明显降低，且随着血肿吸收，该标志物表达可逐渐恢复正常。这进一步证实了我们的假说，硬膜下血肿的存在会导致脑膜淋巴管的功能障碍。

这个发现提示，以前我们发现SDH形成后包膜中存在异常血管增生、炎症因子和免疫细胞浸润，认为这是导致血肿吸收变慢的原因，更可能的正确解释是：这些异常血管增生、炎症因子和免疫细胞浸润导致硬膜下血肿形成的速度超过了其通过硬脑膜淋巴管引流的速度。

总之，要想更好地清除血肿，我们不仅要着眼于“节流”——纠正“微小血管损伤、炎症因子浸润、免疫功能失调及不成熟血管增生问题”以降低血肿的集聚速度，还应着眼于“开源”——解决“硬脑膜淋巴管对于硬膜下血肿引流的问题”，促进硬膜下血肿的吸收。阿托伐他汀钙保守治疗慢性硬膜下血肿疗法的可能机制是：一方面促进血管生成、抑制炎症反应和调节免疫功能，减少了血肿生成；另一方面很可能也参与促进淋巴管的生成和引流。我们团队正在进行的系列研究将明确这一问题。

（刘轩慧　高阔）

团队已发表文献

[1] Li T, Wang D, Tian Y, et al. Effects of atorvastatin on the inflammation regulation and elimination of subdural hematoma in rats [J]. J Neurol Sci, 2014, 341(1-2): 88-96. DOI: 10.1016/j.jns.2014.04.009.

[2] Quan W, Zhang Z, Tian Q, et al. A rat model of chronic subdural hematoma: Insight into mechanisms of revascularization and inflammation [J]. Brain Res, 2015, 1625: 84-96. DOI: 10.1016/j.brainres.2015.08.017.

[3] Quan W, Zhang Z, Li P, et al. Role of regulatory T cells in atorvastatin induced absorption of chronic subdural hematoma in rats [J]. Aging and Dis, 2019, 10(5): 992-1002. DOI: 10.14336/AD.2018.0926.

[4] Song Y, Wang Z, Liu L, et al. The level of circulating endothelial progenitor cells may be associated with the occurrence and recurrence of chronic subdural hematoma [J]. Clinics (Sao Paulo), 2013, 68(8): 1084-1088. DOI: 10.6061/clinics/2013(08)04.

[5] Wang B, Sun L, Tian Y, et al. Effects of atorvastatin in the regulation of circulating EPCs and angiogenesis in traumatic brain injury in rats [J]. J Neurol Sci, 2012, 319(1-2): 117-123. DOI: 10.1016/j.jns.2012.04.015.

[6] Wang D, Li T, Wei H, et al. Atorvastatin enhances angiogenesis to reduce subdural hematoma in a rat model [J]. J Neurol Sci, 2016, 362: 91-99. DOI: 10.1016/j.jns.2016.01.017.

[7] Wang D Jiang R, Liu L, et al.Membrane neovascularization and drainage of subdural hematoma in a rat model [J]. J Neurotrauma, 2010, 27(8): 1489-1498. DOI: 10.1089/neu.2009.1057.

[8] Xu X, Gao W, Cheng S, et al. Anti-inflammatory and immunomodulatory mechanisms of atorvastatin in a murine model of traumatic brain injury [J]. J Neuroinflammation, 2017, 14(1): 167. DOI: 10.1186/s12974-017-0934-2.

[9] Gao C, Gong Z, Wang D, et al. Hematoma-derived exosomes of chronic subdural hematoma promote abnormal angiogenesis and inhibit hematoma absorption through miR-144-5p [J]. Aging (Albany NY), 2019, 11(24): 12147-12164. DOI: 10.18632/aging.102550.

[10] Liu X, Gao C, Yuan J, et al.Subdural haematomas drain into the extracranial lymphatic system through the meningeal lymphatic vessels [J]. Acta Neuropathol Commun, 2020, 8(1): 16. DOI: 10.1186/s40478-020-0888-y.

附录 1.4　慢性硬膜下血肿的临床特征——双中心分析研究结果

随着中国人口老龄化的程度正在逐步加重，慢性硬脑膜下血肿（CSDH）的发病率也将随之增高，但至今为止仍缺乏关于其临床和人口统计学特征的研究。本团队综合天津医科大学总医院和重庆第三军医大学西南医院两个医疗中心的 CSDH 患者的临床特征和人口统计学数据，旨在总结中国 CSDH 患者的临床特点，增进医生对 CSDH 临床特征的了解。

团队回顾性查阅了 2004 年 1 月至 2016 年 12 月两个医学中心的住院 CSDH 患者数据，包括年龄、性别、病因、入院意识水平（GCS）、治疗方案、出院结局（mRS）、复发情况和伴随疾病等。纳入标准：① 结合病史及影像学明确诊断为 CSDH；② 年龄大于 18 岁；③ 住院时长超过 2 周。排除标准：① 病历信息不全；② 复发性 CSDH。获得符合标准的患者数据后，根据患者的年龄段（每 10 岁为一个年龄段）及性别构成进行人口学统计分析；再根据患者年龄将患者分为青中年组（< 60 岁）和老年组（≥ 60 岁），做进一步的年龄组间分析。此外，对患者是否有外伤、临床症状特点、是否口服抗凝抗板药、并发疾病及所采用的治疗方法也做了分析。

我们查阅了时段内 1453 名住院 CSDH 患者，根据排除标准排除了 172 名患者后，最终共 1281 名 CSDH 患者符合入组标准。他们的平均年龄为 64.6 岁（18~95 岁），而 70（含）~80（不含）岁的患者所占比例最高，达 26.15%；60（含）~70（不含）岁患者所占比例其次，达 25.76%；其余各年龄段均未超过 20%。在性别分析中，男性患者在总体中占了大多数（85.01%），40~49 岁年龄段中男性比例最高

（91.47%），超过 90 岁的年龄段中男性比例最低（68.42%）。共有 21.86% 的患者发生双侧慢性硬膜下血肿，57.61% 的患者在入院前 3 个月曾发生过头部外伤，而老年组发生外伤的比例小于青中年组（$p < 0.001$）。入院时临床症状排名前三的为头痛（58.55%）、运动障碍（36.92%）和头晕（33.96%）。头疼（$p < 0.001$）和头晕（$p < 0.001$）常发生在青中年组，而运动障碍常发生在老年组（$p=0.021$），抗血小板的药物治疗也是老年组较为多见（$p=0.044$）。最常见的伴随疾病是心脑血管系统疾病（41.14%），其次则是呼吸系统疾病（27.40%）和内分泌系统疾病（8.2%）。在所有患者中年龄的增长和呼吸系统疾病与不良预后相关（$p=0.003$，OR=0.963；$p=0.035$，OR=0.419），在老年组显示同样具有相关性（$p=0.017$，OR=0.932；$p=0.049$，OR=0.357），但在青中年组则无统计学意义。接受保守治疗的老年组患者的预后更佳（$p < 0.015$，OR=4.091）。其中共有 87 例患者采取了保守治疗，在 2013 年之前，历年来保守治疗的患者都是屈指可数，但自 2014 年阿托伐他汀钙预临床实验成功后，采用保守治疗的患者数量出现了显著增长，有超过半数的患者使用阿托伐他汀钙（51.72%）。同时对所有保守治疗的患者统计分析后发现，使用阿托伐他汀钙可以显著改善预后（$p=0.045$，OR=7.464），而患者出现头晕则预示预后不良（$p=0.008$，OR=0.014）。

CSDH 多发于具有头部外伤史的老年和男性人群。呼吸系统疾病通常会导致老年患者的不良结局。保守治疗可能会使某些患者受益。

（黄金浩　田野）

团队已发表文献

Huang J, Tian Y, Song Y, et al. Effect of different factors on the short-term outcome of Chinese patients with primary chronic subdural hematoma at different age groups: A two-center retrospective study. Front Aging Neurosci，2019, 11: 325.

附录 1.5　阿托伐他汀钙治疗慢性硬膜下血肿的临床研究进展

慢性硬膜下血肿（CSDH）是神经外科常见病，好发于老年人，随着老龄化加重，高龄患者和因心脏或脑血管疾病接受支架治疗或接受心脏搭桥、脑血管搭桥者日益增多，抗凝药使用非常普遍，使得难治性 CSDH 或反复复发的 CSDH 日益增多，正成为神经外科医生面临的又一难题。目前，血肿量巨大、临床症状明显的慢性硬膜下血肿患者，首选治疗方法仍为血肿钻孔引流术。

尽管手术治疗可快速清除慢性硬膜下血肿，因该病患者多为老年人，术后因感染、肺炎、张力性肺水肿和脑挫裂伤而导致死亡的病例仍时有发生，最新关于老年 CSDH 长期随访观察发现，该病即使经规范治疗后，1 年内死亡率仍可达 32%，研究甚至得出 CSDH 并非良性疾病的结论。基于此，医学先驱们一直在探索非手术疗法来作为辅助难治性或暂无急症手术指征的这部分慢性硬膜下血肿患者。自 1958 年以来，研究者先后尝试使用甘露醇、地塞米松、血管紧张素转换酶抑制剂（ACEI）、氨甲环酸、塞来昔布以及五苓散（Goreisan）和血府逐瘀汤等治疗慢性硬膜下血肿，但遗憾的是，由于疗效不确切或不良反应太大，这些疗法尚无任何一种被真正大范围应用于临床治疗。

本书作者所带领的研究团队，在学科带头人张建宁教授的指导下，自 2008 年起着手于 CSDH 发病机制学研究，继而建立了“幼稚血管新生 – 内皮细胞损害 – 血管渗漏”导致硬膜下血肿发生的致病理论，并发现他汀类药物在提高循环血中 EPCs 和 Treg 数量的同时，还具有抑制过度炎症反应的作用，从而有效阻断幼稚血管不断新生“漏血”、血肿逐渐增大这一恶性循环，对硬膜下血肿起到良好的治疗作用，由此提出小剂量长疗程的阿托伐他汀钙应用治疗慢性硬膜下血肿的策略，并通过临床试验不断验证和优化治疗方案。

第一，小样本临床试验初步证实阿托伐他汀钙治疗慢性硬膜下血肿的有效性。

张建宁教授团队依据前期硬膜下血肿的工作基础，于 2014 年率先在国际上报道了他汀类药物促进慢性硬膜下血肿吸收的前瞻性临床试验结果。该研究具体方案为：具有保守治疗指征的 CSDH 患者，每晚服用阿托伐他汀钙 20 mg，连续服药直到症状缓解或影像学显示血肿吸收。结果提示，23 例阿托伐他汀钙保守治疗 CSDH 患者中，除 1 例患者行阿托伐他汀钙保守治疗期间出现明显神智状态恶化、血肿增大，转为行钻孔血肿引流术外，其余 22 例患者均口服阿托伐他汀时间 1~12 个月（3.976 ± 3.505 月）。服药前硬膜下血肿体积平均为 47.38 ± 18.50 ml；1 个月后血肿体积明显缩小（17.05 ± 14.05）ml；3 个月后，15 例患者（71.4%）的血肿完全吸收，6 例患者（28.6%）的血肿吸收平均超过 71.38% ± 11.86%；23 例患者在最长 3 年随访期间内

（9 例随访超过 3 年），未见血肿复发，无药物相关不良并发症出现。22 例患者经口服立普妥保守治疗 1 个月后，临床症状明显好转，神经体征及 MCS-GCS 分级情况较服药前明显好转（Pearson Chi-Square，df=3，p=0.001）；23 例患者在最长 3 年随访期间内（9 例随访超过 3 年），20 例患者 ADL-BI 评分大于 65（中度依赖）。

第二，积极开展全国多中心随机双盲安慰剂对照，证实阿托伐他汀钙治疗慢性硬膜下血肿安全有效，获得该领域第一个循证医学 I 级证据，并得到同行和社会的高度评价。

张建宁教授团队在前期小样本（23 例）临床初步试验取得明显治疗效果后，于 2014 年自主设计并联合全国 25 家神经外科中心实施随机双盲安慰剂对照试验（ATOCH），历时 4 年，研究结果发表于 *JAMA Neurology* 上，获得了国内外同行的广泛关注。

该项目共纳入 196 例慢性硬膜下血肿患者，结果显示阿托伐他汀钙治疗 8 周后，试验组较对照组血肿减少量多 12.55 ml。试验组中 48 例患者神经功能症状显著改善，而对照组只有 28 例患者改善。试验组 11 例患者因血肿增大或症状加重转手术，而对照组此数高达 23 例，试验全程无需要处理的重要不良反应。研究结论是阿托伐他汀钙显著降低患者转手术率（11.2% vs 23.5%）并改善其神经功能。这是 1962 年有期刊发表药物治疗 CSDH 以来，第一项被 RCT 证实的有效安全的药物治疗 CSDH 的诊疗方案。该成果于 2018 年在 *JAMA Neurology* 上发表，这是首次由我国神经外科医生独立自主设计实施的临床研究，且专利、论著均由我国拥有完全自主知识产权，填补了当前药物治疗 CSDH 的空白，极大地提升了我国在该领域的学术地位。

该 RCT 成果发表后，国内同行誉其为我国“神经外科临床医学研究的里程碑”，4 家国际主要医学网站和国内主流网站均予报道，国际知名神经外科专家给予正面评价。项目成果被写入 2018 年天津市科技报告，项目主要成员江荣才教授获《医师报》颁发的改变医疗实践的“十大原创研究领衔者”。我国香港及内地多数神经外科都已将此疗法列为 CSDH 治疗常规。香港神经外科近期发起的、进一步验证该疗法的国际多中心Ⅲ期临床研究已获香港卫生署资助。

团队成员先后应邀到国内做数十场报告推广该疗法，在全国各地引起较好反响。全国各地患者慕名从线上线下寻求本团队诊疗已成常态，以此新疗法无创治愈的、来自全国的 CSDH 患者超过 400 例，并有澳大利亚患者受益，已在香港神经外科推广使用，为广大患者免除了痛苦、降低了风险、节省了费用，改善了就医体验。为此，国内主流线上媒体、天津市电视台、天津市主流纸质和网络媒体、新疆网和纸质媒体均给予了正面报道，提升了我国和天津市的医疗声望。

第三，优化治疗方案，临床概念验证研究（POC）初步证实阿托伐他汀钙联合小剂量地塞米松治疗慢性硬膜下血肿更有效。

虽然阿托伐他汀钙治疗慢性硬膜下血肿展现了喜人的效果，但仍存在服药周期长，对部分患者无效等不足，这促使我们探索更优的治疗方案。在众多药物治疗方案中，地塞米松是被研究最多的，却常因用量过大导致血糖升高、消化道溃疡、感染等严重不良反应。因此江荣才教授自主设计了阿托伐他汀钙联合小剂量地塞米松与单用阿托伐他汀钙治疗慢性硬膜下血肿疗效比较的概念验证研究。该研究共纳入 60 例患者，30 例被随机分配至阿托伐他汀钙治疗组，另外 30 例则被随机分配至阿托伐他汀钙联合地塞米松组。两组患者入组时年龄、性别等基本流行病学特征无显著差异，治疗后 2 周和 5 周时，联合治疗组血肿减少量显著高于单纯他汀组（分别为 2 周时 23.11 ± 15.37 vs. 7.02 ± 13.06 ml，$p=0.0056$；5 周时 43.27 ± 19.09 vs. 23.32 ± 26.35 ml，$p=0.0005$），5 周时联合治疗组神经功能改善优于单纯他汀组（神经功能完全恢复比例分别为 83.33% vs 32.14%，$p=0.0004$）。阿托伐他汀钙治疗组有 4 例（13.3%）患者因血肿增大或症状加重转手术治疗（分别在入组后 14 天、16 天、40 天和 48 天），而联合治疗组仅有 1 例患者（3.3%）在治疗 48 天后转手术治疗（$p=0.161$）。联合用药组较单纯他汀组显著提高外周血 EPC 和 Treg 数量，降低 $CD4^{+}T$ 细胞数，两组患者 $CD8^{+}T$ 细胞和 $CD19^{+}B$ 细胞无统计学差异。两组患者外周血化验未见红细胞、白细胞、白细胞分类以及血小板血红蛋白等差异，且均无感染、消化道出血以及肌溶解等严重并发症。这些结果表明联合阿托伐他汀钙和小剂量地塞米松可促进慢性硬膜下血肿吸收和神经功能改善，其疗效优于单纯阿托伐他汀钙治疗，可能与联合用药显著改善血管生成和抑制免疫炎症反应有关。

第四，永不止步，开展全国多中心随机双盲安慰剂对照试验进一步验证联合用药的疗效。

基于联合用药的显著临床疗效，张建宁教授继续带领研究团队自主设计了评估联合他汀与糖皮质激素治疗方案疗效及并发症的 ATOCH II 全国多中心 RCT 临床试验（正在进行中），将通过 240 例患者的双盲研究结果，客观地揭示他汀－激素联合治疗优化方案的临床应用前景，为患者及临床医生提供更加安全有效的治疗方案。

（高阔　尉辉杰　王东）

附录 1.6 他汀治疗基础上的慢性硬膜下血肿钻孔引流治疗经验

慢性硬膜下血肿（chronic subdural hematoma，CSDH）是血液集聚在蛛网膜与硬脑膜之间的慢性占位性病变，高发于老年人，常在头部外伤 3 周以后形成，但有些患者否认明确外伤史。目前主要治疗方法有药物保守治疗和手术治疗，手术治疗的主要目的是清除血肿，解除压迫。

手术治疗指征：① 临床出现颅高压症状和体征；② CT 扫描或 MRI 检查显示单侧或双侧硬膜下血肿厚度 > 10 mm、单侧血肿导致中线移位 > 10 mm；③ 对于接受促血肿吸收药物治疗 2 周或 2 周以上，临床表现及影像学检查仍无明显改善或血肿持续增大或不能耐受药物治疗者。

对于治疗 CSDH 最佳的手术方案没有一致意见，常用的手术方案有锥颅术、钻孔引流术和开颅硬膜下包膜切除术等。根据 CSDH 术前影像学表现，可以选择合理术式，取得满意效果。术前头颅 CT 表现为低密度或等密度，说明血肿液化比较完全，均匀一致，可选用钻孔引流术，术后充分引流即可。术前头颅 CT 表现为高密度或混杂密度，术后复发率高于其他类型，选择钻孔冲洗引流术更为恰当，术中可从不同方位冲洗血肿，尽量清除纤溶物质及纤维蛋白降解产物，术后充分排气并放置引流。对血肿机化或包膜肥厚或钙化的 CSDH 患者，常选用开颅硬膜下包膜切除术，不要试图切除深部粘连于脑组织表面的脏层包膜。

在多种手术方法中，钻孔引流术治疗 CSDH 简单、有效、创伤小，临床最常用 [1]，已被证明可以降低术后 6 个月的复发率和死亡率。钻孔引流术通常在局部麻醉下完成，可以钻 1~2 个骨孔，要求手术动作轻柔，血肿放液要慢，术中应以温盐水反复冲洗，尽可能去除血肿腔内全部内容物，直至流出的冲洗液清亮，然后于硬膜下置管，引流 24~48 小时。患者术后保持平卧，头部与床面相平，如患者术后立即坐起 30° ~ 40° 会增加复发的风险。术后轻度增高患者的水负荷，有助于脑组织膨胀，排出残存的硬膜下液体。有关钻孔引流术的临床研究显示：CSDH 术后置管引流能减少血肿复发率；钻孔方式不影响预后；术中冲洗有降低复发率的倾向，但统计学上无差异；术后引流管放置在额部可减少复发；引流 48 小时的并发症较少 [2]。

钻孔引流术并发症有继发性颅内出血、颅内感染、张力性气颅、血肿复发、术后癫痫等。手术相关并发症与手术操作有关，可以通过规范操作及技术改进得以消除或降低。减少手术操作对周围组织如蛛网膜、血管、神经、血肿包膜等的损伤，从而减少颅内血肿、硬膜下积液等手术相关并发症的发生率。影响 CSDH 术后复发的因素很多：① 年龄大，脑萎缩严重，术后脑组织膨胀不满意，难以有效地消除死腔，易于复发；② 有凝血机制障碍者术后易于复发；③ 血肿的密度与术后复发率密切相关，依据 CSDH 患者 CT 表现血肿密度的不同，把 CSDH 分为低密度、等密度、高密度、分层和混杂密度 5 型，其复发率分别为 0、2.3%、17.2%、12.5% 和 6.5%；一般认为在 CT 表现上呈混杂到高密度者常提示血肿尚未完全液化，血肿腔含大量凝血块，易于造成引流不畅，引起复发；④ 术后 1 周的脑膨胀率低者易复发，而影响脑膨胀最主要的因素则是年龄、术后残余的空气等；⑤ CSDH 患者术后如引流量少于预期，应警惕复发可能性；⑥ 双侧 CSDH 患者。

对高龄、多合并症的 CSDH 患者，选择合适术式，制订个体化的治疗方案，可以减轻创伤，减少并发症。对于这些患者，不适合全麻手术，并且在局麻下又不能耐受较长时间手术，缩短手术时间就非常重要。钻孔引流手术过程中用温盐水反复冲洗的过程占用时间较长，如果不进行反复冲洗就可以缩短手术时间。我国学者比较单侧 CSDH 行钻孔引流术中冲洗与不冲洗两组患者的预后和并发症，结果发现钻孔引流术中冲洗对 CSDH 的长期疗效没有改善，发生气颅的可能性更高，因此，术中冲洗可能不是治疗 CSDH 的必要步骤[3]。另外一项荟萃分析的结果表明，治疗 CSDH 术中有或没有冲洗的过程在复发和并发症方面效果相似，因此，术中冲洗可能不需要[4]。

目前，小剂量阿托伐他汀钙已被许多神经外科医生用于促进 CSDH 吸收及 CSDH 手术后复发，并且取得较好疗效[5-7]。因此，我们在治疗策略上又多了一种选择：若血肿量不大，暂时没有明显神经功能障碍、无脑疝、高颅压等急症手术指征的慢性硬膜下血肿患者，可以在密切影像学随访观察下，行口服小剂量阿托伐他汀钙治疗；若患者在药物保守治疗过程中疗效不佳，则转为手术治疗；若钻孔引流术中冲洗过程不充分，术后口服小剂量阿托伐他汀钙，同样可以取得满意的疗效；若术后影像学显示血肿引流不满意，有复发迹象，可以服用小剂量阿托伐他汀钙，减少血肿复发率。在应用阿托伐他汀钙治疗转手术的 CSDH 患者中，术后还可以继续应用阿托伐他汀钙以减少复发。

近年来，CSDH 的治疗已经取得了进展，特别是阿托伐他汀钙治疗 CSDH 取得了良好的结果，改变了传统的治疗方法，为 CSDH 综合治疗添加了一种有力的武器，尤其是针对那些难治性、反复复发的 CSDH 患者。手术治疗方法，特别是钻孔引流术仍然是治疗 CSDH 的常用方法，两种方法可以互为补充，以使患者最大获益。

（孙健）

参考文献

[1] Brennan PM, Kolias AG, Joannides AJ, et al. The management and outcome for patients with chronic subdural hematoma: A prospective, multicenter, observational cohort study in the United Kingdom [J]. J Neurosurg, 2017, 127: 732-739. DOI: 10.3171/2016.8.JNS16134.test.

[2] Liu W, Bakker NA, Groen RJ. Chronic subdural hematoma: A systematic review and meta-analysis of surgical procedures [J]. J Neurosurg, 2014, 121: 665-673. DOI: 10.3171/2014.5.JNS132715.

[3] Wang Q, Yuan Y, Guan JW, Jiang X, et al. A comparative study of irrigation versus no irrigation during burr hole craniostomy to treat chronic subdural hematoma [J]. BMC Surg, 2017, 17: 99. DOI: 10.1186/s12893-017-0295-x.

[4] Yuan Y, Wang Q, Cao Y, et al. Burr hole drainage and burr hole drainage with irrigation to treat chronic subdural hematoma: A systematic review and meta-analysis [J]. Medicine, 2018, 97: 33. DOI: 10.1097/MD.0000000000011827.

[5] Wang D, Li T, Tian Y, et al. Effects of atorvastatin on chronic subdural hematoma: a preliminary report from three medical centers [J]. J Neurol Sci, 2014, 336: 237-242. DOI: 10.1016/j.jns.2013.11.005.

[6] Tang R, Shi J, Li X, et al. Effects of atorvastatin on surgical treatments of chronic subdural hematoma [J]. World Neurosurg, 2018, 117: e425-e429. DOI: 10.1016/j.wneu.2018.06.047.

[7] Chan DY, Chan DT, Sun TF, et al. The use of atorvastatin for chronic subdural haematoma: a retrospective cohort comparison study [J]. Br J Neurosurg, 2017, 31(1): 72-77. DOI: 10.1080/02688697.2016.1208806.

附录 1.7 肾透析合并慢性硬膜下血肿的治疗

据不完全统计，目前我国每年需要维持性血液透析的患者已经超过 50 万人。而且随着人民生活水平的不断提高和医疗覆盖率的增加，这一数量正在逐年增加。

一般来说，终末期肾病患者需通过维持性血液透析将体内多余的水分以及生理活动产生的代谢废物，如肌酐和尿素氮等，在 2~4 小时内排出体外。在这一过程中，由于需将大量的血液引出体外，为防止血液凝集，需要应用肝素等抗凝剂。因此，肾透析合并慢性硬膜下血肿的治疗有很多的挑战，现归纳如下。

首先，慢性硬膜下血肿在以阿托伐他汀钙为代表的药物治疗问世以前，是以手术治疗为主的，很少医师会选择应用渗透性脱水药物来治疗慢性硬膜下血肿导致的颅内压增高。其主要的原因是：① 过快的脱水可能诱发脑组织局部脱水，这样就打破了硬膜下血肿与脑组织之间的压力平衡，硬膜下血肿可能随着压力梯度的变化而增加。② 由于硬膜下腔出血容易、吸收难，因此虽然脱水药物可以短时间降低颅内压，但是却不能有效减轻硬膜下出血的困境。而维持性透析则是几小时透出体内 2~3 天积攒的水分，量可能达 4~5 L。这样很有可能诱发硬膜下血肿的增大。因此，如果患者心功能允许，可适当地保持一定的水负荷，减少脱水量，可能会缓解过快脱水诱发的慢性硬膜下血肿的增大。当患者已经出现颅压高危象时，应尽快手术治疗，并在术后一段时间改为床旁血液滤过，通过增加血液净化治疗的持续时间，降低过快脱水的风险。这个过程可因人而异，一般而言，建议至少 2 周。

其次，很多患者慢性硬膜下血肿增大的原因是服用抗血小板或抗凝药物。肝素抗凝是维持性透析的常规用药。并不是所有应用维持性血液透析的患者都无法选择药物治疗。很多成功的案例提示合适的肝素用量使得维持性血液透析这种相对经济的治疗方式，可以作为慢性硬膜下血肿合并终末期肾病患者药物治疗的首选血液净化方式。然而，这个过程要经过严密的观察，必要时及时实施手术才能确保患者的安全。而且，术后在一定时间内尽可能选择床旁血液滤过治疗，可以选择无肝素或局部抗凝，以减少血液损失，增加血液净化的效率。这个过程也是建议至少 2 周。

再次，合并肾衰的慢性硬膜下血肿患者，药物治疗上需要给予促红素，食疗上要以补钙和高蛋白质、低磷饮食等为主，尽量避免使用活血化瘀类药物（如尿毒清）。除了常规的注意事项外（参照相关章节），维持血压稳定以及一定的血红蛋白水平，对患者治疗的成功也很重要。

最后，也是最重要的，虽然很多时候生命的流逝难以避免，特别是肾透析的患者。对于他们而言，多年疾病的折磨及巨大的经济社会负担已经在慢慢消耗他们生存的勇气和信心。但是面对慢性硬膜下血肿这种多数可能需要较小代价便可以根治的疾病，轻言放弃绝非明智之选。信心、耐心与细心可能是战胜病魔的重要因素。

（安硕　江荣才）

附录 1.8　慢性硬膜下血肿合并肝性脑病 1 例

一、病例报告

患者，男，40 岁。主因头痛 7 d，意识障碍 3 d 入院。

现病史：患者于入院前 7 d 无明显诱因出现头痛，呈持续性胀痛，逐渐加重，无恶心、呕吐、头晕、肢体无力、抽搐等症状，3 d 前出现睡眠增多，逐渐加重，8 h 前出现呼之不应，勉强睁眼，遂就诊于我院急诊。行头颅 CT 示左侧额颞顶枕硬膜下混杂密度影，急诊以“慢性硬膜下血肿”收入院治疗。

既往史：丙型病毒性肝炎、梅毒 10 年，酒精性肝硬化、脾功能亢进 5 年。

体格检查：生命体征平稳，腹平软，无明显压痛、反跳痛及肌紧张，肝脾肋下未扪及，移动性浊音阴性，肠鸣音活跃，4 次 /min，查体未见明显异常。

神经系统专科查体：GCS 13 分，呼唤睁眼，刺痛定位，回答正确，双侧瞳孔直径 3 mm，光反应（+），颅神经检查欠合作，四肢刺激可动，肌力欠合作，肌张力不高，右侧巴氏征（+）。

辅助检查：头颅 CT，左侧额颞顶枕硬膜下混杂密度影，左侧脑室受压明显，中线移位明显。血常规：血小板计数（P LT）38×10^9/L ↓。凝血功能：PT 19.1 s ↑，PT-INR 1.72 ↑，APTT 56.3 s ↑。肝功能：ALT 58 U/L，谷草转氨酶（AST）42 U/L，TBIL 32 μmol/L ↑，直接胆红素（DBIL）18 μmol/L ↑。

入院诊断：慢性硬膜下血肿（左侧），脑疝；病毒性肝炎，慢性，丙型；酒精性肝硬化，脾功能亢进，血小板减低症；凝血功能障碍。

治疗经过：输注血小板 16 个单位、血浆 400 ml，同时急诊局麻下行左顶部钻孔引流术，术后 2 d 头痛明显缓解，神志清楚，复查头颅 CT 示血肿较前减少，占位效应缓解，遂拔除引流。术后 5 d 患者突然出现大喊大叫、烦躁不安并有攻击倾向，对答错误，计算力、定向力差等认知功能障碍表现，随地大小便。首先考虑颅内原发病是否有新的变化，于第一时间复查头颅 CT，显示术区硬膜下少量积液，少量急性血肿，无明显占位效应，遂排除上述可能。考虑患者既往肝硬化病史，需进一步除外肝性脑病可能。查血氨示显著升高至 123 μmol/L。消化科会诊表示高度支持肝性脑病的诊断，予以门冬氨酸鸟氨针、支链氨基酸治疗，乳果糖通便，低蛋白质饮食。进一步检查结果也证实肝性脑病诊断：头颅 MRI 示双侧苍白球对称性短纵向弛豫时间（T_1）信号影（附图 1–1）；脑电图（EEG）示背景节律减慢至 8.0 Hz 左右，出现精神症状、意识模糊时，弥漫性 δ、θ 和 α 混合活动，以慢波为主（附图 1–2、附图 1–3）。

转归：经上述治疗 2 周后，患者意识恢复正常，未再出现精神症状。复查头颅 MRI 示左侧硬膜下血肿基本吸收，未见明显占位效应，血氨 83 μmol/L。出院 3 个月后随访，患者所有症状消失，生活自理，正常上班。

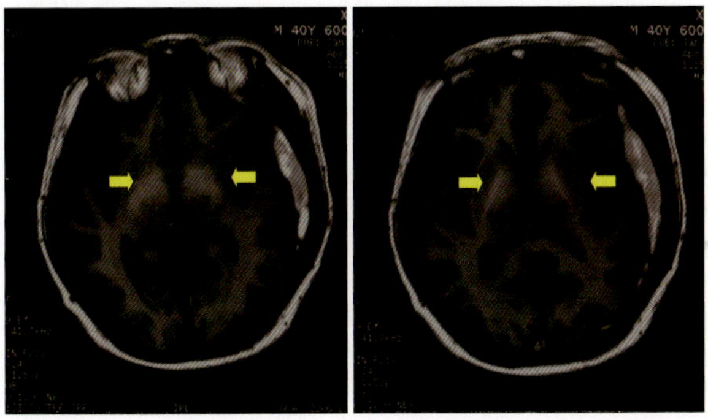

附图 1–1　肝性脑病 MRI 表现（双侧苍白球短 T_1 信号影）

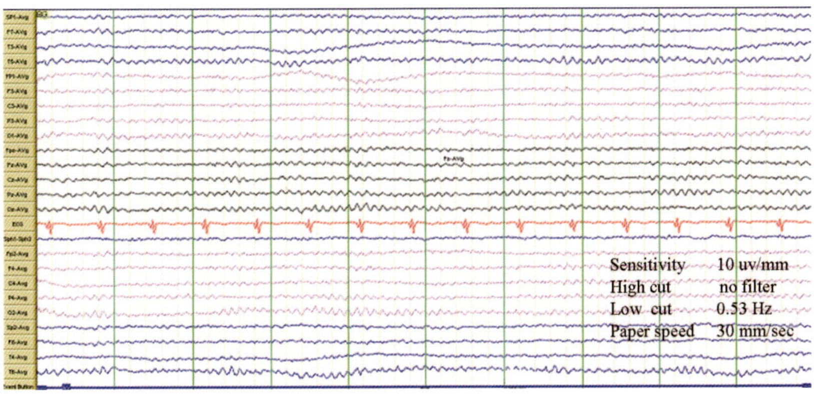

附图 1–2　EEG 示背景节律减慢至 8.0 Hz 左右

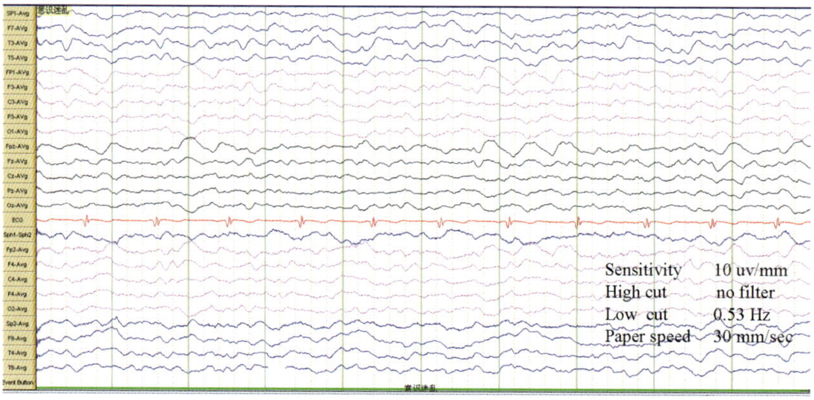

附图 1-3　EEG 示弥漫性 δ、θ 和 α 混合活动，以慢波为主

二、讨论

意识障碍除常见于颅内病变外，还可见于缺氧、低血糖、高血糖（高渗性非酮症性昏迷）、电解质紊乱（如低钠血症、高钠血症）、肺性脑病、药物中毒等。肝性脑病患者常有意识障碍表现，还可表现为性格改变、行为异常、扑翼样震颤甚至昏迷等，头颅 MRI 可出现特征性的双侧苍白球短 T_1 信号影。脑电图监测对肝性脑病早期诊断具有较高价值：早期表现为 α 频率和节律的慢化；随着病情加重，非同步 θ 和 δ 波占优势，可能出现三相波；重度患者严重昏迷时，不规则的 δ 波频率和振幅活动减少，EEG 呈持续低电压状态。本例患者以突发意识障碍起病，伴随头痛，经积极手术救治后神志转清，因此考虑意识障碍为颅内出血、脑疝所致。患者随后出现精神错乱、性格改变、行为异常等症状，易被误诊为颅内出血增加，此时若给予镇静等治疗会加重病情。然而，导致精神症状的颅内出血，其病变多在额叶脑实质。本例患者复查头颅 CT 未见额叶实质内病变，考虑到既往肝硬化病史，血氨值明显升高，结合头颅 MRI 及脑电图表现，给予支链氨基酸、门冬氨酸鸟氨酸等相应治疗，症状逐渐消失，支持肝性脑病诊断。

肝性脑病的诱因包括上消化道出血、感染、应用镇静和催眠药物、麻醉及手术等。结合病史及诊疗过程，本例患者发生肝性脑病，与肝硬化基础上遭受慢性硬膜下血肿打击和手术打击有关。神经外科医生在对类似患者的诊治过程中，应充分考虑患者全身情况，警惕肝性脑病的出现，以免漏诊、误诊。

（魏盈胜）

团队已发表文献

魏盈胜，贾颖，安硕，等. 慢性硬膜下血肿合并肝性脑病一例. 天津医药，2018, 46(7): 758-759. DOI: CNKI:SUN:TJYZ.0.2018-07-020.

附录 1.9　脑膜中动脉栓塞治疗复发性、难治性慢性硬膜下血肿的评述

慢性硬膜下血肿（CSDH）是常见的神经系统疾病，多发于老年人，在 65 岁以上人群中发病率为 58.1/100 000~80.1/100 000。传统神经外科治疗方法包括钻孔引流术、锥孔引流术及开颅清除血肿术等，疗效显著，但术后复发率达 2%~37%；且对于伴有严重内科合并症需要进行抗血小板或抗凝治疗的患者，手术难度明显增加。近年来本单位推广的口服阿托伐他汀钙治疗方案，在一大批 CSDH 患者身上取得了良好的疗效，并降低了 CSDH 的复发率。

针对复发性、难治性 CSDH 的治疗，国内外神经外科医生也进行了很多有意义的探索。其中，脑膜中动脉栓塞术（MAE）近年来引起了业内的广泛关注。该手术的首个病例报道见于 2000 年，到目前为止，美国及日本的多家神经外科中心已在此领域开展了大量工作，而在国内报道尚少，故有必要总结 MAE 介入手术的临床意义及治疗策略。期待通过这篇病例回顾性评述，帮助 CSDH 患者及神经外科 / 神经介入医生了解 CSDH 诊治的最新理念及应用进展，加强学科间、专业间合作，并提出 MAE 结合阿托伐他汀钙治疗 CSDH 的优化方案，以期提高 CSDH 的综合诊治水平。

一、MAE 治疗 CSDH 的理论基础

硬膜外血肿（EDH）、急性硬膜下血肿（ASDH）及 CSDH 的常见责任血管各不相同。研究者们推测，颅脑创伤造成的脑膜中动脉断裂是诱发硬膜外血肿的常见原因；而颅脑创伤造成的脑皮质小动脉断裂是诱发急性硬膜下血肿的常见原因；各种原因导致的位于脑表及硬膜间的桥静脉断裂是诱发 CSDH 的常见原因。

对于 CSDH 而言，桥静脉断裂导致硬膜下血肿形成后，血肿区域的硬脑膜细胞、成纤维细胞和炎性细胞会大量增殖，最终围绕血肿形成内外两层膜结构。脑膜中动脉

（MMA）远支是该膜的供血血管，血管生成因子由内皮细胞释放至该膜后，能够诱导新血管生成。然而，这些血管并非成熟血管，血管间缺少内皮连接，具有高度可渗透性。随着时间的推移，原发血肿逐渐液化，同时血液内容物（如血细胞、炎性因子等）由新生血管渗漏至硬膜下，导致硬膜下血肿的血肿量增加，最终引起 CSDH。

因此，通过栓塞 MMA 阻断血肿膜的血液供应，可以中断以上病理进程，有效减少 CSDH 的血肿量并降低其复发率。

二、脑膜中动脉栓塞术与传统治疗方案的疗效比较

一项 2019 年发表的荟萃分析（纳入 6 项临床研究，参考 3 篇系统综述）报道：MAE 术后 CSDH 的复发率为 2.1%，而传统治疗方案（手术治疗及药物保守治疗）的复发率为 27.7%。另一项 2019 年发表的系统综述（纳入 15 项临床研究及病例报告，含 193 个 CSDH 病例）报道：95 例（49.2%）患者首次手术即行 MAE，88 例（45.6%）患者为复发性、难治性 CSDH 行 MAE，10 例（5.2%）患者钻孔引流术后为预防复发行 MAE；所有患者中仅有 7 例复发（复发率 3.6%）。

综上所述，MAE 较传统治疗方案对复发性、难治性 CSDH 疗效显著。其主要原因是：MAE 能根本性阻断血肿周围膜新生血管的血供，而非简单引流 SDH 或抗炎治疗。此外，拟行 MAE 手术的患者无须停止既往的抗凝或抗血小板治疗，有利于既往疾病或合并症的治疗。

三、MAE 与阿托伐他汀钙治疗方案的特点比较及联合治疗方案前景分析

MAE 对复发性、难治性 CSDH 治疗效果明显。但鉴于其仍为有创治疗措施，需要患者具有较强的手术意愿，并愿意承担手术相关风险，接受放射线风险及介入手术较高的费用，相比之下阿托伐他汀钙的药物治疗方案较 MAE 更易被患者接受。因此，对于常见血肿量不大、明确拒绝手术治疗及预防 SDH 复发的 CSDH 患者，本团队仍推荐将阿托伐他汀钙药物治疗作为首选治疗方案。

对于 MAE 术后应用阿托伐他汀钙联合治疗的方案，本团队认为其具有良好的可行性及应用前景。从治疗策略上讲，阿托伐他汀钙的治疗作用为促进血管生成修复为主，抗炎为辅；MAE 的治疗作用为中断血肿膜血液供应，阻断炎性渗出。两种方案联合应用的效果相辅相成；如进一步使用激素，利用其强效抗炎作用，或能产生更显著的治疗效果。从临床应用上讲，阿托伐他汀钙药物治疗主要适用于：① 血肿量不大

且无增多趋势、症状较轻的患者；② 手术依从性差或具有手术禁忌证的患者；③ 预防 SDH 复发。MAE 主要适用于：① 复发性、难治性 CSDH 患者；② 不接受全身麻醉或钻孔引流术，但接受介入治疗的患者。两种方案在临床适用人群上并不矛盾。而对于具有严重心肺疾病的患者，可能连局麻下的 MAE 都无法耐受，而此时，阿托伐他汀钙治疗可成为良好补充。联合治疗方案或能够为复发性、难治性 CSDH 患者带来巨大收益。

最近，在美国行医从事神经外科专业的冯栋侠医生收治了一例先后经钻孔引流、MAE 治疗均无效的双侧 CSDH 患者，转为阿托伐他汀钙治疗 3 周后血肿明显吸收；再观察 1 个月，血肿完全消失。

（葛歆瞳　江荣才）

参考文献

[1] Haldrup M, Ketharanathan B, Debrabant B, et al.Embolization of the middle meningeal artery in patients with chronic subdural hematoma-a systematic review and meta-analysis [J]. Acta Neurochir (Wien), 2020, 162(4): 777-784. DOI: 10.1007/s00701-020-04266-0.

[2] Fiorella D, Arthur AS. Middle meningeal artery embolization for the management of chronic subdural hematoma [J]. J Neurointerv Surg, 2019, 11(9): 912-915. DOI: 10.1136/neurintsurg-2019-014730.

[3] Link TW, Boddu S, Paine SM, et al. Middle meningeal artery embolization for chronic subdural hematoma: A series of 60 cases [J]. Neurosurgery, 2019, 85(6): 801-807. DOI: 10.1093/neuros/nyy521.

[4] Nakagawa I, Park HS, Kotsugi M, et al. Enhanced hematoma membrane on dynact images during middle meningeal artery embolization for persistently recurrent chronic subdural hematoma [J]. World Neurosurg, 2019, 126: e473-e479. DOI: 10.1016/j.wneu.2019.02.074.

[5] Okuma Y, Hirotsune N, Sato Y, et al.Midterm follow-up of patients with middle meningeal artery embolization in intractable chronic subdural hematoma [J]. World Neurosurg, 2019, 126: e671-e678. DOI: 10.1016/j.wneu.2019.02.121.

[6] Srivatsan A, Mohanty A, Nascimento FA, et al.Middle meningeal artery

embolization for chronic subdural hematoma: Meta-analysis and systematic review [J]. World Neurosurg, 2019, 122: 613-619. DOI: 10.1016/j.wneu.2018.11.167.

[7] Srivatsan A, Srinivasan VM, Thomas A, et al. Perspective on safety and effectiveness of middle meningeal artery embolization for chronic subdural hematoma [J]. World Neurosurg, 2019, 127: 97-98. DOI: 10.1016/j.wneu.2019.03.210.

[8] Waqas M, Vakhari K, Weimer PV, et al. Safety and effectiveness of embolization for chronic subdural hematoma: Systematic review and case series [J]. World Neurosurg, 2019, 126: 228-236. DOI: 10.1016/j.wneu.2019.02.208.

[9] Ban SP, Hwang G, Byoun HS, et al. Middle meningeal artery embolization for chronic subdural hematoma [J]. Radiology, 2018, 286(3): 992-999. DOI: 10.1148/radiol.2017170053.

[10] Link TW, Boddu S, Marcus J, et al. Middle meningeal artery embolization as treatment for chronic subdural hematoma: A case series [J]. OperNeurosurg (Hagerstown), 2018, 14(5): 556-562. DOI: 10.1093/ons/opx154.

[11] Link TW, Rapoport BI, Paine SM, et al. Middle meningeal artery embolization for chronic subdural hematoma: Endovascular technique and radiographic findings [J]. IntervNeuroradiol, 2018, 24(4): 455-462. DOI: 10.1177/1591019918769336.

附录 1.10 慢性硬膜下血肿药物治疗的研究进展

慢性硬膜下血肿（CSDH）是神经外科常见病，手术治疗是其一线疗法，能有效清除血肿，但仍有 27%~33% 的患者出现术后复发。另外，手术亦不适用于那些患有严重心肺疾病（如心力衰竭和心肌梗死急性期）、遗传性出血疾病和颅内或全身感染的患者。因此，既能规避手术风险，又能改善患者症状体征、促进血肿吸收的药物治疗越来越受到学者们的关注。药物治疗可分为促进血肿吸收的治疗和对症治疗。促进血肿吸收的药物治疗不仅简便易行，痛苦较小，还可用于防治术后复发，同时可为高龄体弱、难以耐受手术或手术治疗失败的患者提供一种安全有效的治疗方法。对症治疗的目的是为了改善患者的症状体征，为手术或其他治疗创造条件。下文将尽可能以大众化的语言向读者们综述各种药物治疗方案的研究进展。

目前主要在研的促血肿吸收药物有阿托伐他汀钙、激素、ACEI 类药物、环甲氨酸、塞来昔布和五苓散，他们作用于 CSDH 发病机制的不同环节；对症治疗药物有利尿剂、非甾体抗炎药、精神类药物和抗癫痫药物。

阿托伐他汀钙是治疗高脂血症的常用药。偶然的一次尝试使我们发现阿托伐他汀钙能够促进 CSDH 吸收，随后我们围绕该发现开展了小样本的临床实验，结果显示阿托伐他汀钙促血肿吸收的效果喜人。因此我们进一步开展了大规模的随机双盲对照实验，并全程由专业人员管理入组以及随访，随机、双盲和代管意味着人为干预的可能性已降到最低，实验结果也最为可靠，而最终阿托伐他汀钙也不负众望地显示了它促进血肿吸收的有效性和安全性。目前对于适合保守治疗的患者，我们强烈推荐每天一片阿托伐他汀（20 mg），治疗至少持续 8 周，直到血肿和神经症状消失；而对于需要手术的患者，使用阿托伐他汀钙也可减少术后复发概率。

激素治疗 CSDH 的历史悠久，早在 1962 年就有学者开始尝试，从最开始的泼尼松和地塞米松一起为人所知，到后来地塞米松一家独大，越来越多的研究显示使用激素可以促进 CSDH 的吸收以及减少复发。然而关于激素是否真实有效，仍然存在争议。目前多项临床试验正在进行中，但不可否认的是，如今在欧洲约有 23% 的 CSDH 患者术后都会接受地塞米松辅助治疗，而在英法均有超过 40% 的医生会在患者术后使用激素。由于大剂量和长时间使用激素会产生不良反应，因此我们推荐小剂量短程使用地塞米松搭配阿托伐他汀钙治疗，该方法尤其适用于多次复发和单用阿托伐他汀钙效果不显著的 CSDH 患者。

血管紧张素转化酶抑制剂（ACEI）类药物是目前高血压患者的常用药之一，但由于其能抑制不成熟血管的生成，因此也被尝试用于 CSDH 治疗，尽管有部分研究显示其可以促进血肿的吸收，但是大部分结果均显示其对于 CSDH 的吸收及复发没有明显疗效。因此不建议使用 ACEI 类药物治疗 CSDH。

环甲氨酸（TXA）是一种可抑制纤溶的止血药物，基于这个机制，科研人员开始在小样本临床试验中尝试，并得到了不错的效果，后续有一些零散的 TXA 治疗 CSDH 病例相继被报道，目前也有两个较大规模的临床实验正在进行中，但当前 TXA 促进 CSDH 吸收的可信度仍然较低，还需要时间来进一步验证。

除了以上药物，塞来昔布和五苓散也被尝试用于治疗 CSDH，但是至今尚缺乏高

脑膜中动脉栓塞治疗。

其中神经内镜技术（neuroendoscopic technique）作为一种相对微创的手术方式，可通过较小的手术切口获得良好的术区照明和暴露，有助于术者更充分地观察慢性硬膜下血肿的内部结构[8]。如果结合先进的内镜手术切除和止血设备，还可以清除血肿腔内纤维素及容易导致血肿复发的血肿壁，以达到减少血肿复发的目的。相比于局麻下的锥孔引流和钻孔引流术，神经内镜手术一般需要全麻，对患者的损伤程度更大，可能增加手术相关并发症；而相比于骨瓣开颅术，神经内镜手术的创伤较小，对脑组织的影响也较小，可能减少手术相关并发症。

我们的治疗经验提示：血肿量大、术中血肿（包括沉积物）清除不彻底、脑膨胀不良及血肿分隔是 CSDH 术后复发的主要危险因素，采用其他手术方法往往难以克服这些困难。而神经内镜手术可直视下电凝血肿边缘的新鲜渗血点甚至桥静脉出血；可切除包膜并对包膜切除缘的活动性渗血止血；可打通慢性分隔性 CSDH 中的分隔腔、清除其内部陈旧性血凝块或胶冻状纤维素沉积；能有效清除反复复发血肿的多层包膜，使血肿的壁层和脏层包膜贴合，从而有效消灭血肿腔。它已经成为难治性 CSDH 的优选手术方法。

目前，神经内镜治疗 CSDH 在我国开展得还比较少，还有待优化其操作疗程、缩短操作时间并总结经验与不足。目前，我们总结的神经内镜手术治疗 CSDH 的适应证包括：混合密度的慢性分隔性 CSDH、伴有亚急性或急性出血的 CSDH 以及治疗后复发的 CSDH 等[9-11]。但实际治疗中，完全可以视各神经外科单位的具体情况、设备水平和神经外科手术团队操作内镜的技巧等，将手术适应人群扩大到没有手术禁忌证的所有 CSDH 患者。神经内镜手术治疗的禁忌证与 CSDH 的手术禁忌证一样，并无特殊性。作者实施神经内镜手术治疗慢性硬膜下血肿的 12 例患者资料总结见附表 1-2，典型病例见附图 1-4。

值得注意的是，病情复杂的 CSDH 患者，如基础病严重、超高龄患者，任何术式都可能导致患者因基础病而发展成严重术后并发症，导致患者病情危重甚至死亡；

附表 1-2　作者实施神经内镜手术治疗 12 例 CSDH 患者的情况总结

例数	性别	年龄	年龄（岁）	血肿特征					侧别		术后随访	
	男	女		血肿量（ml）	初发	复发	分隔	无分隔	单侧	双侧	时间（月）	血肿复发
12	9	3	63.83±20.49	93±15.67	7	5	11	1	12	0	8.18±2.75	0

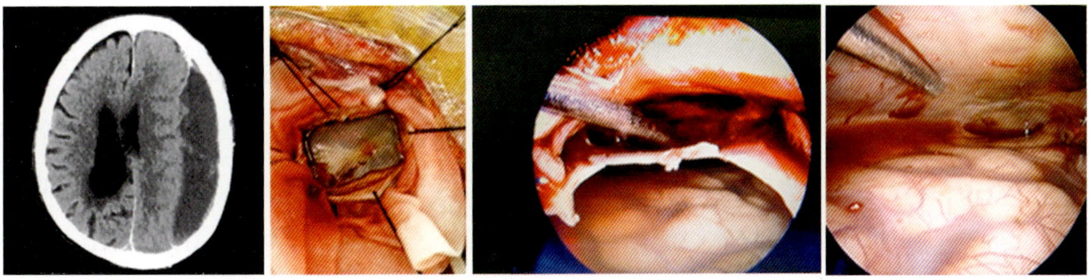

附图 1-4 神经内镜手术治疗慢性硬膜下血肿的典型病例

而面对大量血肿、包膜分隔、凝血机制障碍等 CSDH 患者，即使是骨瓣开颅术这样的直视下手术也会面临血肿复发的风险。围术期通过补充小剂量、长疗程的阿托伐他汀钙和（或）小剂量短疗程的地塞米松治疗，则可能弥补手术操作的不足，降低 CSDH 的术后复发率[5, 12]。

总之，神经内镜手术是手术治疗 CSDH 的优选方法，但其是否能明显减少 CSDH 的术后复发率让患者获得更好的收益，还需大宗病例的治疗验证。

（朱锡德）

参考文献

[1] Huang J, Tian Y, Song Y, et al. Effect of different factors on the short-term outcome of Chinese patients with primary chronic subdural hematoma at different age groups: A two-center retrospective study [J]. Front Aging Neurosci. 2019, 11: 325. DOI: 10.3389/fnagi.2019.00325.

[2] Markwalder TM, Steinsiepe KF, Rohner M, et al. The course of chronic subdural hematomas after burr hole craniostomy and closed system drainage [J]. J Neurosurg. 1981, 55(3): 390 396. DOI: 10.3171/jns.1981.55.3.0390.

[3] 中华医学会神经外科学分会，中国神经外科重症管理协作组 . 慢性硬膜下血肿药物治疗专家共识 [J]. 中华医学杂志，2020，100(8): 566-572.DOI: 10.3760/cma.j.issn.0376-2491.2020.08.003.

[4] Wang D, Li T, Tian Y, et al. Effects of atorvastatin on chronic subdural hematoma: A preliminary report from three medical centers [J]. J Neurol Sci. 2014, 336: 237-242. DOI: 10.1016/j.jns.2013.11.005.

[5] Jiang R, Zhao S, Wang R, et al. Safety and efficacy of atorvastatin for chronic

subdural hematoma in Chinese patients: A randomized clinical trial [J]. JAMA Neurol, 2018, 75(11): 1338-1346. DOI: 10.1001/jamaneurol.2018.2030.

[6] 朱锡德，孟凡国，张建 . 细孔钻颅微创治疗老年创伤性脑内血肿 [J]. 山东大学学报（医学版），2019， 57(3): 69-74. DOI: 10.6040/j.issn.1671-7554.0.2018.960.

[7] 朱锡德，衡雪源，庞琦 . 快速细孔钻颅血肿穿刺引流治疗小儿外伤性迟发性脑内血肿（附八例报道）[J]. 中华神经医学杂志 . 2014, 13(11): 1162-1164. DOI: 10.3760/cma.j.issn.1671-8925.2014.11.018.

[8] 杜波，单爱军，李超，等 . 神经内镜内技术治疗亚急性 – 慢性和慢性分隔硬膜下血肿的临床研究 [J]. 中国急救医学 . 2018, 38(8): 654-659. DOI: 10.3969/j.issn.1002-1949.2018.08.002.

[9] 席宇君，刘加驰，刘亮，等 . 神经内镜在复杂慢性硬膜下血肿手术中的应用及疗效分析 [J] . 中华神经医学杂志 . 2020, 19(3): 281-286. DOI: 10.3760/cma.j.cn115354-20191014-00589.

[10] 郑鹏锋，林章雅，曾广明，等 . 慢性硬膜下血肿患者钻孔置管引流失败后再次行神经内镜下血肿清除术的疗效分析 [J]. 中华神经医学杂志 . 2019, 18(9): 910-913. DOI: 10.3760/cma.j.issn.1671-8925.2019.09.006.

[11] Matsumoto H, Hanayama H, Okada T, et al. Which surgical procedure is effective for refractory chronic subdural hematoma? Analysis of our surgical procedures and literature review [J]. J Clin Neurosci. 2018, 49: 40-47. DOI: 10.1016/j.jocn.2017.11.009.

[12] 江荣才，王硕，张建宁 . 药物将成为治疗慢性硬膜下血肿的新模式 [J]. 中华医学杂志 . 2020, 100(8): 561-562. DOI: 10.3760/cma.j.issn.0376-2491.2020.08.001.

附录二

附录 2.1　慢性硬膜下血肿药物治疗中的注意事项

1. 重视该病，虽然此病一般进展较慢，但是病情随时有可能加重，严重时可有生命危险，或留下无法根除的后遗症。

2. 药物治疗可治愈一部分患者，但是经药物治疗无效的患者或者没有机会药物治疗的患者，手术治疗仍然是主要的治疗方法。

3. 如果选择药物治疗，建议患者身边 24 小时有人陪伴。如果患者出现新发头痛、恶心呕吐或肢体无力，或者原有头痛头晕、肢体无力加重，频繁呕吐，甚至出现意识不清等情况，应立即到神经外科急诊就诊。

4. 如果长期服用抗血小板药物（如阿司匹林、氢氯吡格雷）或抗凝药物（如华法林、利伐沙班、肝素），在病情许可的情况下，需暂停用药，或者在医生指导下寻找安全有效的替代方式；何时恢复原有药物，需要专业医生的指导。

5. 很多中药或中成药有活血化瘀的作用，可能诱发出血增多，如尿毒清、血栓通、红花、三七等，建议慎重应用；杜绝一切无明确治疗目的的活血化瘀药物（包括内服外用）。

6. 要警惕血栓形成风险，谨慎应用止血类药物，如需使用，必须在医生的指导下进行；需慎重应用脱水类药物治疗，有导致血肿增大风险，需要在专业医生的指导下进行。

7. 不建议卧床不动。在有陪护的情况下，可完成日常生活水平的活动，包括散步、慢走等；尽可能避免再受伤，不管是不是直接伤及头部，都有可能诱发新的出血或使血肿增大。杜绝负重，尤其是超过 5 kg 的负重；杜绝剧烈运动及过度劳累，这些都有可能诱发新的出血或使血肿增多。

8. 避免剧烈咳嗽、用力擤鼻涕，保持大便通畅。便秘者有必要通便治疗。

9. 治疗前后需要根据医嘱定期查验肝功能、血脂、血糖和（或）凝血功能，必要时查验肌酸激酶及肌红蛋白，以方便医生调整药物及剂量、提高疗效，减少不良反应损害。

10. 治疗期间无明确饮食禁忌。有血糖升高或明确糖尿病史者，应按照糖尿病饮食，并且严密监测血糖，及时调整降糖药物。

11. 遵医嘱定期复查头颅 CT 或 MRI，以确认血肿变化，及时调整药量和疗程。

（安硕　江荣才）

附录 2.2　慢性硬膜下血肿药物治疗专家共识

慢性硬膜下血肿（chronic subdural hematoma，CSDH）是血液集聚在蛛网膜与硬脑膜之间形成的慢性占位性病变，常在头部外伤 3 周以后形成。其发病率为 1/10 万至 13.1/10 万人口，随着人口不断老龄化，CSDH 的发病率不断升高，80 岁以上老年人年发病率可达 127/10 万人 [1-2]。CSDH 一般认为由外伤引起，但约 50% 患者否认外伤史 [3-4]。除外伤外，与 CSDH 发病相关、吸收不良或复发的常见危险因素包括：① 长期应用抗凝和抗血小板药；② 反复或突然的胸腹压力增高（如难产、便秘）；③ 开颅手术；④ 血液病。

一、慢性硬膜下血肿发病机制

CSDH 发生、发展及吸收的机制尚不十分清楚。以往对 CSDH 发病机制进行一系列探讨：桥静脉撕裂出血、渗透压增高、血肿包膜出血和局部纤溶亢进等均被认为与 CSDH 产生及发展有关，但迄今为止 CSDH 的发病机制仍不十分清楚[5-6]。近期有证据表明，外伤等原因导致硬膜下腔局部血液和（或）脑脊液聚集，炎性细胞因子和血管内皮生长因子（VEGF）大量分泌聚集，导致血肿壁上幼稚血管的大量增生、血管内皮细胞受损、缝隙连接开放、通透性增高，并导致循环中的物质不断渗漏，血肿逐渐增大[6]。同时，CSDH 患者体内存在的可调节 T 细胞（Regulatory T cells，Treg）和内皮祖细胞（Endothelial progenitor cell，EPC）等相关抑炎、促修复因素不足，从而导致血肿壁上“幼稚血管新生－内皮细胞损害－血管渗漏”反复出现，可能是 CSDH 形成的关键因素[5, 7-10]。其他研究证实：免疫调节异常、血管修复成熟能力下降，以及硬脑膜淋巴系统在 CSDH 的发生、发展中具有重要作用[11-13]。

二、慢性硬膜下血肿的临床表现

CSDH 是一种颅内出血性疾病，发病隐匿，进展缓慢，当血肿增大引起颅内压增高时，常常出现头痛、头晕或肢体活动障碍等临床表现。CT 扫描和 MRI 检查可明确诊断，临床上常常根据影像学检查所示患者血肿的大小、中线移位程度来评估病情的严重程度。但由于 CSDH 高发的老年人群常常存在脑萎缩等多种颅内容积代偿因素，致使影像学表现较为严重的 CSDH 患者往往症状体征轻微（许多患者因此拒绝手术治疗），加之病情进展缓慢，影像学检查难以满足临床动态、反复、及时评估的需要。为了准确及时地评估 CSDH 患者病情的严重程度及其发展趋势，Markwalder 团队综合考虑患者临床症状严重程度及意识状态评分，提出了 MGS-GCS 评分（Markwalder's Grading Scale and Glasgow Coma Scale，附表 2-1）[14]。推荐意见：建议采用 MGS-

附表 2-1　MGS-GCS 评分系统

分级	具体描述	
0 级	GCS 15	患者神经系统正常。
1 级	GCS 15	无神经功能障碍，但有头痛或步态不稳等症状。
2 级	GCS 14-13	患者嗜睡或定向障碍，或各种局限性神经功能障碍，如轻偏瘫。
3 级	GCS 12-9	患者昏迷，但对有害刺激有适当反应；一些局部症状，如偏瘫。
4 级	GCS 8-3	患者昏迷，对疼痛刺激缺乏运动反应；去大脑或去皮强直。

MGS-GCS：Markwalder 评分系统；GCS：格拉斯哥昏迷评分

GCS 体系作为 CSDH 患者病情严重程度的临床评估标准（中证据等级，强推荐）。

大多数 CSDH 常逐渐增大，随着占位效应增加，患者病情可持续加重，甚至发生脑疝并危及生命（少部分患者经观察和对症治疗，血肿可自然吸收[15]）。对占位效应明显的 CSDH 患者，通常首选手术治疗。临床上常常选用钻孔或锥孔引流术治疗[16]。也有采用小骨窗开颅术或内镜辅助下血肿清除术治疗[17-18]。大多数患者手术治疗效果良好，但仍有部分患者术后复发（复发率最高可达 33%[2]），甚至因反复复发不得不接受多次手术治疗或病灶侧硬脑膜中动脉介入栓塞治疗[19]。由于 CSDH 常见于老年人，患者体弱、基础病较多，手术治疗风险高，常可产生严重并发症甚至死亡（死亡率最高达 32%[20]）。有报道显示：90 岁以上 CSDH 患者无论选择做还是不做手术，总体预后良好率为 24%[21]。

三、慢性硬膜下血肿的治疗

CSDH 药物治疗的目的是改善患者症状体征，促进血肿吸收。药物治疗又可分为对症治疗和促进血肿吸收的治疗。对症治疗目的是为了改善患者的症状体征，为手术或其他治疗创造条件。促进血肿吸收的药物治疗不但能为患者提供一种简便易行且痛苦较小的治疗手段，还可用于防治术后复发，并可为高龄体弱、难以耐受手术或手术治疗失败的患者提供一种安全有效的治疗方法。

促进血肿吸收药物治疗的适应证是：① 生命体征平稳且 MGS-GCS 0-2 级；② 影像学显示中线移位未超过 1 cm，无需紧急手术干预的患者；③ 合并多器官衰竭、凝血功能障碍等不适宜手术或拒绝手术的患者；④ 手术治疗后用于防治术后复发等。其禁忌证是：① MGS-GCS 3-4 级；② 影像学显示脑组织受压严重、中线移位超过 1 cm；③ 出现意识障碍、恶心呕吐等脑疝前兆；④ 对所使用药物过敏或者具备该药物使用禁忌证。本共识推荐的 CSDH 治疗药物为阿托伐他汀钙和地塞米松，两种药物的相关禁忌证可参照其产品说明，不再赘述。对于接受促血肿吸收的药物治疗 2 周或 2 周以上、临床表现及影像学检查仍无明显改善或血肿持续增大或不能耐受药物治疗者，建议改用手术治疗。

1. 慢性硬膜下血肿的阿托伐他汀钙治疗

正是基于免疫调节紊乱、血管生成不成熟等假说，抑制过度炎症反应和促进新生血管成熟成为促进 CSDH 吸收的治疗策略。脑创伤（traumatic brain injury，TBI）的基础研究提示，TBI 后循环血中 EPCs 动员增加可以促进血脑屏障修复、血管神经单元的建立和颅内血肿的吸收，提高循环血中 EPCs，可以改善预后 [22]。TBI 患者的临床观察证实，循环血中 EPCs 数量较高的患者预后明显好于 EPCs 数量低的患者 [23]。阿托伐他汀钙则被证实具有免疫调节和促血管成熟的双调节作用，可改善 TBI 鼠模型的神经症状 [22, 24]。他汀，即 3- 羟基 -3 甲基戊二酰辅酶 A（HMG-CoA）还原酶选择性抑制剂，以往被用于治疗高脂血症。但是研究发现，他汀类药物还可提高循环 EPCs 和 Tregs 水平，具有抑制非特异性免疫炎症反应、促进损伤血管修复、促进人工血管（支架）内皮化等作用，已被常规用于高血压、冠心病的临床治疗。基础研究还发现，应用阿托伐他汀钙可以抑制模型动物 CSDH 壁上的炎症反应，促进幼稚血管成熟与修复（血管壁平滑肌生成、稳定内皮屏障缝隙连接），加速血肿吸收。但大剂量阿托伐他汀钙在调动更多 EPCs 的同时，大幅增加血管内皮生长因子（vascular endothelial growth factor，VEGF）、组织生长因子 β（tissue growth factor-β，TGF-β）、基质金属蛋白酶 9（matrix metalloprotein-9，MMP-9）在血肿壁上的表达，这一特点又会造成新的幼稚血管增生、发育不全，消减了阿托伐他汀钙产生的治疗作用 [12, 25]。另外，在脑卒中的基础研究中还发现，小剂量阿托伐他汀钙可促进卒中动物神经功能改善，而大剂量阿托伐他汀钙可诱发脑出血 [26]；临床实践中还发现阿托伐他汀钙相关的肝酶升高、横纹肌溶解等并发症的发生与用药剂量密切相关 [27]。因此，小剂量长疗程的阿托伐他汀钙应用更适合 CSDH 患者的治疗。

目前小剂量阿托伐他汀钙已被中国许多神经外科医生用于促进 CSDH 吸收及防治 CSDH 手术后复发 [28-30]。25 家中国神经外科中心历时 3 年完成的小剂量长疗程阿托伐他汀钙（20 mg/d）治疗 CSDH 的随机双盲对照研究（randomized controlled trial, RCT），结果显示，治疗 8 周后，阿托伐他汀钙治疗组较对照组的血肿减少量明显增多（减少量较对照组多 12.55 ml），大多数患者经药物治疗后神经功能症状显著改善。同时，阿托伐他汀钙治疗组转手术率明显下降。药物治疗过程中未出现需要处理的严重不良反应 [31]。此外这一治疗方案还被应用于治疗一些难治性 CSDH 病例，如年幼低龄术后反复复发不能耐受再次手术的患儿、合并凝血功能异常（长期口服华法林、阿司匹林和氯吡格雷等凝血功能抑制药）导致手术禁忌证等患者，以及预防术后复发，也取得了良好疗效 [29-30, 32]。

推荐意见：对于本共识规定的符合药物治疗适应证的 CSDH 患者，可采用小剂量、长疗程阿托伐他汀钙治疗（20 mg/d），连续治疗至少 8 周，直到神经症状体征消失、血肿吸收满意后停药（高证据等级，强推荐）。围术期患者也适用该方案以减少术后复发概率（中证据等级，强推荐）。用药期间患者血脂仍然升高者，可以适当增加阿托伐他汀钙用量，但从安全性考虑，不超过调节血脂水平而限定的极量 80 mg/d（低证据等级，强推荐）。

2. 慢性硬膜下血肿的地塞米松治疗

地塞米松（dexamethasone，DXM）是一种人工合成的皮质类固醇（激素），通过抑制免疫炎症细胞集聚，吞噬、释放炎症介质，非特异性地抑制免疫炎症反应，减轻和防止组织对炎症的反应。神经外科患者（包括 CSDH 患者）围术期，根据病情需要可选择性地采用地塞米松等糖皮质激素进行替代治疗或辅助对症治疗。

由于地塞米松半衰期较长、应用剂量范围宽泛，临床上被较多采用[33]。以往研究证实：虽然 CSDH 患者循环血中白细胞等免疫炎症指标并不高，但 CSDH 血肿壁和血肿腔内存在着大量的免疫炎症细胞和炎性因子等炎症反应的产物[34]。早在 20 世纪 60 年代，国际上就有学者将大剂量地塞米松应用于 CSDH 的临床治疗[35]。此后，陆续有关于应用大剂量地塞米松促进 CSDH 吸收、防治患者术后复发的临床报道。但这些报道疗程不一、地塞米松剂量也不尽相同[36-37]，并且均未得到可靠的循证医学研究证实。

在以往大剂量地塞米松治疗 CSDH 患者的相关报道中，地塞米松的剂量一般在 12~16 mg/d，疗程总剂量超过 336 mg[37]。众所周知，大剂量地塞米松治疗易导致肥胖、胃肠道损害和其他类固醇相关并发症，因此，高血压、糖尿病、血栓症、胃与十二指肠溃疡、精神病、电解质代谢异常、心肌梗死、青光眼、库欣综合征等患者一般不宜使用。老年患者，尤其是更年期后的女性使用易发生骨质疏松。而 CSDH 恰恰高发于老年人群。一项回顾性研究指出，与手术治疗相比，大剂量地塞米松（6~8 mg/d）仅能使 17% 的 CSDH 患者免于手术，但显著增加患者的治疗并发症[38]。近期的相关循证医学研究（荟萃分析）显示，在 CSDH 治疗时使用较大剂量地塞米松，其不良反应令人担忧，因此使用率已呈下降趋势[39]。

阿托伐他汀钙是通过抑制 CSDH 局部炎症反应、促进血管修复，达到治疗目的。有证据显示，阿托伐他汀钙可以减少 CSDH 血肿液导致的血管渗漏，但其作用较弱。临床上小剂量短疗程地塞米松治疗是指单日剂量为 0.5~3 mg/d，激素使用时间不超过 4 周（地塞米松总剂量约为 60 mg）[32]。小剂量短疗程地塞米松辅助阿托伐他汀钙治疗，一方面可以增强对炎性反应导致的血管渗出的抑制作用，另一方面又可以避免地塞米松大剂量长期使用带来的不良反应。因此，小剂量短疗程地塞米松辅助阿托伐他汀钙治疗有望更好地纠正 CSDH 存在的损害因素与修复因素的失衡。本团队概念验证（proof of concept，POC）研究证实，与单纯应用小剂量阿托伐他汀钙相比，小剂量阿托伐他汀钙联合短期小剂量地塞米松治疗 CSDH 的疗效更加显著，且没有增加药物相关不良反应。尽管还有待设计严谨的 RCT 研究来进一步证实该复方疗法的实际疗效，但这项 POC 表明，该复方疗法可作为没有相关药物应用禁忌证 CSDH 患者的优先疗法，为接受阿托伐他汀钙单药疗法疗效欠佳的患者提供了新选择[40]。

推荐意见：大剂量（12~16 mg/d）或长疗程（超过 3 个月）地塞米松因其不良反应大，不推荐常规使用（高证据等级，强推荐）；小剂量短疗程地塞米松应用，可以提高阿托伐他汀钙对 CSDH 的治疗效果。对于术后反复复发等难治性 CSDH 和使用单药阿托伐他汀钙疗效不明显者，推荐小剂量阿托伐他汀钙（20 mg/d）治疗基础上，联合应用地塞米松片（首剂 2.25 mg/d，持续 1~2 周，在 4 周之内逐步减量至停药），然后可继续接受小剂量阿托伐他汀钙（20 mg/d）直到神经症状和体征消失、血肿吸收满意后停药（低证据等级，强推荐）。

3. 慢性硬膜下血肿止血与抗纤溶药物治疗

CSDH 是颅内出血性疾病，长期口服抗凝药物及抗血小板药物是 CSDH 发生的高风险因素[41]。最近的一项循证医学研究（荟萃分析）结果显示，术后重启抗凝药物治疗（不包括抗血小板药物）将会增加 CSDH 复发的风险[42]。对于长期口服抗凝药物及抗血小板药物的患者，除存在近期体内血管支架置入、人工血管置换、心脏瓣膜置换等难以停用抗凝、抗血小板药物的原因外，确诊 CSDH 后应立即停用相关药物，并进行凝血功能及血小板相关监测，必要时可使用拮抗药物。CSDH 血肿完全吸收后，可以恢复患者既往抗凝和抗血小板药物应用并严密监测患者的凝血功能，具体治疗原则参见本学会发表的相关共识[43-44]。

由于 CSDH 高发于老年人，并且通常没有全身性的凝血功能障碍，而高龄患者常合并全身多种血栓性疾病，如脑梗死、冠状动脉粥样硬化性心脏病，止血药物应用会大大增加栓塞性疾病的发病风险。一般不常规使用止血药物。

CSDH 抗纤溶药物治疗倍受关注。研究显示 CSDH 患者血肿液及外膜中组织型纤溶酶原激活物、纤维蛋白降解产物及血栓调节蛋白显著升高，提示纤溶亢进与 CSDH

血管反复“漏血”有关[45-48]。抗纤溶药物能通过抑制纤溶酶原激活及纤溶酶活性发挥止血作用。临床病例报道及回顾性研究认为，氨甲环酸作为抗纤溶药物可用于治疗 CSDH，促进血肿吸收，减少复发[49-53]。但是有研究认为抗纤溶药物会增加患者血栓事件的发生率[54]，因此，抗纤溶药物治疗还需要更加可靠的高级别循证医学证据。

推荐意见：CSDH 患者一旦确诊，原则上应停用抗凝及抗血小板药物（极低证据等级，强推荐）；除合并全身凝血障碍的患者外，止血药物需慎重使用（极低证据等级，强推荐）；此外，在获得高级别循证医学证据证实前，不推荐抗纤溶药物应用（低证据等级，弱推荐）。

4. 慢性硬膜下血肿合并症的药物治疗

（1）CSDH 合并颅内压增高及头痛的药物治疗。CSDH 压迫刺激脑组织，可导致患者发生头痛、恶心等高颅压症状，也可导致运动、语言功能障碍及精神症状。给予脱水药如甘露醇、甘油果糖以及利尿剂等渗透性降颅压治疗可缓解疼痛；但是，一项严格规范的 RCT 证实渗透性治疗无法促进血肿吸收[55]。对头痛症状明显的患者，还可针对性使用包括非甾体抗炎药（NSAIDs）如对乙酰氨基酚、萘普生、布洛芬等止痛药物，以及麦角类制剂和曲普坦类药物。渗透性降颅压治疗前及治疗期间，需要观察患者肾功能水平以及电解质变化，防止肾功能不全者病情加重以及老年患者电解质紊乱[56]。阿片类药物应用较少，用药同时要定期影像学监测关注颅内血肿及脑水肿变化。

（2）CSDH 合并抑郁焦虑及精神行为异常的药物治疗。部分存在焦虑、抑郁、失眠等精神症状的 CSDH 患者，可对症应用氟哌噻吨美利曲辛、地西泮、艾司唑仑、坦度螺酮等药物调节情绪及睡眠[57]。也可选用扎来普隆。对于有精神及情感症状者临床多应用奥氮平控制，用药期间患者血脂升高者注意调整他汀用量[58]。但所有以上精神类和治疗失眠类药物的应用，都可能带来严重不良反应，长期使用需要告知患者危险性。

（3）CSDH 合并癫痫的药物治疗。癫痫发作是 CSDH 钻孔引流术前及术后的主要并发症之一，其发生率在 CSDH 确诊后可达 3%~23%，临床常采用丙戊酸钠等抗癫痫药物对症处理。但预防性使用抗癫痫药物效果不确定，是否对 CSDH 患者预防性抗癫痫仍存在争议。目前尚无随机对照研究及新近回顾性研究评估 CSDH 患者预防性抗癫痫治疗的风险及受益，但对于高龄及酗酒的 CSDH 患者，预防性抗癫痫治疗可能对患者更加安全及有利[59]。

推荐意见：推荐渗透性脱水治疗 CSDH 引起的颅内压升高（中证据等级，强推荐），但不推荐应用该疗法促进 CSDH 吸收（高证据等级，强推荐）；推荐抗抑郁助睡眠药物作为 CSDH 患者情绪及失眠症状的改善（中证据等级，强推荐）；推荐奥氮平用于治疗患者精神及情感症状（低证据等级，强推荐）；推荐丙戊酸钠作为 CSDH 患者癫痫发作的治疗性药物（中证据等级，强推荐），但不推荐无癫痫患者的预防性治疗（低证据等级，中等推荐）。

5. CSDH 药物治疗是否有效的判断及相关监测

CSDH 药物治疗无效者常表现为原有神经症状体征加重或持续不能缓解，且影像学显示血肿逐渐增大。此类患者可能因血肿增大导致脑疝甚至生命危险，需及时转手术治疗；而 CSDH 治疗有效者，则表现为原有神经症状体征减轻和（或）神经影像显示血肿减少。但临床中也观察到部分老年患者影像学显示血肿体积缩小到一定程度即固化不再缩小，神经症状体征却完全消失且长期随访不变化，这种情况可以视为治疗有效。

另外，阿托伐他汀钙服用者中约有 15% 会出现转氨酶升高，还有少量患者会出现碱性磷酸酶、胆红素异常，极少患者出现横纹肌溶解症状[60]。而小剂量地塞米松使用后部分患者可能出现心率加快、面部潮红、食欲增加、毛孔增粗和体重增加。还可能加重原有糖尿病、消化道溃疡病史、原有股骨头坏死和原有骨质疏松患者的病情，因此，所有接受 CSDH 药物治疗的患者均需要接受严密的临床神经症状体征、神经影像学和血化验监测。

推荐意见：推荐所有接受药物治疗的 CSDH 患者 24 小时需有陪伴，如发生神经症状加重，需到最近的神经外科急诊就医（低证据等级，强推荐）；推荐药物治疗开始后的 2 周内至少接受 1 次头颅 CT 或头颅 MRI 平扫检查（低证据等级，强推荐）；推荐药物治疗开始后的 2 周内至少接受血常规、肝肾功、血脂和血糖检查，必要时测肌酸激酶和肌红蛋白（低证据等级，强推荐）。依据以上共识意见，绘制 CSDH 药物治疗流程图（附图 2-1）。

说明：

（1）迄今为止，促进 CSDH 吸收的药物治疗探索经历了漫长的发展过程，除阿

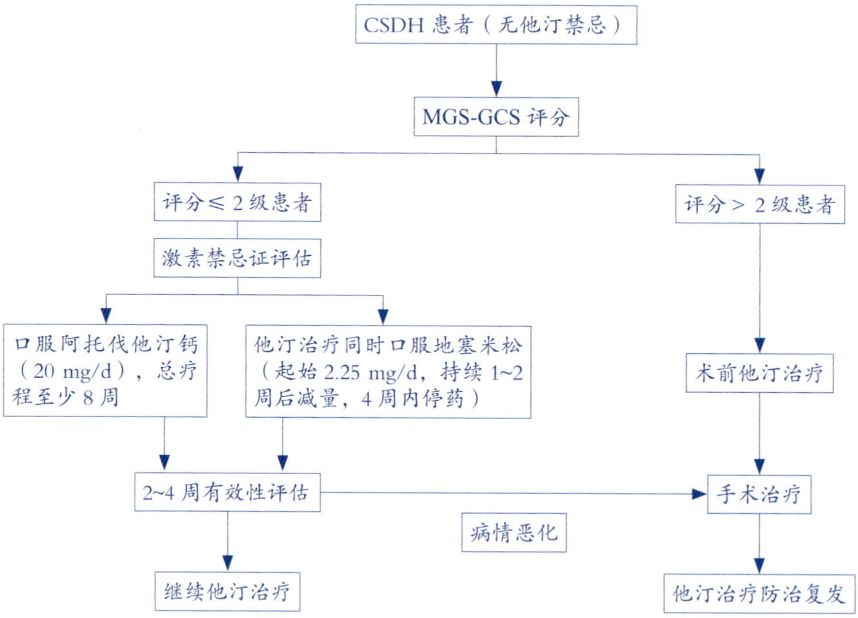

附图 2-1　慢性硬膜下血肿（CSDH）药物治疗流程图

托伐他汀钙和地塞米松以外，研究者还先后尝试应用过多种药物甚至草本药物，但这些药物疗法要么疗效不确切、不良反应巨大，要么未能或尚未通过临床 RCT 循证医学研究，缺乏安全、可靠的证据支持[61]。本共识不对这些药物做推荐。（2）本共识关于阿托伐他汀钙治疗 CSDH 的临床和基础证据都基于应用立普妥获得，临床证据主要是成人样本，尚不能确认其他品牌阿托伐他汀钙、其他类型他汀也具有等效性。也不能确认长期口服阿托伐他汀钙患者可以减少 CSDH 发生，以及已经长期口服阿托伐他汀钙患者再应用阿托伐他汀钙治疗仍然可以获得良好效果。（3）本共识推荐意见适用于成人 CSDH 患者，小儿患者请参照文献[32]。（4）随着更多神经科学临床、科研工作者对该病的关注，以及多学科协作研究的广泛开展，对 CSDH 发病机制、治疗手段的认识会逐步深入。未来还将出现更多新的有效治疗方法，包括新药物、新术式，本共识内容也将与时俱进做相应的更新，期待有关 CSDH 的研究有更多突破。（5）本共识仅基于目前检索可得的文献及参与讨论专家所掌握的循证医学证据撰写，仅供神经外科临床医生参考，不具备法律效力，不作为任何医疗纠纷及诉讼的法律依据。解释权在编写委员会。（6）本共识采用 GRADE 方法[62]将证据质量分为高、中、低和极低四个级别，将推荐等级分为强推荐和弱推荐两个级别（附表 2-2）。

附表 2-2　GRADE 证据质量及推荐等级分类方法

证据质量	
高	非常确信（很有把握认为真实值与估计值接近）
中	信心一般（真实值可能与估计值接近，但存在两者完全不同的可能性）
低	信心有限（真实值可能与估计值完全不同）
极低	几乎没什么信心（估计值很不确定）
推荐等级	
强	明显显示干预措施利大于弊或弊大于利
弱	利弊不确定或无论质量高低的证据均显示利弊相当

利益冲突：所有作者均声明不存在利益冲突。

致谢：该共识受国家自然科学基金（81930031，81971173，81671221）和天津市科技计划项目（19YFZCSY00650）资助，同时感谢天津市赵以成医学科学基金会的资助。

参考文献

[1] Gelabert-Gonzalez M, Iglesias-Pais M, Garcia-Allut A, et al. Chronic subdural haematoma: surgical treatment and outcome in 1000 cases[J]. Clin Neurol Neurosurg, 2005, 107(3): 223-229. DOI: 10.1016/j.clineuro.2004.09.015.

[2] Uno M, Toi H, Hirai S. Chronic Subdural Hematoma in Elderly Patients: Is This Disease Benign[J]? Neurol Med Chir (Tokyo), 2017, 57(8): 402-409. DOI: 10.2176/nmc.ra.2016-0337.

[3] Farhat Neto J, Araujo JL, Ferraz VR, et al. Chronic subdural hematoma: epidemiological and prognostic analysis of 176 cases[J]. Rev Col Bras Cir, 2015, 42(5): 283-287. DOI: 10.1590/0100-69912015005003.

[4] Huang J, Tian Y, Song Y, et al. Effect of different factors on the short-term outcome of Chinese patients with primary chronic subdural hematoma at different age groups: a two-center retrospective study[J]. Front Aging Neurosci, 2019, In press. DOI: 10.3389/fnagi.2019.00325.

[5] Holl DC, Volovici V, Dirven CMF, et al. Pathophysiology and Nonsurgical Treatment of Chronic Subdural Hematoma: From Past to Present to Future[J]. World Neurosurg, 2018, 116: 402-411 e402. DOI: 10.1016/j.wneu.2018.05.037.

[6] Edlmann E, Giorgi-Coll S, Whitfield PC, et al. Pathophysiology of chronic subdural haematoma: inflammation, angiogenesis and implications for pharmacotherapy[J]. J Neuroinflammation, 2017, 14(1): 108. DOI: 10.1186/s12974-017-0881-y.

[7] Soleman J, Nocera F, Mariani L. The conservative and pharmacological management of chronic subdural haematoma[J]. Swiss Med Wkly, 2017, 147: w14398. DOI: 10.4414/smw.2017.14398.

[8] Fu S, Li F, Bie L. Drug therapy for chronic subdural hematoma: Bench to bedside[J]. J Clin Neurosci, 2018, 56: 16-20. DOI: 10.1016/j.jocn.2017.11.004.

[9] Song Y, Wang Z, Liu L, et al. The level of circulating endothelial progenitor cells may be associated with the occurrence and recurrence of chronic subdural hematoma[J]. Clinics (Sao Paulo), 2013, 68(8): 1084-1088. DOI: 10.6061/clinics/2013(08)04.

[10] Lee KS. Natural history of chronic subdural haematoma[J]. Brain Inj, 2004, 18(4): 351-358. DOI: 10.1080/02699050310001645801.

[11] Quan W, Zhang Z, Li P, et al. Role of Regulatory T cells in Atorvastatin Induced Absorption of Chronic Subdural Hematoma in Rats[J]. Aging Dis, 2019, 10(5): 992-1002. DOI: 10.14336/AD.2018.0926.

[12] Wang D, Li T, Wei H, et al. Atorvastatin enhances angiogenesis to reduce subdural hematoma in a rat model[J]. J Neurol Sci, 2016, 362: 91-99. DOI: 10.1016/j.jns.2016.01.017.

[13] Quan W, Zhang Z, Tian Q, et al. A rat model of chronic subdural hematoma: Insight into mechanisms of revascularization and inflammation[J]. Brain Res, 2015, 1625: 84-96. DOI: 10.1016/j.brainres.2015.08.017.

[14] Markwalder TM, Steinsiepe KF, Rohner M, et al. The course of chronic subdural hematomas after burr-hole craniostomy and closed-system drainage[J]. J Neurosurg, 1981, 55(3): 390-396. DOI: 10.3171/jns.1981.55.3.0390.

[15] Lee GS, Park YS, Min KS, et al. Spontaneous Resolution of a Large Chronic Subdural Hematoma Which Required Surgical Decompression[J]. J Korean Neurosurg Soc, 2015, 58(3): 301-303. DOI: 10.3340/jkns.2015.58.3.301.

[16] Rovlias A, Theodoropoulos S, Papoutsakis D. Chronic subdural hematoma: Surgical management and outcome in 986 cases: A classification and regression tree approach[J]. Surg Neurol Int, 2015, 6: 127. DOI: 10.4103/2152-7806.161788.

[17] Majovsky M, Masopust V, Netuka D, et al. Flexible endoscope-assisted evacuation of chronic subdural hematomas[J]. Acta Neurochir (Wien), 2016, 158(10): 1987-1992. DOI: 10.1007/s00701-016-2902-5.

[18] Liu W, Bakker NA, Groen RJ. Chronic subdural hematoma: a systematic review and meta-analysis of surgical procedures[J]. J Neurosurg, 2014, 121(3): 665-673. DOI: 10.3171/2014.5.JNS132715.

[19] Court J, Touchette CJ, Iorio-Morin C, et al. Embolization of the Middle meningeal artery in chronic subdural hematoma - A systematic review[J]. Clin Neurol Neurosurg, 2019, 186: 105464. DOI: 10.1016/j.clineuro.2019.105464.

[20] Miranda LB, Braxton E, Hobbs J, et al. Chronic subdural hematoma in the elderly: not a benign disease[J]. J Neurosurg, 2011, 114(1): 72-76. DOI: 10.3171/2010.8.JNS10298.

[21] Stippler M, Ramirez P, Berti A, et al. Chronic subdural hematoma patients aged 90 years and older[J]. Neurol Res, 2013, 35(3): 243-246. DOI: 10.1179/1743132813Y.0000000163.

[22] Wang B, Sun L, Tian Y, et al. Effects of atorvastatin in the regulation of circulating EPCs and angiogenesis in traumatic brain injury in rats[J]. J Neurol Sci, 2012, 319: 117-123. DOI: 10.1016/j.jns.2012.04.015.

[23] Liu L, Wei H, Chen F, et al. Endothelial progenitor cells correlate with clinical outcome of traumatic brain injury[J]. Crit Care Med, 2011, 39(7): 1760-1765. DOI: 10.1097/CCM.0b013e3182186cee.

[24] Xu X, Gao W, Cheng S, et al. Anti-inflammatory and immunomodulatory mechanisms of atorvastatin in a murine model of traumatic brain injury[J]. J Neuroinflammation, 2017, 14(1): 167. DOI: 10.1186/s12974-017-0934-2.

[25] Li T, Wang D, Tian Y, et al. Effects of atorvastatin on the inflammation regulation and elimination of subdural hematoma in rats[J]. J Neurol Sci, 2014, 341: 88-96. DOI: 10.1016/j.jns.2014.04.009.

[26] Bakker-Arkema RG, Davidson MH, Goldstein RJ, et al. Efficacy and safety of a new HMG-CoA reductase inhibitor, atorvastatin, in patients with hypertriglyceridemia[J]. JAMA, 1996, 275(2): 128-133. DOI: 10.1001/jama.1996.03530260042029.

[27] Malhotra HS, Goa KL. Atorvastatin: an updated review of its pharmacological properties and use in dyslipidaemia[J]. Drugs, 2001, 61(12): 1835-1881. DOI: 10.2165/00003495-200161120-00012.

[28] Wang D, Li T, Tian Y, et al. Effects of atorvastatin on chronic subdural hematoma: a preliminary report from three medical centers[J]. J Neurol Sci, 2014, 336: 237-242. DOI: 10.1016/j.jns.2013.11.005.

[29] Tang R, Shi J, Li X, et al. Effects of Atorvastatin on Surgical Treatments of Chronic Subdural Hematoma[J]. World Neurosurg, 2018, 117: e425-e429. DOI: 10.1016/j.wneu.2018.06.047.

[30] Chan DY, Chan DT, Sun TF, et al. The use of atorvastatin for chronic subdural haematoma: a retrospective cohort comparison study[J]. Br J Neurosurg, 2017, 31(1): 72-77. DOI: 10.1080/02688697.2016.1208806.

[31] Jiang R, Zhao S, Wang R, et al. Safety and Efficacy of Atorvastatin for Chronic Subdural Hematoma in Chinese Patients: A Randomized ClinicalTrial[J]. JAMA Neurol, 2018, 75(1): 1338-1346. DOI: 10.1001/jamaneurol.2018.2030.

[32] Huang J, Li L, Zhang J, et al. Treatment of Relapsed Chronic Subdural Hematoma in Four Young Children with Atorvastatin and Low-dose Dexamethasone[J]. Pharmacotherapy, 2019, 39(7): 783-789. DOI: 10.1002/phar.2276.

[33] Emich S, Richling B, McCoy MR, et al. The efficacy of dexamethasone on reduction in the reoperation rate of chronic subdural hematoma—the DRESH study: straightforward study protocol for a randomized controlled trial[J]. Trials, 2014, 15: 6. DOI: 10.1186/1745-6215-15-6.

[34] Pripp AH, Stanisic M. The correlation between pro- and anti-inflammatory cytokines in chronic subdural hematoma patients assessed with factor analysis[J]. PLoS One, 2014, 9(2): e90149. DOI: 10.1371/journal.pone.0090149.

[35] Ambrosetto C. Post-traumatic subdural hematoma. Further observations

on nonsurgical treatment. Arch Neurol, 1962, 6: 287-292. DOI: 10.1001/archneur.1962.00450220029005.

[36] Sun TF, Boet R, Poon WS. Non-surgical primary treatment of chronic subdural haematoma: Preliminary results of using dexamethasone[J]. Br J Neurosurg, 2005, 19(4): 327-333. DOI: 10.1080/02688690500305332.

[37] Prud'homme M, Mathieu F, Marcotte N, et al. A Pilot Placebo Controlled Randomized Trial of Dexamethasone for Chronic Subdural Hematoma[J]. Can J Neurol Sci, 2016, 43(2): 284-290. DOI: 10.1017/cjn.2015.393.

[38] Miah IP, Herklots M, Roks G, et al. Dexamethasone Therapy in Symptomatic Chronic Subdural Hematoma (DECSA-R): A Retrospective Evaluation of Initial Corticosteroid Therapy versus Primary Surgery[J]. J Neurotrauma, 2019, In press. DOI: 10.1089/neu.2019.6541.

[39] Holl DC, Volovici V, Dirven CMF, et al. Corticosteroid treatment compared with surgery in chronic subdural hematoma: a systematic review and meta-analysis[J]. Acta Neurochir (Wien), 2019, 161(6): 1231-1242. DOI: 10.1007/s00701-019-03881-w.

[40] Wang D, Gao C, Xu X, et al. Treatment of chronic subdural hematoma with atorvastatin combined with low-dose dexamethasone: phase II randomized proof-of-concept clinical trial[J]. Journal of Neurosurgery, 2019, In press.

[41] Yang W, Huang J. Chronic Subdural Hematoma: Epidemiology and Natural History[J]. Neurosurg Clin N Am, 2017, 28(2): 205-210. DOI: 10.1016/j.nec.2016.11.002.

[42] Nathan, S, Goodarzi, Z, Jette, N, et al. Anticoagulant and antiplatelet use in seniors with chronic subdural hematoma: Systematic review. Neurology, 2017, 88(20): 1889-1893. DOI: 10.1212/WNL.0000000000003918.

[43] 中华医学会神经外科学分会 . 神经外科围手术期出血防治专家共识 [J]. 中华医学杂志 , 2018, 98(7): 483-495. DOI: 10.3760/cma.j.issn.0376-2491.2018.07.002.

[44] 中华医学会神经外科学分会 , 中国神经外科重症管理协作组 . 抗栓药物治疗中颅内出血患者神经外科围手术期管理中国专家共识 [J]. 中华医学杂志 , 2018, 98(21): 1640-1645. DOI: 10.3760/cma.j.issn.0376-2491.2018.21.004.

[45] Fujisawa H, Ito H, Kashiwagi S, et al. Kallikrein-kinin system in chronic subdural haematomas: its roles in vascular permeability and regulation of fibrinolysis and coagulation[J]. J Neurol Neurosurg Psychiatry, 1995, 59(4): 388-394. DOI: 10.1136/jnnp.59.4.388.

[46] Katano H, Kamiya K, Mase M, et al. Tissue plasminogen activator in chronic subdural hematomas as a predictor of recurrence[J]. J Neurosurg, 2006, 104(1): 79-84. DOI: 10.3171/jns.2006.104.1.79.

[47] Murakami H, Hirose Y, Sagoh M, et al. Why do chronic subdural hematomas continue to grow slowly and not coagulate? Role of thrombomodulin in the mechanism[J]. J Neurosurg, 2002, 96(5): 877-884. DOI: 10.3171/jns.2002.96.5.0877.

[48] Shim YS, Park CO, Hyun DK, et al. What are the causative factors for a slow, progressive enlargement of a chronic subdural hematoma[J]? Yonsei Med J, 2007, 48(2): 210-217. DOI: 10.3349/ymj.2007.48.2.210.

[49] Kageyama H, Toyooka T, Tsuzuki N, et al. Nonsurgical treatment of chronic subdural hematoma with tranexamic acid[J]. J Neurosurg, 2013, 119(2): 332-337. DOI: 10.3171/2013.3.JNS122162.

[50] Kutty RK, Peethambaran AK, Sunilkumar, et al. Conservative Treatment of Chronic Subdural Hematoma in HIV-Associated Thrombocytopenia with Tranexamic Acid[J]. J Int Assoc Provid AIDS Care, 2017, 16(3): 211-214.DOI: 10.1177/2325957416680294.

[51] Mikkelsen R, Anker-Moller T, Hvas AM, et al. A Case of Tranexamic Acid as Adjunctive Treatment for Chronic Subdural Hematoma with Multiple Recurrences[J]. Am J Case Rep, 2017, 18: 995-999. DOI: 10.12659/ajcr.904117.

[52] Stary JM, Hutchins L, Vega RA. Tranexamic Acid for Recurring Subdural Hematomas Following Surgical Evacuation: A Clinical Case Series[J]. J Neurol Surg A Cent Eur Neurosurg, 2016, 77(5): 422-426. DOI: 10.1055/s-0036-1584212.

[53] Tanweer O, Frisoli FA, Bravate C, et al. Tranexamic Acid for Treatment of Residual Subdural Hematoma After Bedside Twist-Drill Evacuation[J]. World Neurosurg, 2016, 91: 29-33. DOI: 10.1016/j.wneu.2016.03.062.

[54] Iorio-Morin C, Blanchard J, Richer M, et al. Tranexamic Acid in Chronic Subdural Hematomas (TRACS): study protocol for a randomized controlled trial[J]. Trials, 2016, 17(1): 235. DOI: 10.1186/s13063-016-1358-5.

[55] Gjerris F, Schmidt K. Chronic subdural hematoma. Surgery or mannitol treatment[J]. J Neurosurg, 1974, 40(5): 639-642. DOI: 10.3171/jns.1974.40.5.0639.

[56] Helbok R, Kurtz P, Schmidt JM, et al. Effect of mannitol on brain metabolism and tissue oxygenation in severe haemorrhagic stroke[J]. J Neurol Neurosurg Psychiatry, 2011, 82(4): 378-383. DOI: 10.1136/jnnp.2009.198754.

[57] Schroeck JL, Ford J, Conway EL, et al. Review of Safety and Efficacy of Sleep Medicines in Older Adults[J]. Clin Ther, 2016, 38(11): 2340-2372. DOI: 10.1016/j.clinthera.2016.09.010.

[58] Skrede S, Tvete IF, Tanum L, et al. Incident users of antipsychotic agents and future use of cholesterol-lowering drugs: an observational, pharmacoepidemiologic study[J]. J Clin Psychiatry, 2015, 76(1): e111-116. DOI: 10.4088/JCP.14m08996

[59] Branco PM, Ratilal BO, Costa J, et al. Antiepileptic Drugs for Preventing Seizures in Patients with Chronic Subdural Hematoma[J]. Curr Pharm Des, 2017, 23(42): 6442-6445. DOI: 10.2174/1381612823666171024144318.

[60] Freeman MW, Singh AK, Guidon AC, et al. Case 22-2019: A 65-Year-Old Woman with Weakness, Dark Urine, and Dysphagia[J]. N Engl J Med, 2019, 381(3): 275-283. DOI: 10.1056/NEJMcpc1900589.

[61] Schaumann A, Klene W, Rosenstengel C, et al. COXIBRAIN: results of the prospective, randomised, phase II/III study for the selective COX-2 inhibition in chronic subdural haematoma patients[J]. Acta Neurochir (Wien), 2016, 158(11): 2039-2044. DOI: 10.1007/s00701-016-2949-3.

[62] Guyatt G, Oxman AD, Akl EA, et al. GRADE guidelines: 1. Introduction-GRADE evidence profiles and summary of findings tables[J]. J Clin Epidemiol, 2011, 64(4): 383-394. DOI: 10.1016/j.jclinepi.2010.04.026.

本共识编写专家委员会名单（按姓氏拼音为序）

费舟（空军军医大学西京医院）、冯华（解放军陆军军医大学第一附属医院）、高国栋（解放军空军军医大学唐都医院）、郝解贺（山西医科大学附属第一医院）、侯立军（上海长征医院）、胡锦（复旦大学附属华山医院）、黄楹（天津市环湖医院）、焦保华（河北医科大学第二医院）、吉宏明（山西省人民医院）、江晓春（皖南医学院附属弋矶山医院）、康德智（福建医科大学附属第一医院）、李建荣（解放军第一一七医院）、李新钢（山东大学齐鲁医院）、刘劲芳（中南大学湘雅医院）、刘宁（江苏省人民医院）、刘献志（郑州大学附属第一医院）、毛颖（复旦大学附属华山医院）、屈延（解放军空军军医大学唐都医院）、Wai Sang Poon 潘伟生（香港中文大学威尔士亲王医院）、苏宁（内蒙古自治区人民医院）、孙涛（宁夏医科大学总医院）、孙晓川（重庆医科大学附属第一医院）、王建军（鄂尔多斯市中心医院）、王任直（中国医学科学院北京协和医院）、魏俊吉（中国医学科学院北京协和医院）、王硕（首都医科大学附属北京天坛医院）、尹港峰（沧州市中心医院）、游潮（四川大学华西医院）、于如同（徐州医学院附属医院）、余新光（解放军总医院）、袁贤瑞（中南大学湘雅医院）、张建民（浙江大学医学院附属第二医院）、张俊义（鄂尔多斯市东胜区人民医院）、赵世光（哈尔滨医科大学附属第一医院）、赵元立（首都医科大学附属北京天坛医院）、赵宗茂（河北医科大学第二医院）、钟春龙（同济大学附属东方医院）、朱锡德（临沂市人民医院）、祝新根（南昌大学第二附属医院）

本共识执笔者名单

江荣才，张建宁，王东，田野，尉辉杰，权伟，高闯，岳树源，雷平，邓全军，张舒，周源，孙健，安硕，魏盈胜，葛歆瞳（均来自天津医科大学总医院神经外科/天津市神经病学研究所）

附录 2.3 历年发表的慢性硬膜下血肿 SCI 论著目录

[1] Wang D Jiang R, Liu L, et al. Membrane neovascularization and drainage of subdural hematoma in a rat model [J]. J Neurotrauma, 2010, 27(8): 1489-1498. DOI: 10.1089/neu.2009.1057.

[2] Wang B, Sun L, Tian Y, et al.Effects of atorvastatin in the regulation of circulating EPCs and angiogenesis in traumatic brain injury in rats [J]. J Neurol Sci, 2012, 319(1-2): 117-123. DOI: 10.1016/j.jns.2012.04.015.

[3] Song Y, Wang Z, Liu L, et al.The level of circulating endothelial progenitor cells may be associated with the occurrence and recurrence of chronic subdural hematoma [J]. Clinics (Sao Paulo), 2013, 68(8): 1084-1088. DOI: 10.6061/clinics/2013(08)04.

[4] Li T, Wang D, Tian Y, et al.Effects of atorvastatin on the inflammation regulation and elimination of subdural hematoma in rats [J]. J Neurol Sci, 2014, 341(1-2): 88-96. DOI: 10.1016/j.jns.2014.04.009.

[5] Wang D, Li T, Tian Y, et al. Effects of atorvastatin on chronic subdural hematoma: a preliminary report from three medical centers [J]. J Neurol Sci, 2014, 336(1-2): 237-242. DOI: 10.1016/j.jns.2013.11.005.

[6] Jiang R, Wang D, Poon WS, et al. Effect of ATorvastatin On Chronic subdural Hematoma (ATOCH): a study protocol for a randomized controlled trial [J]. Trials, 2015, 16: 528. DOI: 10.1186/s13063-015-1045-y.

[7] Quan W, Zhang Z, Tian Q, et al. A rat model of chronic subdural hematoma: Insight into mechanisms of revascularization and inflammation [J]. Brain Res, 2015, 1625: 84-96. DOI: 10.1016/j.brainres.2015.08.017.

[8] Wang D, Li T, Wei H, et al. Atorvastatin enhances angiogenesis to reduce subdural hematoma in a rat model [J]. J Neurol Sci, 2016, 362: 91-99. DOI: 10.1016/j.jns.2016.01.017.

[9] Xu X, Gao W, Cheng S, et al.Anti-inflammatory and immunomodulatory mechanisms of atorvastatin in a murine model of traumatic brain injury [J]. J Neuroinflammation, 2017, 14(1): 167. DOI: 10.1186/s12974-017-0934-2.

[10] Jiang R, Zhao S, Wang R, et al. Safety and Efficacy of Atorvastatin for Chronic Subdural Hematoma in Chinese Patients: A Randomized ClinicalTrial [J]. JAMA Neurol, 2018, 75(11): 1338-46. DOI: 10.1001/jamaneurol.2018.2030.

[11] Gao C, Gong Z, Wang D, et al. Hematoma-derived exosomes of chronic subdural hematoma promote abnormal angiogenesis and inhibit hematoma absorption through miR-144-5p [J]. Aging (Albany NY), 2019, 11(24): 12147-12164. DOI: 10.18632/aging.102550.

[12] Huang J, Li L, Zhang J, et al. Treatment of Relapsed Chronic Subdural Hematoma in Four Young Children with Atorvastatin and Low-dose Dexamethasone [J]. Pharmacotherapy, 2019, 39(7): 783-789. DOI: 10.1002/phar.2276.

[13] Huang J, Tian Y, Song Y, et al. Effect of Different Factors on the Short-Term Outcome of Chinese Patients With Primary Chronic Subdural Hematoma at Different Age Groups: A Two-Center Retrospective Study [J]. Front Aging Neurosci, 2019, 11: 325. DOI: 10.3389/fnagi.2019.00325.

[14] Quan W, Zhang Z, Li P, et al.Role of regulatory T cells in atorvastatin induced absorption of chronic subdural hematoma in rats [J]. Aging and Dis, 2019, 10(5): 992-1002. DOI: 10.14336/AD.2018.0926.

[15] Huang J, Gao C, Dong J, et al. Drug treatment of chronic subdural hematoma [J]. Expert OpinPharmacother, 2020, 21(4): 435-44. DOI: 10.1080/14656566.2020.1713095.

[16] Liu X, Gao C, Yuan J, et al. Subdural haematomas drain into the extracranial lymphatic system through the meningeal lymphatic vessels [J]. Acta NeuropatholCommun, 2020, 8(1): 16. DOI: 10.1186/s40478-020-0888-y.

后记

我和我的助手们用了几十个日夜，在工作间隙，码完这本著作的所有文字部分，算是对信任我、依赖我的几百位慢性硬膜下血肿患者的一种交代，也算是对全科同事们、全国铁心支持我的同仁们的回报。

感谢我的患者，更感谢我神经外科的同仁们，尤其是为我提供病例的新疆医科大学第一附属医院的汪永新教授，贵州遵义红花岗区人民医院神经系统诊疗疾病中心的余云湖教授，选择匿名出现在本书中的几位教授，以及全国支持我做临床医学研究的各大神经外科中心的著名教授和年轻一线医生。没有你们，焉有此书？

我有幸在张建宁教授的引导下进入这个我原本非常陌生的领域，通过几百例病例诊疗经验的积累，已经有把握“兵不血刃”地治好绝大多数慢性硬膜下血肿患者。但显然，这不值得骄傲，而应该成为激励我继续前行的动力。因为毕竟还有一部分患者对治疗无效，还有一部分患者病程拖得太长，还有几例患者因对治疗反应太慢而要么放弃治疗导致死亡、要么无效而转手术，遭受人财两失……我的老师经常批评我，机制研究还不够系统，动物模型还太牵强……当全民都关注肿瘤、关注脑血管病，都在热衷分子、基因与蛋白时，又有谁关注这样一个用“钻孔引流”就能解决的疾病？我们的研究遇到了人财俱短的窘境……我知道我的短板所在，我努力，希望不辜负老师，但真的是尽力了。

好在患者不负我，时间不负我。我用十年实践，跟我的患者生息与共，跟我的同事和学生们休戚与共，终于拿出这本可能存在不足却又格外别致的书，向人们展示了真实的中国慢性硬膜下血肿患者的世界，展示一位中国医生在疾病诊疗中对于疾病本身、患者及医生所处社会情境的思考。

最后衷心感谢为本书封面设计、插图做出无私奉献的临沂大学美术学院马啸讲师，天津美术学院郝玉明教授，天津商业大学宝德学院艺术设计系王钫副教授，以及我的女儿江鱼跃。